Anja Bargfrede

Patienten auf der Suche

Anja Bargfrede

Patienten auf der Suche

Orientierungsarbeit im Gesundheitswesen

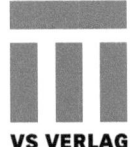

Bibliografische Information der Deutschen Nationalbibliothek
Die Deutsche Nationalbibliothek verzeichnet diese Publikation in der
Deutschen Nationalbibliografie; detaillierte bibliografische Daten sind im Internet über
<http://dnb.d-nb.de> abrufbar.

Zugl. Dissertation an der Universität Bremen, 2009
Gefördert von der Hans-Böckler-Stiftung

1. Auflage 2011

Alle Rechte vorbehalten
© VS Verlag für Sozialwissenschaften | Springer Fachmedien Wiesbaden GmbH 2011

Lektorat: Dorothee Koch / Tanja Köhler

VS Verlag für Sozialwissenschaften ist eine Marke von Springer Fachmedien.
Springer Fachmedien ist Teil der Fachverlagsgruppe Springer Science+Business Media.
www.vs-verlag.de

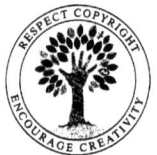

Das Werk einschließlich aller seiner Teile ist urheberrechtlich geschützt. Jede Verwertung außerhalb der engen Grenzen des Urheberrechtsgesetzes ist ohne Zustimmung des Verlags unzulässig und strafbar. Das gilt insbesondere für Vervielfältigungen, Übersetzungen, Mikroverfilmungen und die Einspeicherung und Verarbeitung in elektronischen Systemen.

Die Wiedergabe von Gebrauchsnamen, Handelsnamen, Warenbezeichnungen usw. in diesem Werk berechtigt auch ohne besondere Kennzeichnung nicht zu der Annahme, dass solche Namen im Sinne der Warenzeichen- und Markenschutz-Gesetzgebung als frei zu betrachten wären und daher von jedermann benutzt werden dürften.

Umschlaggestaltung: KünkelLopka Medienentwicklung, Heidelberg
Druck und buchbinderische Verarbeitung: STRAUSS GMBH, Mörlenbach
Gedruckt auf säurefreiem und chlorfrei gebleichtem Papier
Printed in Germany

ISBN 978-3-531-17795-3

Für Johann.

Du bist die Sonne meines Herzens.

Danksagung

Die hier vorliegende Arbeit konnte nur entstehen, weil viele Menschen und Institutionen mich unterstützt und getragen haben. Ihnen allen gilt mein Dank. Besonderer Dank geht an Herrn Prof. Dr. Rainer Müller vom Zentrum für Sozialpolitik der Universität Bremen. Er war stets für mich da, hat mich auf meinem Weg immer unterstützt und den Freiraum gegeben, diese Arbeit zu meinem Werk zu machen. Danken möchte ich Herrn Prof. Dr. Uwe Helmert vom Zentrum für Sozialpolitik der Universität Bremen für die Übernahme des Zweitgutachtens.

Die Hans-Böckler-Stiftung (HBS) hat mich großzügig materiell und ideell gefördert und insbesondere Werner Fiedler hat immer wohlwollend an meiner Seite gestanden.

Mein Dank gilt meinen Interviewpartnern, ohne deren bereitwillige Mitarbeit diese empirische Studie nicht hätte durchgeführt werden können. Auch meine Arbeitsgruppen haben entscheidenden Anteil am Entstehen dieser Arbeit. Daher bedanke ich mich bei den PRIMAs, meiner Online-Arbeitsgruppe der NetzWerkstatt der Freien Universität Berlin, und bei meiner Offline-Arbeitsgruppe, einer Mikro-AG von Promotionsstipendiaten der HBS, für ihre engagierte Interpretationsarbeit und ihre Begleitung bei allen aufgetretenen Fragen währen meines Promotionsprozesses.

Außerdem möchte ich meinen Eltern, Inge und Hartmut Bargfrede, danken, die immer für mich da waren und meinem Partner, Till Bommer, der mich zu jeder Zeit unterstützt hat und es mir ermöglicht hat, gleichzeitig Mutter und Doktorandin zu sein.

Vera Palmer unterstützte mich als Freundin und durch professionelles Korrekturlesen.

Ungezählt ist die weitere erfahrene Unterstützung, die ich hier nicht einzeln aufgeführt habe. Für Förderung und Rückhalt bin ich dankbar.

Meinem Sohn Johann Richard Bargfrede habe ich diese Arbeit gewidmet. Sein Lachen hat mich getragen. Ich danke dir.

Inhaltsverzeichnis

Zusammenfassung/Abstract 13

Verzeichnisse 17

1 **Einführung** 23
1.1 Motivation der Arbeit 23
1.2 Wo treffen sich Patient und Gesundheitssystem?
 Zielsetzung und Fragestellung 25
1.3 Aufbau der Arbeit 27

2 **Theoretische Annäherung** 29
2.1 Versorgungsforschung 29
    2.1.1 Versorgungsstrukturen und -situation 30
    2.1.2 Qualität in der Versorgung 38
    2.1.3 Konzept der Versorgungskarriere 42
    2.1.4 Der Patient - Verantwortung und partizipative
          Entscheidungsfindung 43
    2.1.5 Die emische Perspektive 48
2.2 Gesundheitsstörungen mit Umweltbezug 51
    2.2.1 Umweltmedizin. Warum, woher und wohin? 51
    2.2.2 Einordnung der Gesundheitsstörungen mit Umweltbezug... 58
2.3 Versorgung in der Umweltmedizin 65
    2.3.1 Zustand und Bedarf umweltmedizinischer
          Versorgungsstrukturen 65
    2.3.2 Akteure in der umweltmedizinischen Versorgung 67
    2.3.3 Umweltmedizinische Versorgungssituation in Berlin 73

3 **Empirische Annäherung** 75
3.1 Methodologische Vorüberlegungen 75
3.2 Forschungsdesign 77
3.3 Befragung der Patienten 83
    3.3.1 Zugang zu den Patienten 83
    3.3.2 Narrativ-biographische Interviews 84

		3.3.3 Phasen des Patienteninterviews	85
3.4		Befragung der Versorgungseinrichtungen	88
	3.4.1	Zugang zu den Versorgungseinrichtungen	89
	3.4.2	Problemzentrierte Interviews	89
	3.4.3	Leitfaden für Interview Versorgungseinrichtung	90
3.5		Befragung der Versicherungsträger und Hotlines	91
	3.5.1	Zugang zu den Versicherungsträgern und Hotlines	92
	3.5.2	Leitfaden für Interview Versicherungsträger und Hotlines	92
3.6		Reflektion des Forschungsprozesses und der Felderfahrungen	93
3.7		Auswertung der Interviews und Theoriebildung	98
	3.7.1	Auswertung der Interviews	98
	3.7.2	Theoriebildung	102

4 Der umweltmedizinische Versorgungsprozess (Ergebnisse/Interpretation) ... 107

4.1		Aufbau und Akteure der umweltmedizinischen Versorgung in Berlin	107
4.2		Soziodemografie und Porträts der Patienten	109
	4.2.1	Soziodemografische Merkmale der Patienten	109
	4.2.2	Porträt 1: Abwehr als Hilfeschrei (Frau Neubert)	110
	4.2.3	Porträt 2: Passiv und einsam (Frau Augustin)	114
	4.2.4	Porträt 3: Suche nach Halt (Frau Ebersbach)	116
	4.2.5	Porträt 4: Stellvertretend und in Allianz (Frau Heise)	118
	4.2.6	Porträt 5: Verharren in der Opferrolle (Frau Kalkbrenner)	120
	4.2.7	Porträt 6: Umdeuten und somatisieren (Frau Blum)	122
	4.2.8	Porträt 7: Empowerment – von der Abhängigkeit in die Selbstbestimmung (Frau Uhlig)	124
4.3		„Ich brauche eine Anlaufstelle" – die Patienten	126
	4.3.1	Bedürfnisse, Erwartungen, Wünsche und Wirklichkeit	126
	4.3.2	Verschiedene Arten von Hilfe und Unterstützung	130
	4.3.3	Erlebte Akzeptanz	134
	4.3.4	Schwierigkeiten und Restriktionen	139
	4.3.5	Kosten als Motivationsbremse	146
	4.3.6	Psychische Komponente und Stellvertreterfunktion der Erkrankung	148
	4.3.7	Strategien und Reaktionsmuster der Patienten	154
4.4		„Fragmentiert und nicht institutionalisiert" – die Versorgungseinrichtungen	158
	4.4.1	Bedarf an umweltmedizinischer Versorgung im Wandel	158

	4.4.2	Inanspruchnahme: Unterschiede nach sozioökonomischen Merkmalen... 165
	4.4.3	Unter- und Fehlversorgung hinterlässt Bedarfslücken... 168
	4.4.4	Disziplinäre Verankerung der Umweltmedizin und ärztliches Selbstverständnis... 172
	4.4.5	Untersuchungsgang: Anamnese, körperliche Untersuchung, Messung... 178
	4.4.6	Transparenz und Kommunikation als Handlungsbasis... 183
	4.4.7	Finanzieller Rahmen und Abrechnung der erbrachten Leistung... 187
	4.4.8	Sinn und Unsinn umweltmedizinischer Diagnostik... 193
	4.4.9	Bedeutung von Kooperationen und Modellprojekten... 195
	4.4.10	Formulierungen einer Lösung... 197
4.5		„Zuständigkeit und gesicherte Zusammenhänge" – die Versicherungsträger... 201
	4.5.1	Umwelt und Gesundheit – Rezeption und Akzeptanz durch die Versicherungsträger... 202
	4.5.2	Handlungsspielraum und Handlungsstrategien der Versicherungsträger... 204
	4.5.3	Herausforderungen im Versorgungsgeschehen... 209
4.6		„Wir haben Zeit für die Patienten" – die Hotlines... 210
	4.6.1	Beratung und Empfehlungen... 213
	4.6.2	Handlungsstrategien der Hotlines... 215
	4.6.3	Herausforderungen im Versorgungsgeschehen... 216
4.7		Zusammenfassende Darstellung der Codes und Kategorien... 218
4.8		Gegenstandsbegründete Theorie zur Entstehung von Versorgungskarrieren... 219
4.9		Ansatz zur Vermeidung von Versorgungskarrieren... 221

5 Herausforderungen für die Versorgungsgestaltung (Diskussion)... 225
5.1 Methodologische und methodische Diskussion... 225
5.2 Inhaltliche Diskussion... 227

6 Ausblick... 247

Literaturverzeichnis... 253

Zusammenfassung

Versorgungskarrieren im Gesundheitssystem sind gekennzeichnet durch eine Abfolge von zu durchlaufenden Instanzen, (ergebnislosen) Suchbewegungen und Irrwegen, ohne dass eine adäquate Antwort auf die Bedürfnisse der Patienten[1] bereitgestellt wird. Dieses Phänomen der Ausprägung von Versorgungskarrieren ist bei Patienten mit umweltbezogenen Gesundheitsstörungen besonders häufig zu beobachten. Ausgangspunkt der vorliegenden Untersuchung ist deshalb die Frage, welche Einflussfaktoren während des Prozesses der Ausprägung einer Versorgungskarriere bei Patienten mit umweltbezogenen Gesundheitsstörungen wirken. Die Arbeit verfolgt auf der Basis dieser offenen Fragestellung das Ziel, unter Anwendung der Methodologie der Grounded Theory einen Beitrag zur Theoriebildung in der Versorgungsforschung zu leisten und Empfehlungen für die Versorgungspraxis abzuleiten.

Grundlage zur Beantwortung der Forschungsfrage ist die Annahme eines bestehenden Versorgungsdreiecks in der Umweltmedizin, in welchem die Patienten und die Versorgungseinrichtungen (Leistungserbringer) die Hauptakteure sind und Versicherungsträger sowie deren Hotlines als intervenierende Akteure auftreten. Es werden narrativ-biografische Interviews mit Patienten mit einer Versorgungskarriere sowie problemzentrierte Interviews mit Vertretern von Versorgungseinrichtungen und Versicherungsträgern und deren Hotlines geführt und ausgewertet.

Zentrales Phänomen des in dieser Arbeit entwickelten theoretischen Modells ist die „Orientierungsarbeit". Sie ist von den Patienten im Prozess der Auseinandersetzung mit ihrer Erkrankung und der Suche nach Unterstützung im gesundheitlichen Versorgungssystem zu leisten. Je nach Vorhandensein und Ausprägung der identifizierten Einflussfaktoren dimensionalisiert sich die zu erbringende Orientierungsarbeit zwischen den beiden Polen einer gelungenen Orientierung im Versorgungssystem und der Ausprägung einer Versorgungskarriere. Die Einflussfaktoren auf die zu leistende Orientierungsarbeit bewegen sich auf zwei Ebenen: Zum einen auf der strukturellen Ebene, auf der es zur Begegnung der Patienten mit dem Versorgungssystem kommt und zum anderen auf der

---

[1] Hinweis S. 267

personalen Ebene, auf der Bewältigungsstrategien und Reaktionsmuster der Patienten im Umgang mit ihren Gesundheitsstörungen zum Tragen kommen.

Anknüpfend an diese Theorie wird in der Arbeit auch ein Ansatz zur Vermeidung von Versorgungskarrieren entwickelt: Im Mittelpunkt steht hierbei die Einrichtung von Anlaufstellen für die Betroffenen. Diese können die Patienten im Prozess ihrer Orientierungsarbeit unterstützen, indem sie die derzeitige strukturelle Lücke innerhalb der Versorgung bei umweltbezogenen Gesundheitsstörungen schließen.

Vor dem Hintergrund dieser Ergebnisse werden ihre Bedeutung für die Gestaltung der umweltmedizinischen Versorgungspraxis und die Übertragbarkeit der gewonnenen Erkenntnisse auf andere Erkrankungen diskutiert

Abstract

Health care careers within the health system are characterised by a sequence of official channels patients must go through, (abortive) searches and aberrations, without providing an adequate answer to their needs. This phenomenon of development of health care careers occurs especially often with patients with environmental health disorders. The primary question of the present research work is therefore concerned with the factors influencing the process of development of a health care career for patients with environmental health disorders. Based on this open question, the research aims to contribute to the construction of a theory in health care research through the use of the Grounded Theory, and to derive recommendations for health care practice.

The basis for resolving the research question is the assumption of an existing health care "triangle" situation in environmental health, in which patients and healthcare institutions (service provider) act as key players and insurance carriers and their hotlines as interceding players. Biographical-narrative interviews are being held and interpreted with patients as well as problem-focused interviews with representatives of service institutions, insurance carriers and their hotlines.

The main phenomenon of the theoretical model developed in this research is the "orientation work". Orientation work must be done by the patients in the process of overcoming their illness and searching for support within the health services. Depending on the existence and development of identified factors, the necessary orientation work ranges between the two poles of a successful orientation within the health care system and the development of a health care career. The factors which influence the necessary orientation work are located on two levels: firstly on a structural level, where the patients encounter the health system and secondly on a personal level, where strategies and behaviour patterns of the patients coping with their health disorder are relevant.

Following this theory, the research also develops an approach to avoid a health care career: the focus should be on setting up contact points for the affected patients. Patients could then be supported in their orientation work by closing the present structural gap within the health service as regards environmental health disorders.

Against the background of these results, their relevance for the reorganisation of the environmental health care practice and the transferability of the gained findings to other diseases will be discussed.

Abkürzungsverzeichnis

APUG	Aktionsprogramm Umwelt und Gesundheit
BFP	Berliner Forum Patienteninteressen
BQS	Bundesgeschäftsstelle für Qualitätssicherung
BS	Burnout Syndrome
CBM	Cognition Based Medicine
CFS	Chronic Fatigue Syndrom
CS	Candida-Syndrom
DBU	Deutscher Berufsverband der Umweltmediziner
EBM	Evidence Based Medicine
EBM	Einheitlicher Bewertungsmaßstab
G-BA	Gemeinsamer Bundesausschuss
GKV	Gesetzliche Krankenversicherung
GMG	Gesetz zur Modernisierung der gesetzlichen Krankenversicherung
GOÄ	Gebührenordnung für Ärzte
ICD-10	International Statistical Classification of Diseases and Related Health Problems, Tenth Revision
ICF	International Classification of Functioning, Disability and Health
IEI	Idiopatic Environmental Intolerances
IGV	Integrierte Versorgung
IQWIG	Institut für Qualität und Wirtschaftlichkeit im Gesundheitswesen
KV	Kassenärztlichen Vereinigung
MCS	Multiple Chemical Sensitivity
MVZ	Medizinisches Versorgungszentrum
ÖGD	Öffentlicher Gesundheitsdienst
PEF	Partizipative Entscheidungsfindung
PZI	Problemzentriertes Interview
RKI	Robert Koch-Institut
SBS	Sick Building Syndrome
SDM	Shared Decision Making
SGB	Sozialgesetzbuch
UBA	Umweltbundesamt
UMA	Umweltmedizinische Ambulanz
UMEB	Umweltmedizinische Beratungsstelle

UmInfo   Umweltmedizinisches Informationsforum
WaBuLo   Institut für Wasser-, Boden- und Lufthygiene
WHO   Weltgesundheitsorganisation
ZEBUM   Zentrale Erfassungs- und Bewertungsstelle für umweltmedizinische Methoden

Fremdwörterverzeichnis

Anomie	Zustand, in dem die Stabilität der sozialen Beziehungen gestört ist
Ätiologie	Krankheitsursachenlehre
Benevolent	Wohlwollend
Compliance	Bereitschaft des Patienten zu kooperativem Verhalten, auch Therapietreue genannt
Empowerment	Selbst-Ermächtigung. Prozess, in dem Menschen in marginaler Position (Benachteiligte, Behinderte) eigene Kräfte entwickeln und soziale Ressourcen nutzen, um ihre Lebensumstände zu verbessern
Exposition	Schadstoffe bzw. Bedingungen, denen der Organismus ausgesetzt ist
Iatrogen	Durch den Arzt verursacht
Kasuistik	Beschreibung von Krankheitsfällen
Kurativ	Heilend
Monoaminoxidase	In den Mitochondrien u. a. der Gehirnzellen lokalisiertes Enzym, das Monoamine (z. B. Noradrenalin, Serotonin) oxidativ abbaut
Mykotoxikose	Vergiftung durch Stoffwechselprodukte aus Pilzen
Palliativ	Lindernd
Paternalismus	Bestreben, andere zu bevormunden
Präventiv	Vorbeugend
Soziodemografie	Bevölkerungsmerkmale, nach denen die Mitglieder einer Stichprobe oder einer Zielgruppe beschrieben werden (z.B. Geschlecht, Alter, Schul- und Berufsbildung)
Suszeptibilität	Empfänglichkeit, Veranlagung
Toxikologie	Lehre von den schädlichen Wirkungen chemischer Substanzen auf lebende Organismen
Epidemiologie	Verteilung von Krankheiten und deren Determinanten und Faktoren in der Bevölkerung

Abbildungsverzeichnis

Abbildung 1　Suchender Patient mit umweltbezogenen
Gesundheitsstörungen im Versorgungssystem.................... 26

Abbildung 2　Die Säulen des Versorgungssystems in der
Bundesrepublik Deutschland (Hurrelmann 2000)............... 32

Abbildung 3　Kategorien umweltbeeinflusster gesundheitlicher
Störungen (nach Meyer und Sauter (1999)......................... 59

Abbildung 4　Versorgungs-Dreieck in der Umweltmedizin:
Akteure Patient, Versorgungseinrichtung und
Versicherungsträger/Hotline.. 78

Abbildung 5　In Untersuchung einbezogene Akteure,
eingesetzte Methoden und Anzahl der Interviews............... 81

Abbildung 6　Paradigmatisches Modell... 104

Abbildung 7　Aufbau und Akteure der umweltmedizinischen
Versorgung in Berlin.. 108

Abbildung 8　Bandbreite der von den Patienten erlebten
Reaktionen des Umfeldes... 135

Abbildung 9　Spannungsfeld zwischen den Empfindungen der
Patienten und den Reaktionen des Umfeldes....................... 138

Abbildung 10　Ein Reaktionsmuster (ressourcengeleitet bzw.
barrierengeleitet) der Patienten auf ihre Symptome
bzw. gesundheitlichen Beschwerden.................................... 155

Abbildung 11　Bedingungen des Auf- und Abbaus umweltmedizinischer
Versorgungsangebote... 159

Abbildung 12	Beziehung zwischen Umwelthygiene und Umweltmedizin. Herausforderungen an der Schnittstelle	173
Abbildung 13	Transparenz und Kommunikation als Grundlage einer bedarfsgerechten Versorgung	183
Abbildung 14	Handlungsstrategien – Umgang der Versicherungsträger mit umweltbezogenen Gesundheitsstörungen	208
Abbildung 15	Handlungsstrategien – Umgang der Hotlines mit Versicherten mit umweltbezogenen Gesundheitsstörungen	216
Abbildung 16	Modell zur Entstehung von Versorgungskarrieren bei Patienten mit umweltbezogenen Gesundheitsstörungen	219
Abbildung 17	Modell eines Ansatzes zur Vermeidung von Versorgungskarrieren bei Patienten mit umweltbezogenen Gesundheitsstörungen	222

1 Einführung

Public Health ist eine interdisziplinäre Wissenschaft mit vielfältigen Bezugswissenschaften. Die relevanten Bezugswissenschaften dieser Arbeit sind die Versorgungsforschung und die Forschung über die Verbindung von Umwelt und Gesundheit, insbesondere die Umweltmedizin. Die methodische Bezugswissenschaft dieser Arbeit bildet die Sozialwissenschaft. Ich beziehe mich im Forschungsdesign, der Datenerhebung und der Datenauswertung auf die qualitative empirische Sozialforschung.

Abschnitt 1.1 dieses Kapitels legt die Motivation dieser Arbeit und ihre Bedeutung für Public Health und die Versorgungsforschung dar. Die Zielsetzung und Fragestellung der Arbeit werden im folgenden Abschnitt 1.2 vorgestellt. Abgerundet wird die Einführung durch einen Abriss des Aufbaus der Arbeit in Abschnitt 1.3.

1.1 Motivation der Arbeit

Gesundheit ist nach Parsons (1965) eine funktionale Vorbedingung eines jeden sozialen Systems, „so dass ein zu niedriges Niveau der Gesundheit und ein zu häufiges Auftreten von Krankheiten dysfunktional im Hinblick auf das Funktionieren eines sozialen Systems sind; das zunächst deswegen, weil Krankheit die Erfüllung sozialer Aufgaben unmöglich macht" (ebd., S. 10). Die Gesellschaft hat somit ein funktionales Interesse an der Bekämpfung von Krankheit, was sich laut der aktuellen Delphi-Zukunftsstudien aus Japan (National Institute of Science and Technology Policy 2005 und 2007) in einer wachsenden politischen und ökonomischen Bedeutung des Themas Gesundheit zeigt.

Die weltweiten Mega-Trends Globalisierung und Fragmentierung durchziehen auch das Gesundheitswesen (Menzel 1998). So kennzeichnet das Gesundheitswesen eine Spannung zwischen dem Agieren weltweiter ‚Gesundheitskonzerne', die beispielsweise Krankenhäuser aufkaufen, auf der einen Seite sowie der Zersplitterung von Angebotsstrukturen und der Zunahme von Wahlleistungen und -möglichkeiten auf der anderen Seite.

Auch das bundesdeutsche Gesundheitssystem befindet sich in einem Spannungsfeld zwischen wirtschaftlichen Entwicklungen, wissenschaftlichenAnsprüchen, sozialen Veränderungen und einem Bedürfnis nach Besitzstandswahrung. Innerhalb dieser Prozesse gilt es, Nutzen, Kosten, Wirkungen, Nebenwirkungen und mögliche Schäden einzelner Maßnahmen gegeneinander abzuwägen und in den Kontext der sozialen Gerechtigkeit zu stellen. Dies ist nicht immer möglich und das daraus resultierende Dilemma ist nicht grundsätzlich auflösbar. Vielmehr geht es darum, die bestehenden Bedürfnisse und Strukturen zu begreifen und unter Abwägung der gesundheitlichen Ziele und der vorhandenen Ressourcen zu sozial tragfähigen Entscheidungen zu gelangen. Hierzu bedarf es einer Verschiebung des Diskussionsfokus von den finanziellen Aspekten der Gesundheitsversorgung hin zu den anstehenden Sachthemen und einer angemessenen Berücksichtigung der Präferenzen der Patienten.

Ein wichtiges gesundheitspolitisches Handlungsfeld stellt die Entwicklung der Versorgung dar. Versorgungsforschung hilft, aktuelle Problemstellungen zu erkennen und Maßnahmen bedarfsgerecht und möglichst zielgenau zu planen und umzusetzen. Es ist Aufgabe der Versorgungsforschung, die Wirksamkeit von Versorgungsstrukturen und -prozessen im Gesundheitswesen unter Alltagsbedingungen zu untersuchen und die Bedingungen des Versorgungssystems zu analysieren. Sie stellt folglich eine wissenschaftliche Basis dar, um Veränderungen im Gesundheitswesen und deren Auswirkungen zu beschreiben und zu untersuchen.

Die menschliche Gesundheit ist stark mit (der Qualität) der sie umgebenden Umwelt verbunden (EEA 2005). Nach Schätzungen der Weltgesundheitsorganisation (WHO) sind in den Staaten Nord- und Westeuropas bis zu zehn Prozent der Gesundheitsstörungen durch Einflüsse aus der Umwelt bedingt (WHO Euro 2002). Grundlage dieser Schätzung ist ein umfassender Umweltbegriff, der neben chemischen und physikalischen Parametern (z. B. Luft- und Wasserqualität, Strahlung und Lärm) auch die Wohnverhältnisse, Unfälle sowie den Klimawandel berücksichtigt. In der Bundesrepublik Deutschland geht ein Viertel der Bevölkerung davon aus, dass die Gesundheit stark bis sehr stark durch Umwelteinflüsse beeinträchtigt wird (BMU 2004).

Für umweltbezogene Gesundheitsstörungen gibt es in der Bundesrepublik Deutschland bislang kein etabliertes und allgemein anerkanntes Versorgungssystem (Böse-O'Reilly 2001). „Seit den 1970er Jahren ist der Zusammenhang zwischen schädigenden Umweltbelastungen und gesundheitlichen Beeinträchtigungen immer stärker in das öffentliche Bewusstsein gerückt. Die Zahl der Bürgerinnen und Bürger, die umweltmedizinische Beratung und Behandlung suchen, ist deutlich gewachsen. Allerdings kritisieren viele Umwelterkrankte, dass trotz der gestiegenen öffentlichen Aufmerksamkeit die umweltmedizinische Gesundheitsversorgung noch unzureichend sei. Um dieser Kritik auf den Grund zu gehen, ist eine Bestandsaufnahme der umweltmedizinischen Versorgungsstrukturen

1 Einführung

in Deutschland erforderlich" (BReg 2007, S. 1). Die Antwort der Bundesregierung auf eine Anfrage, die unzureichende umweltmedizinische Versorgungsstrukturen thematisiert, offenbart bestehendes Unwissen über umweltmedizinische Versorgungsstrukturen (BReg 2007). Sie beinhaltet das Eingeständnis, dass keine wissenschaftlich anerkannte Definition von Umwelterkrankungen vorliegt. Dadurch sind auch keine Aussagen darüber möglich, welche Krankheitsbilder darunter fallen und durch welche Faktoren diese hervorgerufen werden. Zur Prävalenz von Umwelterkrankungen liegen folglich ebenfalls keine Erkenntnisse vor. Zugleich fehlen Informationen über umweltmedizinische Versorgungsangebote auf Seiten der gesetzlichen Krankenversicherung und über vernetzte Versorgungsformen, in denen umweltmedizinische Angebote vorgehalten werden. Der Bundesregierung liegen auch keine zusammengefassten Informationen zu den Leistungsangeboten umweltmedizinischer Versorgungseinrichtungen und eventuellen Angebotsdefiziten vor (ebd.).

An dieser Stelle setzt die vorliegende Arbeit mit der im nächsten Abschnitt vorgestellten Zielsetzung und Fragestellung an.

1.2 Wo treffen sich Patient und Gesundheitssystem? Zielsetzung und Fragestellung

Wenn wir uns krank fühlen, gehen wir zum Hausarzt. Dieser überweist uns ggf. an einen Facharzt. Sind die Symptome ernster, brauchen wir akut Hilfe oder eine spezielle Behandlung, die beim niedergelassenen Arzt nicht möglich ist, suchen wir ein Krankenhaus auf bzw. werden dorthin überwiesen. Umsorgt von gut geschultem Personal, als Mensch ernst genommen, in angenehmer Umgebung, umgeben von modernster Medizintechnik, mit dem guten Gefühl, dass alles zur Gesundung notwendige geschieht, fühlen wir uns ohne Sorge vor den finanziellen Belastungen durch unsere Erkrankung vom Gesundheitssystem aufgefangen und gestützt.

Diese idealisierte Vorstellung eines funktionierenden Versorgungssystems entspricht jedoch häufig nicht der Realität. Diese bildet sich in vielen Fällen – und besonders für Patienten mit umweltbezogenen Gesundheitsstörungen eher wie in Abbildung 1 dargestellt ab. Der Patient ist vielfach ein Suchender im Versorgungssystem: Er weiß nicht, wohin bzw. an wen er sich mit seinen gesundheitlichen Beschwerden oder Fragen wenden soll.

Abbildung 1: Der Versorgungsdschungel - Patient mit umweltbezogenen Gesundheitsstörungen im Versorgungssystem

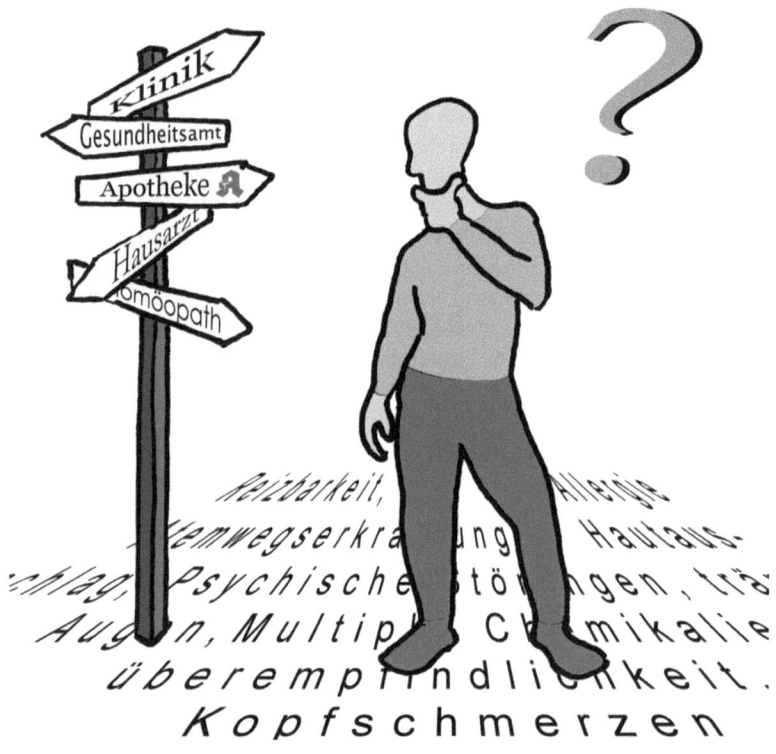

Umweltbezogene Gesundheitsstörungen sind ein typisches Beispiel für eine Versorgungssituation, welche von den handelnden Akteuren (Patienten und professionellen Akteuren) als unbefriedigend erlebt und durch die eine Ausgangslage für die Ausbildung von Versorgungskarrieren geschaffen wird. Tretter (2001) beschreibt den klinischen Verlauf bei umweltmedizinischen Patienten mit Somatisierungsstörungen beispielsweise als „lange und komplizierte Patientenkarriere" (S. 549).

Ziel dieser Arbeit ist die Charakterisierung der Versorgungssituation von Patienten mit umweltbezogenen Gesundheitsstörungen, bei denen es zur Ausprägung einer Versorgungskarriere gekommen ist, sowie die Entwicklung einer Theorie über die Einflussfaktoren zur Entstehung einer solchen.

1 Einführung

Die untersuchungsleitende Fragestellung lautet: Welche Einflussfaktoren führen bei Patienten mit umweltbezogenen Gesundheitsstörungen zur Ausprägung einer Versorgungskarriere?

Nach der Identifizierung der relevanten Faktoren soll die Arbeit Ansätze dafür liefern, welche Konsequenzen sich aus dem mit dieser Untersuchung gewonnenen Wissen für die Versorgungsstrukturen für Patienten mit umweltbezogenen Gesundheitsstörungen im Gesundheitswesen ergeben und wie eine bedarfsgerechte Versorgung sichergestellt werden kann. Praxisbezogen soll ein Lösungsvorschlag zur Vermeidung von Versorgungskarrieren bei Patienten mit umweltbezogenen Gesundheitsstörungen erarbeitet werden.

1.3 Aufbau der Arbeit

Nachdem im Abschnitt 1.1 dieses Kapitels aufgezeigt wurde, welche Motivation der vorliegenden Arbeit zugrunde liegt und welche Bedeutung sie für das Fach Public Health sowie für die Versorgungsforschung hat und im sich anschließenden Abschnitt 1.2 die Zielsetzung und die untersuchungsleitende Fragestellung dargelegt wurden, gibt dieser Abschnitt einen Überblick über den Aufbau der Arbeit.

Im nächsten Teil der Arbeit, dem zweiten Kapitel, wird der theoretische Hintergrund der Arbeit beleuchtet. Dies sind zunächst im Abschnitt 2.1 die Versorgungsforschung und nachfolgend eine Einordnung der Gesundheitsstörungen mit Umweltbezug in den umweltmedizinischen Kontext. Im abschließenden Abschnitt des Kapitels wird der Forschungsstand zur Versorgung in der Umweltmedizin vorgestellt.

Dem methodologischen und methodischen Rahmen sowie dem Forschungsdesign der Untersuchung widmet sich das Kapitel 3. Hier werden die methodologischen Vorüberlegungen und das konkrete Forschungsdesign vorgestellt. Die Abschnitte 3.3 bis 3.5 stellen die methodische Herangehensweise bei den Befragungen der jeweiligen Akteure dieser Untersuchung vor. Darauf folgend werden die in dieser Untersuchung gemachten Felderfahrungen vorgestellt und reflektiert, bevor im letzten Abschnitt des Kapitels 3 die Auswertungsstrategie und die datenbegründete Theoriebildung veranschaulicht werden.

Kapitel 4 stellt die Ergebnisse der Arbeit und ihre Interpretationen vor. Erst einmal werden der Aufbau und die Akteure der umweltmedizinischen Versorgung in Berlin skizziert. Danach werden die soziodemografischen Merkmale der befragten Patienten vorgestellt und die jeweiligen Patienten porträtiert. In den vier folgenden Abschnitten werden die Ergebnisse der Auswertung der Interviews mit den jeweiligen Akteursgruppen Patienten, Versorgungseinrichtungen,

Versicherungsträger und Hotlines beschrieben. Im nächsten Abschnitt 4.7 werden die bei der Auswertung gefundenen Codes und Kategorien zusammenfassend dargestellt. Der nachfolgende Abschnitt 4.8 ist eine Zusammenführung der Ergebnisse zu einer gegenstandsbegründeten Theorie zur Entstehung von Versorgungskarrieren bei Patienten mit umweltbezogenen Gesundheitsstörungen. In Abschnitt 4.9 wird ein datenbasierter Ansatz zur Vermeidung von Versorgungskarrieren im Untersuchungsfeld vorgestellt.

Die auf der Basis der Ergebnisse formulierten Herausforderungen für die Versorgungsgestaltung werden in Kapitel 5 diskutiert. Einen Ausblick auf mögliche zukünftige Entwicklungen und bestehenden Forschungsbedarf gibt anschließend Kapitel 6.

2 Theoretische Annäherung

In diesem Kapitel wird der theoretische Rahmen aufgezeigt, in den sich die vorliegende Arbeit einordnet. Mit dieser Arbeit werden die Einflussfaktoren auf die Entstehung von Versorgungskarrieren untersucht und sie soll mit ihren Ergebnissen einen Beitrag zur Versorgungsforschung leisten, die in Abschnitt 2.1 vorgestellt wird. Als Beispiel für ein Krankheitsbild, in dem es zur Ausprägung von Versorgungskarrieren kommt, wurden in der Untersuchung Gesundheitsstörungen mit Umweltbezug gewählt, die in Abschnitt 2.2 beschrieben werden. Das Abschnitt 2.3 widmet sich der Versorgungssituation speziell in der Umweltmedizin.

2.1 Versorgungsforschung

Nach einer kurzen Einführung in die Ziele von Versorgungsforschung werden im ersten Abschnitt zunächst gesundheitliche Versorgungsstrukturen und bestehende Versorgungsprobleme sowie Lösungsansätze vorgestellt. Die Qualität der Versorgung ist ein zentrales Element der Versorgungsforschung und wird im Abschnitt 2.1.2 beschrieben. Der folgende Abschnitt 2.1.3 zeichnet das dieser Arbeit zugrunde liegende Konzept der Versorgungskarriere nach. Ein Hauptaugenmerk dieser Untersuchung liegt auf den Patienten, deren sich wandelnde Rolle im Versorgungsgeschehen und die an sie gestellten Anforderungen im Abschnitt 2.1.4 dargestellt werden. Der letzte Abschnitt dieses Kapitels widmet sich der dieser Arbeit zugrunde liegenden emischen Perspektive.

Die Versorgungsforschung in der Bundesrepublik Deutschland vermag erst seit wenigen Jahren internationale Standards zu erfüllen. Maßgeblich dazu beigetragen hat der Auf- und Ausbau von Forschungsstrukturen im Bereich Public Health (Badura et al. 2001).

Ziel der Versorgungsforschung ist es, grundlegendes und anwendungsnahes Wissen über die Praxis der Kranken- und Gesundheitsversorgung zu generieren und zur Verfügung zu stellen (Pfaff 2003). Die Versorgungsforschung, die als Teilgebiet der Gesundheitssystemforschung betrachtet werden kann, berücksichtigt insbesondere die Mikroebene des Gesundheitssystems (Schwartz und Busse 2003). Versorgungsforschung ist fachübergreifend und arbeitet mit medizinischen, ökonomischen und sozialwissenschaftlichen Theorien und Methoden (Pfaff 2003). Laut Pfaff kann das Versorgungssystem systemtheoretisch als Black Box betrachtet werden, die von außen Input (z.b. Geld, Personal, Patienten) aufnimmt, diese innerhalb des Systems verarbeitet (Throughput) und als Versorgungsleistung (Output) wieder an die Umwelt abgibt. Neben dem Output als konkret erbrachte Versorgungsleistung interessiert aus Public-Health-Perspektive das Outcome als Wirkung des Versorgungssystems. Als Outcome wird der erzeugte Gewinn oder Verlust an Lebensjahren, Gesundheit, Wohlbefinden und/oder Lebensqualität betrachtet (ebd.). Aus der Sicht der Gesetzlichen Krankenversicherung (GKV), die ein genuines Interesse an den Ergebnissen der Versorgungsforschung und nach § 92 SGB V den Auftrag zur Sicherung der Versorgung haben, besteht ein dringender Bedarf an versorgungsbezogener Forschung (Perleth 2003).

2.1.1 Versorgungsstrukturen und -situation

Gesundheitssystem
Insbesondere in den industrialisierten Ländern stellt Gesundheit ein Gut dar, dessen Angebot und Nachfrage und damit auch die Inanspruchnahme von Versorgungsdienstleistungen nicht allein den Kräften des Marktes überlassen wird. Die Zielvorgaben Solidarität, Gerechtigkeit und Effizienz sind die Legitimation für staatliche Einflussnahme auf das Gesundheitssystem und die Gesundheitsversorgung (WHO 2000b).

Nach den Kriterien der WHO (2000a) gelten als Gesundheitssystem alle Aktivitäten, die in erster Linie dazu dienen, Gesundheit zu fördern, wiederherzustellen oder aufrecht zu erhalten. Diese Kriterien werden sowohl von formalen Gesundheitsdiensten wie auch von individuellen medizinischen Leistungserbringern oder klassischen Public Health Aktivitäten wie Gesundheitsförderung und Krankheitsverhütung erfüllt. Ebenso genannt werden alternative Heilverfahren oder die häusliche Versorgung von chronisch und akut Erkrankten. Auch andere direkt der Gesundheit dienliche Maßnahmen wie die Verkehrssicherheit oder der Umweltschutz, können als Leistungen im Rahmen eines Gesundheitssystems aufgefasst werden. In die WHO-Definition von Gesundheitssystemen fallen keine Aktivitäten, deren primärer Zweck nicht dem Ziel von Gesundheit dient. Hierzu zählen allgemeine Bildungsmaßnahmen, auch wenn diese indirekt einen erheblichen Einfluss auf Gesundheit haben. Um ein gesundheitliches Versorgungssystem zu charakterisieren, gilt es die bestehenden Versorgungsstrukturen als eines der wichtigsten Elemente zu erfassen (Arnold 2003).

2 Theoretische Annäherung

Das bundesdeutsche Gesundheitssystem ist korporatistisch aufgebaut, d. h. es stellt eine Mischform aus sozialstaatlichem und marktorientiertem Modell dar. Kennzeichnend sind ein verpflichtendes Versicherungssystem mit Beitragszahlungen nach dem Solidarprinzip, welches selbstorientiert arbeitet, aber unter staatlicher Aufsicht steht, und ein Versorgungssystem, dessen Ausgestaltung in der Selbstorganisation von Krankenkassen und Ärzteschaft liegt (Hurrelmann 2000, Rosenbrock 2003). Der Sachverständigenrat sieht aufgrund der korporativen Koordination Inflexibilitäten im Gesundheitssystem, jedoch sollte sie aus seiner Sicht nicht völlig abgeschafft werden (2005). Durch den korporativistischen Aufbau ist die Position der Anbieter von Gesundheitsleistungen stark im Vergleich zu derjenigen der Patienten (Hurrelmann 2000), die nach der Studie „The European Patient of the Future" (Coulter und Magee 2003) jedoch eine Stärkung ihrer Stellung befürworten.

In der Gesetzlichen Krankenversicherung (GKV) sind 89 % der Bevölkerung der BRD versichert (Rosenbrock und Gerlinger 2004, BMGS 2008b). Diese lässt sich charakterisieren durch die Grundprinzipien der Versicherungspflicht, der solidarischen Finanzierung, das Sachleistungsprinzip und der freien Arztwahl. Vericherungspflichtig sind im Prinzip alle Lohn- und Gehaltsempfänger, deren Einkommen innerhalb bestimmter Versicherungspflichtgrenzen liegen. Nach dem Prinzip des Umlageverfahrens finanzieren die gesunden Versicherten einer Periode die Leistungen derjenigen, die in der gleichen Periode erkranken und Leistungen der Versicherung in Anspruch nehmen. Die Beiträge werden paritätisch von den Pflichtversicherten und von ihren Arbeitgebern entrichtet. Der Versicherte erhält von der Versicherung keine direkten Zahlungen der Behandlungsleistungen, sondern eine Sach- bzw. Dienstleistung (Ryll 2003).

Das Versorgungssystem ist in mehrere organisatorische Säulen untergliedert (Hurrelmann 2000), die in Abbildung 2 skizziert sind.

Abbildung 2: Die Säulen des Versorgungssystems in der Bundesrepublik Deutschland (Hurrelmann 2000)

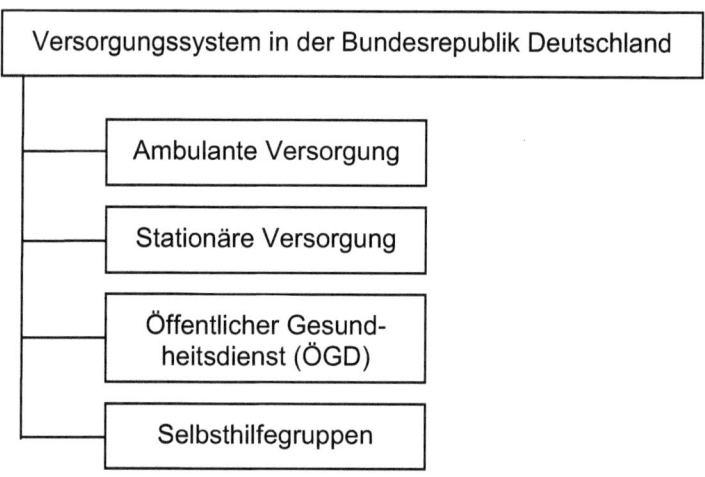

Vom ambulanten Teilsystem, den niedergelassenen Ärzten, Psychotherapeuten und anderen nichtmedizinischen Heilberufen und Pflegefachleuten wird die so genannte Primärversorgung übernommen. Sie stellt die erste, wohnortnahe Anlaufstelle für die Versicherten dar. Der Hausarzt soll die gesamte Krankengeschichte des Patienten kennen und die Behandlungsverläufe, wie beispielsweise Überweisungen an Fachärzte oder in Kliniken, steuern. Die stationäre Versorgung als Sekundärversorgung soll nur auf Überweisung des Arztes aufgesucht werden und offene Fragestellungen der Primärversorgung klären. Im Gegensatz zur individuellen Arbeitsweise der ambulanten und stationären Versorgung übernimmt der Öffentliche Gesundheitsdienst (ÖGD) alle bevölkerungsmedizinischen Aufgaben. Wachsend ist die Bedeutung von Selbsthilfegruppen (siehe 2.3.2), die als vierte organisatorische Säule des Versorgungssystems angesehen werden können (ebd.).

Versorgungsprobleme und Lösungsansätze
Das bundesdeutsche Gesundheitssystem ist gekennzeichnet durch eine fragmentierte Versorgung, die das Ziel der ganzheitlichen Betrachtung des Menschen aus dem Blick verloren hat (Badura et al. 2001, Höhmann 2003). Daraus entstehende (Anpassungs-)Probleme müssen von den Patienten und ihren Angehörigen be-

2 Theoretische Annäherung 33

wältigt werden (Badura et al. 2001). Die vorhandenen Wahlmöglichkeiten beinhalten zwar Freiheitsgrade für individuelle Entscheidungen, jedoch sind die bestehenden Optionen für den Patienten unübersichtlich. Es fehlen Strukturen und Wegweiser zur Unterstützung von Patienten, damit diese bereits existierende Hilfsangebote wahrnehmen und nutzen können (Marstedt 2007). Der internetbasierte Wegweiser „Weisse Liste" hat diese Lücke wahrgenommen und sich zum Ziel gesetzt, den Mangel zu beheben, indem er Patienten und ihren Angehörigen passgenaue Angebote für unterschiedliche Beschwerden nennt (Weisse Liste 2008).

„Ein wesentliches Problem des deutschen Gesundheitswesens ist die mangelhafte Zusammenarbeit zwischen den Sektoren. Oft müssen Patienten an den Schnittstellen zwischen stationärer und ambulanter Behandlung oder beim Übergang in Rehabilitationsmaßnahmen die Koordination selbst in die Hand nehmen und den Fortgang der für sie richtigen Therapie selbst recherchieren und organisieren, weil ihnen der richtige Ansprechpartner fehlt" (BMGS 2008a). Die Abgrenzung und Abschottung zwischen den einzelnen Sektoren muss überwunden werden. Dies ist das Ziel der Integrierten Versorgung (IGV): die Krankenkassen erhalten mit der IGV die Möglichkeit, für ihre Versicherten eine abgestimmte Versorgung anzubieten, bei der koordiniert Haus- und Fachärzte, ärztliche und nichtärztliche Leistungserbringer, ambulanter und stationärer Bereich sowie ggf. Apotheken kooperieren. Grundprinzip der IGV ist also eine sektorenübergreifende und/oder interdisziplinär von allen beteiligten Partnern nach einem abgestimmten Behandlungskonzept erbrachte Leistung (Riedel et al. 2005). Gesetzliche Grundlage der IGV ist § 140a ff SGB V. Spätestens mit der Neufassung des § 140 durch das Gesetz zur Modernisierung des Gesundheitssystems (GMG 2003) sind die Voraussetzungen für integrierte Versorgungssysteme gegeben, jedoch bislang ohne umfassende Initiativen. In den USA ist die integrierte Gesundheitsversorgung ein maßgeblicher Bestandteil von Managed Care und bereits in eine weiterentwickelte Phase eingetreten (Janus und Amelung 2004). Der deutsche Gesetzgeber geht davon aus, dass eine erfolgreiche Umsetzung der IGV oft nur mit innovativen Versorgungsstrukturen möglich ist. Für die Jahre 2004 bis 2006 wurde deshalb eine Förderung mittels einer Anschubfinanzierung festgelegt und damit ein Handlungszwang für die Vertragspartner geschaffen (Riedel et al. 2005). Nach den bis Ende 2003 geltenden gesetzlichen Regelungen sah die IGV ausschließlich eine vertikale Vernetzung der Leistungserbringer vor. Mindestens zwei verschiedene Leistungssektoren mussten Gegenstand der IGV sein, z.B. ambulante und stationäre Leistungen. Mit den aktuellen Rechtsvorschriften ist nun auch eine interdisziplinär fachübergreifende Versorgung, also eine horizontale Vernetzung, möglich. Beispielsweise kann dies eine Zusammenarbeit verschiedener Fachdisziplinen (z.B. Onkologie und Strahlentherapie) zweier Krankenhäuser beinhalten (Riedel et al. 2005).

Eine andere Organisationsform, die ebenso wie die IGV der sektorübergreifenden Integration von Gesundheitsleistungen zuzuordnen ist, ist die Kooperation in Medizinischen Versorgungszentren (MVZ). Dies sind Einrichtungen für eine fachübergreifende Zusammenarbeit. Sie sollen den Patienten die Möglichkeit eröffnen, mit kurzen Wegen verschiedene Fachärzte aufsuchen zu können und schnell notwendige Diagnosen und Therapien zu erhalten. MVZ eignen sich auch für die Zusammenarbeit mit sonstigen Leistungserbringern, zum Beispiel mit ambulanten Pflegediensten oder Therapeuten, um die einzelnen Teilschritte der Versorgungskette besser miteinander zu verzahnen, notwendige Medikationen besser abzustimmen und Doppeluntersuchungen zu vermeiden (BMG 2008c).

Ein Beispiel für IGV sind die interdisziplinären Schmerzkonferenzen, die seit 2004 von verschiedenen Krankenkassen angeboten werden. Diese Versicherungsträger haben eine bundesweite Vereinbarung mit der Deutschen Gesellschaft für Schmerztherapie über die Durchführung interdisziplinärer Schmerzkonferenzen abgeschlossen. Ziel ist es, die Versorgung und die Lebensqualität chronisch schmerzkranker Patienten zu verbessern. Versicherte, die unter chronischen Kopf- oder Rückenschmerzen leiden und als chronisch schmerzkrank eingestuft sind, erklären ihre Teilnahme gegenüber ihrem behandelnden Arzt. Es gibt zugelassene Moderatoren, die Schmerzkonferenzen gemäß dieser Vereinbarung einberufen können. Bei den Schmerzkonferenzen untersuchen Ärzte und Therapeuten aus den verschiedensten Fachrichtungen die Patienten – z.B. Neurologen, Anästhesisten, Orthopäden, Psychotherapeuten, Krankengymnasten und Zahnärzte (Techniker Krankenkasse 2004, Schmerzzentrum Wiesbaden 2008).

Eine Herangehensweise zur operativen Steuerung der Patientenströme und zur Optimierung des Ressourceneinsatzes ist das Gatekeeping. Bei diesem Ansatz haben die niedergelassenen Ärzte der Primärversorgung eine Schlüsselposition. Innerhalb der Versorgung durch das britische National Health Service etwa wird der Zugang von Patienten zu verschiedenen Stufen der Versorgung von Gatekeepern gesteuert (Levitt et al. 1999). Theoretischer Hintergrund ist die Annahme der leichteren Steuerung der Inanspruchnahme von Leistungen, solange der Patient noch nicht in die Versorgungskette eingetreten ist. Aus ökonomischer Sicht ergibt sich die Möglichkeit zur Verhinderung unangemessener Leistungen am leichtesten in dem Augenblick des ersten Systemkontaktes mit einem einzelnen Akteur, insbesondere dem Hausarzt, während die Steuerung der effizienten Verwendung von Ressourcen in einer komplexen Organisation wie einem Krankenhaus erheblich schwerer ist. Unter dem Modell der Einschränkung des ungesteuerten Zugangs zu Leistungen hat der Patient außerhalb von Notfällen keine Möglichkeit, direkt einen Spezialisten oder ein Krankenhaus aufzusuchen. Im Gegenzug sind die behandelnden niedergelassenen Ärzte gezwungen, rund um die Uhr persönlich, über Telefon oder Vertretung für Konsultationen ihrer Patienten zur Verfügung zu stehen. Der Arzt übernimmt beim so genannten Case Management eine Steuerungs- und Managementrolle, um die effizienteste und effektivste Behandlungsstrategie zu finden und umzusetzen (Heimerl-Wagner und Köck 1996).

Angelehnt an das Gatekeeping-Modell müssen die gesetzlichen Krankenkassen in der Bundesrepublik ihren Versicherten neben der hausärztlichen Versorgung so genannte Hausarztmodelle anbieten. Ziel dieser Modelle ist die Verbesserung der medizinischen Versorgungsqualität sowie ein optimal abgestimmter Einsatz der zur Verfügung stehenden Versorgungsmittel (BMG 2008c).

Im Hausarztmodell stellt der Hausarzt einen Lotsen innerhalb des Gesundheitswesens dar. Braucht der Patient einen Ansprechpartner für seine gesundheitlichen Probleme, so wendet er sich an seinen Hausarzt, der die erste Versorgungsebene vertritt. Dieser entscheidet dann gemeinsam mit dem Patienten, ob eine spezialisierte Versorgung, beispielsweise durch einen Facharzt oder in Form einer Behandlung im Krankenhaus, notwendig ist (John 2005). In dem beschriebenen Modell wird vom Hausarzt ein so genannter Versorgungspfad gebahnt. Zur Etablierung von Versorgungspfaden ist es notwendig, zu definieren, wer wann was an welcher Stelle tut. Dazu gehört die Definition, welchen Versorgungsauftrag der Erstkontakt (z.b. der Hausarzt) hat und wann dieser endet. Und es muss der Punkt definiert werden, an dem die nächste Versorgungsebene einbezogen wird. Für die praktische Umsetzung sind die Qualität der Dokumentation der Versorgung und eine möglichst alle gesetzlichen Krankenkassen betreffende Vertragssituation von Bedeutung (ebd.).

Neben der strategisch strukturellen Ebene ist die Patientensicht auf die Versorgungssituation ein wichtiger Gesichtspunkt. Zöll und Brechtel (2007) haben diese Perspektive anhand der Wahl der Praxisform untersucht. Ihnen erscheint eine Steuerung innerhalb des ambulanten Sektors in der Bundesrepublik derzeit nicht zweckmäßig, weil die Patienten mit ihrer Versorgung in der klassischen Einzelpraxis zufrieden sind. Für die Zukunft erwarten die Autoren eine Verwischung der Grenzen zwischen einzelnen Organisationsformen wie etwa Einzel- und Gruppenpraxis, Hausarztnetz oder kollegiale Qualitätszirkel.

Von den Patienten werden Informationsmöglichkeiten zur Auswahl eines Arztes als defizitär und die notwendigen Schritte während der Suche als sehr zeitaufwändig und schwierig empfunden. Die Entscheidung für einen neuen Facharzt erfolgt ebenso wie die eines neuen Hausarztes in 80 % der Fälle durch Empfehlungen oder Hinweise des sozialen Netzwerkes wie etwa von Freunden, Kollegen oder Familienangehörigen (Marstedt 2007).

Aus meiner Sicht lässt sich feststellen, dass sich ständig wandelnde Bedingungen der Versorgung und immer neue Modellprojekte, die Begrenzungen enthalten, wie beispielsweise eine örtliche Einschränkung oder an der nur ein Versicherungsträger beteiligt ist, der dringend notwendigen Transparenz und einfachen niederschwelligen Versorgung entgegen stehen. Erfolgreiche Modellprojekte sollten konsequent in die Regelversorgung übernommen werden. Patienten und Anbieter von Versorgungsleistungen benötigen durchsichtige Versorgungsstrukturen und Planungssicherheit.

Bedarfs- und Verteilungsgerechtigkeit
Nach Siegrist existieren Probleme der Verteilungsgerechtigkeit bezogen auf Gesundheit, die sich auf zwei Ebenen zuspitzen: „Auf der Ebene gesundheitspolitisch zu legitimierender Allokationsentscheidungen wird die Diskrepanz zwischen verfügbaren Mitteln und erzielbarem Gesundheitsgewinn, die zu Ungunsten präventiver Maßnahmen ausfällt, immer offensichtlicher. Und auf der Ebene von Risiken vorzeitiger Morbidität und Mortalität zeigt sich, dass von verletzter Verteilungsgerechtigkeit und verhinderter sozialer Reziprozität direkte, starke, wenn auch erst nach längerer Expositionsdauer wirksame Gefahren für Leib und Leben ausgehen" (Siegrist 2001, S. 43).

Vom Sachverständigenrat für die Konzertierte Aktion im Gesundheitswesen (jetzt Sachverständigenrat zur Begutachtung der Entwicklung im Gesundheitswesen) wird in dem Gutachten „Bedarfsgerechtigkeit und Wirtschaftlichkeit" (2002) eine Über-, Unter- und Fehlversorgung innerhalb des deutschen Versorgungssystems gesehen. Die dabei zugrunde gelegten Definitionen lauten:

- Eine Unterversorgung ist die teilweise oder gänzliche Verweigerung einer Versorgung trotz individuellen, professionell, wissenschaftlich und gesellschaftlich anerkannten Bedarfs, obwohl an sich Leistungen mit hinreichend gesichertem Netto-Nutzen und bei medizinisch gleichwertigen Leistungsalternativen in effizienter Form, also i. e. S. wirtschaftlich, zur Verfügung stehen.
- Eine Versorgung über die Bedarfsdeckung hinaus ist Überversorgung, d. h. eine Versorgung mit nicht indizierten Leistungen, oder mit Leistungen ohne hinreichend gesichertem Netto-Nutzen (medizinische Überversorgung) oder mit Leistungen mit nur geringem Nutzen, der die Kosten nicht mehr rechtfertigt, oder in ineffizienter, also unwirtschaftlicher Form erbracht werden (ökonomische Überversorgung).
- Fehlversorgung ist jede Versorgung, durch die ein Schaden entsteht. Folgende Unterfälle lassen sich unterscheiden: Versorgung mit Leistungen, die an sich bedarfsgerecht sind, die aber durch ihre nicht fachgerechte Erbrin-

2 Theoretische Annäherung

gung einen vermeidbaren Schaden bewirken; Versorgung mit nicht bedarfsgerechten Leistungen, die zu einem vermeidbaren Schaden führen; unterlassene oder nicht rechtzeitige Durchführung an sich bedarfsgerechter, indizierter Leistungen im Rahmen einer Behandlung.

Der Sachverständigenrat sieht neben Bereichen der Überversorgung auch Bereiche mit Unterversorgung und in beiden viele mit fehlerhafter, also (potentiell) schädigender Versorgung. Nach seiner Einschätzung beruhen zahlreiche der angesprochenen Defizite nicht auf kurzfristigen Budget-, also Finanzierungseffekten, sondern auf älteren Qualifikations-, Organisations- und Systemproblemen, die in der Öffentlichkeit bislang allenfalls punktuell thematisiert werden.

Versorgung in Berlin
Die Enquetekommission des Abgeordnetenhauses „Eine Zukunft für Berlin" (2005) nennt in ihrem Schlussbericht neben Kommunikations-, Medien- und Kulturwirtschaft Gesundheitswirtschaft als eines von zwei Leitbildern für Berlin. In dem Masterplan „Gesundheitsregion Berlin - Brandenburg" (Senatskanzlei Berlin 2007) entwirft eine ressortübergreifende Steuerungsgruppe für die Region Berlin/Brandenburg ein Leitbild eines wissensgetriebenen Referenzzentrums für eine transparente, qualitativ hochwertige patientenorientierte Gesundheitsversorgung, in dem für die Patienten schonende und effiziente Versorgungsstrukturen verfügbar sind. Strategisches Ziel ist es, zum innovativsten und leistungsstärksten Zentrum der Gesundheitswirtschaft in Deutschland zu werden. Durch die Verbindung von Wirtschaft, Gesundheit und Wissenschaft sollen u. a. Verbesserungen für den Bürger erreicht werden, indem es in der Region zu einer Stärkung des Gesundheitsbewusstseins kommt und Prävention zu einem Markenzeichen wird. Handlungsfelder zur Erreichung der gesetzten Ziele sind u. a. Transparenz und Steuerung sowie Modernisierung und Optimierung der Gesundheitsversorgung. Es wird als Sachverhalt anerkannt, dass „der Markt für gesundheitsbezogene Leistungen hinsichtlich der beteiligten Akteure, ihres jeweiligen Tätigkeitsspektrums und der Qualität der von ihnen erbrachten Leistungen noch wenig transparent" ist (S. 15). Maßnahmen, um die Transparenz auszubauen und zu festigen, sind beispielsweise kurzfristig die Erfassung, Vernetzung und möglichst weitgehende Vereinheitlichung existierender Internetangebote im Bereich Gesundheit und die Weiterentwicklung eines nutzerorientierten Gesundheitsportals sowie der Aufbau eines Observatoriums Gesundheit, dass die Stärken und Schwächen sowie die Entwicklungstrends und potentiellen Wachstumsfelder analysiert.

2.1.2 Qualität in der Versorgung

Verstärkt bzw. angestoßen durch den Weltgesundheitsreport 2000 hat es in jüngster Zeit vermehrt Anstrengungen gegeben, Gesundheitssysteme miteinander zu vergleichen und Qualitätsinformationen zu generieren (WHO 2000a, OECD 2003). Auch der Sachverständigenrat hat in seinem Gutachten „Koordination und Qualität im Gesundheitswesen" (2005) qualitätssteigernden Prozessen eine hohe Priorität für den Abbau von Versorgungsdefiziten und zur Weiterentwicklung des Gesundheitswesens eingeräumt.

Eine allgemein anerkannte Begriffsabgrenzung für Qualität in der gesundheitlichen Versorgung gibt es nicht. International anerkannt ist hingegen der Ansatz von Donabedian (1966, 1980), grundlegende Zusammenhänge des medizinischen Versorgungssystems unter erkenntnistheoretischen Gesichtspunkten aufzuarbeiten und zu systematisieren. Er differenziert in

- Strukturqualität,
- Prozessqualität und
- Ergebnisqualität.

Unter Ergebnisqualität wird die Qualität eines materiellen oder immateriellen Produktes oder einer Dienstleistung am Ende des Wertschöpfungsprozesses bzw. der Fertigungskette verstanden. Prozessqualität ist die Qualität im Rahmen des Produktionsprozesses (Entstehung des Produktes oder der Dienstleistung). Mit Strukturqualität ist die Qualität der eingesetzten Ressourcen gemeint.

Am leichtesten zu messen ist die Strukturqualität. Indikatoren sind z. B. die Anzahl von Ärzten oder Pflegepersonal pro Krankenhausbett, die Investitionssumme und die Gerätezahl pro Bett, der Ausbildungsstand des Personals usw. Strukturqualitätsmerkmale allein genommen sagen nur wenig über die Gesamtqualität einer Gesundheitsorganisation aus. Von ihnen kann nicht linear auf die Ergebnisqualität geschlossen werden. Wird in die Qualitätsbetrachtung der Effizienzaspekt miteinbezogen, kann zuviel Strukturqualität sogar negative Auswirkungen auf die Gesamtqualität haben, wenn den zusätzlichen Kosten kein adäquater Nutzen gegenübersteht (Heimerl-Wagner und Köck 1996).

Prozessqualität bezieht sich unmittelbar auf die Leistungserbringung, also auf alle Prozesse, die für die Entstehung des Produktes bzw. der Dienstleistung notwendig sind. Sie ist das Bindeglied zwischen den Inputfaktoren (Strukturqualität) und den Output- bzw. Outcomefaktoren (Ergebnisqualität). Klassische Anzeiger für Prozessqualität sind die Interaktionen zwischen Arzt und Patient oder zwischen Pflegepersonal und Patienten. Neben dem professionellen Handeln gehören auch Aspekte der Beratungs- und Betreuungstätigkeit zur Prozess-

2 Theoretische Annäherung

qualität. Einige Merkmale der Prozessqualität haben doppelte Relevanz. Einerseits bzgl. ihrer Auswirkungen auf das medizinisch-gesundheitliche Ergebnis, andererseits hinsichtlich der Erfüllung unmittelbarer Patientenbedürfnisse wie etwa die Informationsvermittlung, in welcher Art der Patient zu seiner Genesung selbst beitragen kann. Defizite in der Prozessqualität geben Ansatzpunkte für Verbesserungen innerhalb des Prozesses, aber auch der Gesamtqualität. Über die Prozessgestaltung ist es möglich, entweder den optimalen Nutzen bei vorgegebenen Ressourcen oder den optimalen Ressourceneinsatz für einen definierten Nutzen anzusteuern (ebd.).

Resultat aller Interaktionen zwischen dem Patienten und der Versorgungseinrichtung ist die Ergebnisqualität. In Verbindung mit den aufgewendeten Ressourcen (Kosten) ist sie der entscheidende Faktor zur Beurteilung des Nutzens der medizinischen Dienstleistung. Beurteilungsdimensionen zur Messung der Ergebnisqualität sind nach Heimerl-Wagner und Köck (1996, S. 80):

- Objektives klinisch-medizinisches Ergebnis der Behandlung und Betreuung (z. B. Mortalität, Morbidität etc.)
- Subjektiv empfundener Nutzen der Behandlung, ausgedrückt in sozialer, psychischer und physischer Funktionalität (z. B. gesundheitsbezogene Lebensqualität)
- Zufriedenheit der Patienten mit der unmittelbar wahrgenommenen Strukturqualität (z. B. Ausstattung der Sanitäranlagen) und Prozessqualität (z. B. Wartezeit auf die Untersuchung, Aufklärung über Behandlung)
- Kosten der Behandlung und Betreuung (für Patienten, Versicherungen, Trägerinstitutionen etc.)

Das Institute of Medicine (IOM 1990) stellt einen direkten Zusammenhang zwischen Qualität der medizinischen Versorgung und Behandlungsumfang her. Eine qualitativ gute medizinische Versorgung besteht, wenn

1. der Behandlungsumfang für den Patienten oder die Allgemeinheit die Wahrscheinlichkeit erhöht, einen gewünschten Gesundheitszustand zu erreichen, und
2. mit dem gegenwärtigen medizinischen Wissen konsistent ist.

Aus dieser Definition kann abgeleitet werden, dass der Behandlungsumfang innerhalb bestimmter Grenzen liegen muss, da dieser direkten Einfluss auf den herrschenden Gesundheitszustand innerhalb einer Bevölkerung hat: Die Untergrenze ergibt sich aus der Notwendigkeit und die Obergrenze aus der Angemessenheit der Behandlung. Eine gute Qualität der Versorgung ist gewährleistet, wenn die beiden Kriterien gleichzeitig erfüllt sind. Ist dies nicht der Fall, kann es zu einer Unterversorgung, einer Überversorgung oder zu einer Fehlversorgung kommen (Wübker 2005).

Im Zuge der Gesundheitsreform wurde 2004 das Institut für Qualität und Wirtschaftlichkeit im Gesundheitswesen (IQWIG) gegründet. Ziel und gesetzlicher Auftrag des Institutes ist es, die medizinische Versorgung in Deutschland zu verbessern, Ärzten und Patienten objektive, wissenschaftlich belegte Informationen zu liefern und ihnen so zu helfen, bessere Entscheidungen zu treffen. Seine Arbeitsaufträge erhält es vom Gemeinsamen Bundesausschuss (G-BA) oder auch vom Bundesministerium für Gesundheit. Innerhalb des Generalauftrages des G-BA kann das IQWIG auch eigenständig Themen aufgreifen. Auf Grundlage der Evidence Based Medicine (EBM) werden unter anderem Operations- und Diagnoseverfahren, Arzneimittel und Behandlungsleitlinien beurteilt. (Bastian 2004, Ernst 2005).

Die EBM beruht auf dem Ursache-Wirkungs-Modell der prospektiven, randomisierten, kontrollierten Studie. Evidenz bedeutet in diesem Fall, dass eine Aussage durch Daten und Belege bestmöglich gestützt ist (Bopp und Schürholz 2004). Neu entwickeltes methodologisches System wissenschaftlicher Medizin ist die Cognition Based Medicine (CBM), die auf einer kriteriengestützten, validen und verlässlichen Wirksamkeitsbeurteilung am individuellen Patienten fußt (Kiene 2005). Im Vordergrund steht nicht die Anwendung einer statistisch bewiesenen Therapiewirksamkeit, sondern der konkrete Therapieversuch: das kritische Führen, Modifizieren und Korrigieren der Behandlung, möglicherweise auch das Absetzen und der Wechsel zu einem anderen Therapieversuch (ebd.). Die anthroposophische Forschung nutzt diese komplementäre Methodenlehre, etwa in der Forschung zur Misteltherapie. Für sie beinhaltet der Begriff Evidenz einen unmittelbar erkennbaren inhaltlichen Zusammenhang, der keiner weiteren Belege oder Daten bedarf. Idealerweise kann die Wirksamkeit anhand der erkennbaren Phänomene und des Befundspektrums abgeschätzt werden. Voraussetzung ist eine ausreichende Therapieerfahrung des Arztes und eine genaue Kenntnis des therapeutischen Instruments (Arzneimittel, Heilmittel, Therapieverfahren) sowie ein umfassendes Menschenbild, das den Zusammenhang zwischen Organfunktion und seelisch-geistigen Einflüssen berücksichtigt. Patientenseitig sollte die Bereitschaft bestehen, selbst an der Therapie mitzuwirken und die eigenen Gesundheitsquellen zu aktivieren (Bopp und Schürholz 2004).

Immer häufiger werden bei der Bewertung der Versorgungsqualität den objektiven Qualitätsindikatoren die subjektiven Qualitätsindikatoren aus Patientensicht entgegengestellt. Die Grundlage dieser Indikatoren ist der Grad, in dem die Bedürfnisse, Ansprüche und Erwartungen des Patienten hinsichtlich der medizinischen Versorgung erfüllt werden (Pfaff et al. 2004). Patienten und professionelle Akteure nehmen Qualität aufgrund von Unterschieden in der Differenzierungsfähigkeit unterschiedlich wahr (Heimerl-Wagner und Köck 1996). Eine unter medizinischen Gesichtspunkten hohe Qualität kann von den Patienten anders wahrgenommen und beurteilt werden. Ein Grund hierfür kann beispielsweise mangelnde Transparenz sein (Brinkmann et al. 2007). Von den Patienten werden Qualitätskriterien, unabhängig von der Ebene, auf der sie erfolgen, als Ganzes wahrgenommen. Und jene Qualitätsmerkmale, für die sie bereits Erfahrungen und Vergleichswerte besitzen, können sie besser und damit zumeist auch kritischer beurteilen. So können sich bei der Beurteilung der Leistungen einer Behandlung im Krankenhaus die Leistungsqualität in Diagnostik und Therapie überlagern mit der Qualität des Essens oder der Güte der Information über die einzelnen Behandlungsschritte. Basisleistungen der medizinischen Versorgung werden als Konsequenz fehlender Bezugsgrößen zur Beurteilung eher positiv bewertet und allgemein als selbstverständlich vorausgesetzt (Heimerl-Wagner und Köck 1996).

Qualitätsdimensionen für die Strukturqualität in der ambulanten Versorgung sind aus Patientensicht: Einrichtung (z. B. Geräte, Räumlichkeiten), fachliche Kompetenz des Arztes und Zugang (z. B. Lage der Einrichtung). Wichtige Merkmale der Prozessqualität sind: Vertrauen, Arzt-Patient-Beziehung, psychosoziale Betreuung, Information und Aufklärung, Organisation sowie Auftreten des Praxispersonals. Die Ergebnisqualität beurteilt der Patient anhand des Behandlungsergebnisses und der Gesamtzufriedenheit (Brinkmann et al. 2007).

Zunehmende Differenzierung und Unübersichtlichkeit der Versorgungsstrukturen führen bei den Menschen zu einem wachsenden Bedarf nach erreichbarer, verständlicher und verlässlicher Information über vorhandene Zugänge, angebotene Leistungen, Qualifikation der Anbieter, Qualität des Angebotes und Finanzierung. Im so genannten Informationszeitalter mangelt es nicht an frei zugänglichen Informationen. Dem ungeachtet fehlt es gleichwohl an hochwertigen Informationen, die den Bedürfnissen der Patienten entsprechend aufbereitet sind. Neben in Patienteninformationen versteckten Public Relations zur Erhöhung der Akzeptanz eines Produktes, einer Behandlung, Versorgung oder ähnlichem in der Bevölkerung kommt auch vielfach Gesundheitsaufklärung oder Gesundheitserziehung in Form von Patienteninformationen daher. Patienteninformation als Stärkung des Patienten, als Recht und Mittel zur Verbesserung der Gesundheit ist der Ansatz des Arbeitsschwerpunktes „Patienteninformation" des IQWIG, mit dem eine finanziell und fachlich unabhängige, wissenschaftliche Informationsquelle geschaffen wurde. Evidenzbasierte Patienteninformationen müssen allerdings auch wissenschaftliche Unklarheiten im Gesundheitswesen offen legen, eine Praxis, über deren Auswirkungen derzeit noch diskutiert wird (Bastian 2004).

Qualitätssicherung findet auch in der Umweltmedizin Berücksichtigung. Um die Chancen und Grenzen bzw. den Nutzen und die Kosten der klinischen Umweltmedizin besser einschätzen zu können, wurde am Robert Koch-Institut (RKI) eine Zentrale Erfassungs- und Bewertungsstelle für umweltmedizinische Methoden (ZEBUM) eingerichtet. Außerdem wurde am RKI die „Kommission Methoden und Qualitätssicherung in der Umweltmedizin" unter Beteiligung relevanter Fachgesellschaften und Institutionen einberufen. Durch diese Maßnahmen soll die Qualitätssicherung auf dem Gebiet der Umweltmedizin gebündelt und transparent gestaltet werden. Ziel der Kommission ist die Unterstützung der Vereinheitlichung und Standardisierung von Methoden und Prozeduren im Bereich der praktischen Umweltmedizin, eine stärkere Berücksichtigung von Prinzipien der EBM sowie die Verbesserung der Struktur-, Prozess- und Ergebnisqualität (Eis 2000).

Für die Qualitätssicherung im Bereich der Umweltmedizin innerhalb des ÖGD nennt Kerscher (1995) folgende Aufgabenbereiche innerhalb der Struktur-, Prozess- und Ergebnisqualität, auf denen das Hauptaugenmerk liegen sollte: Für die Strukturqualität auf der Ausstattung mit Personal und Sachmitteln, für die Prozessqualität auf der Vernetzung und Standardisierung und für die Ergebnisqualität auf der Beratungstätigkeit. Diese hat nach wissenschaftlich fundierten Grundsätzen zu erfolgen. Fehlende wissenschaftliche Erkenntnisse dürfen nicht zu unwissenschaftlichem Handeln führen.

2.1.3 Konzept der Versorgungskarriere

In der Literatur werden die Bezeichnungen Patientenkarriere und Versorgungskarriere benutzt. Freidson (1979) prägte den Begriff der Patientenkarriere. Er kritisierte die Professionalisierungsthese Parsons (1968), der die außerordentliche Machtposition der Ärzteschaft weitgehend abgeschottet von externer Kontrolle als gerechtfertigt ansah, da sich Altruismus und ein besonderes Berufsethos sowie der Zusammenschluss in berufsständischen Verbänden regulierend auswirken würden. Professionalisierungsprozesse in der Medizin wurden demgegenüber von Freidson als Verlangen gedeutet, die Absatzchancen auf dem Markt zu erweitern und dadurch Macht zu etablieren. Fehlende Fremdkontrolle sichert nach seiner struktursoziologischen Analyse die ärztliche Vorrangstellung, die nicht auf tatsächlichen Leistungen, sondern lediglich auf äußerst hohen gesellschaftlichen Erwartungen begründet sei. Im Zuge seiner Professionalisierungsstudien bei Ärzten benennt er das Phänomen einer Patientenkarriere. Den Verlauf der Patientenkarriere leitet er aus der strukturellen Beschaffenheit der beiden beteiligten Sozialsysteme Laiensystem und professionelles System ab. Das Laiensystem übt insbesondere in der Phase der Erst-Inanspruchnahme medizinischer Leistungen Einfluss auf den Verlauf der Patientenkarriere aus. Das professionelle System bestimmt den Verlauf der Patientenkarriere im Rahmen institutionell vorgegebener Behandlungsbahnen mit vertikaler Gliederung und wenig Raum für die Vorstellungen und Bedürfnisse der Laien. Kennzeichnend für Patientenkarrieren ist eine Abfolge durchlaufener Instanzen. Patienten- und Versorgungskarrieren sind dicht miteinander verwoben, sie treten zumeist gleichzeitig auf. Der Begriff Versorgungskarriere ist eng mit dem Versorgungswesen verknüpft und ist gekennzeichnet durch lange Instanzketten, ergebnislosen Suchbewegungen und Irrwege, ohne das eine adäquate Antwort für die Bedürfnisse des Patienten bereit gestellt wird. Das medizinsoziologische Konzept der Patientenkarriere umfasst auch soziale Implikationen wie z.B. den Statusverlust (Schaeffer 2004). Da der Fokus meiner Untersuchung auf der Rolle des Versorgungssystems und der Interaktion von Patient und Versorgungssystem bzw. professionellem Akteur liegt, habe ich mich für den Begriff der Versorgungskarriere entschieden.

Ist die typische Abfolge einer Karriere der soziale Aufstieg, so sind es „in Bezug auf chronische Erkrankungen in erster Linie ‚negative Verlaufskurven' (Fallkuren), die das Phänomen des Erleidens beinhalten" (Gerwin und Lorenz-Krause 2005). Der Begriff der Verlaufskurve wurde von Glaser und Strauss (1968) während ihrer Studien zum Thema Interaktion mit Sterbenden entwickelt und später auf chronische Erkrankungen transferiert (Corbin und Strauss 2004). Gerhardt (1988) setzte sich kritisch mit der deskriptiven Definition von Krankheitskarrieren in Form von Verlaufskurven auseinander. Die impliziten negativen Verläufe beruhen für Gerhard gesellschaftstheoretisch auf einem Stigmatisierungskonzept, welches z. B. materielle Aspekte der gesellschaftlichen Existenz des Patienten und seiner Familie nicht einbezieht. Die Autorin geht davon aus, dass sich chronisch kranke Menschen nicht von der Berufstätigkeit und familiären Verpflichtungen zurückziehen und eine Aufrechterhaltung oder Wiedererlangung gesellschaftlicher Normalität möglich ist. Vor diesem Hintergrund plädiert sie für eine normative Verwendung des Karriere-Begriffes (ebd.). Sie fordert die stärkere Einbeziehung von Bewältigungshandlungen der Patienten, die sie psychologisches und soziales Coping nennt (Gerhardt 1986).

2.1.4 Der Patient - Verantwortung und partizipative Entscheidungsfindung

Umbrüche im Gesundheitswesen verändern die bisherige Rollenverteilung zwischen den beteiligten Akteuren. Auf der Mikro-Ebene wird die Beziehung zwischen Ärzten und Patienten zunehmend als gleichberechtigt wahrgenommen und auf der Meso- und Makroebene wird den Nutzern des Gesundheitswesens mehr

Mitbestimmung zugestanden. Gleichzeitig wird ihnen mehr Verantwortung abverlangt (Bargfrede 2006). Es hat sich noch keine durchgängige und von allen akzeptierte Bezeichnung für eine Akteursgruppe im deutschen Gesundheitswesen durchgesetzt. Der am häufigsten benutzte Begriff ist Patient. Aber ab wann ist jemand Patient? Nach Pschyrembel (Pschyrembel 2004) sind Patienten an einer Erkrankung bzw. an Krankheitssymptomen Leidende, die ärztlich behandelt werden. Jedoch auch Gesunde, die Einrichtungen des Gesundheitswesens in Anspruch nehmen, sind Patienten und deren Behandlung beschränkt sich nicht auf die Profession der Ärzte. Befindet sich eine Person auf dem Gesundheits-Krankheits-Kontinuum eher auf der Seite der Gesundheit, wird häufig nicht mehr von Patient, sondern von Kunde, Klient oder Nutzer gesprochen (Heimerl-Wagner und Köck 1996, Lerch und Dierks 2001, Schaeffer 2004, Diercks 2005).

Im Dienstleistungsbereich sind selbstbewusste (und kaufkräftige) Bevölkerungskreise immer weniger bereit, Angebote zu akzeptieren, die primär auf die Bedürfnisse der Anbieter und nicht auf die der Konsumenten abgestimmt sind. Diese Entwicklung hat auch im Gesundheitsbereich stattgefunden (Heimerl-Wagner und Köck 1996). Besser informierte, den Leistungen der Schulmedizin verstärkt kritisch gegenüberstehende und selbstbewusste Konsumenten fordern, als Kunden ernst genommen zu werden. Hierdurch konnten sie die Zunahme der Bedeutung von Qualität im Gesundheitssektor deutlich beschleunigen. Etymologisch hat das Wort „Kunde" zwei Quellen. Zum einen bezeichnet es jemanden, der kundig ist, der etwas weiß. Betont wird der Aspekt der Partnerschaftlichkeit. Dem Kunden kommt eine unverzichtbare Rolle in der Entwicklung von Produkten und Dienstleistungen zu, die Organisation kann von ihm lernen. Dieser Ansatz entspricht nicht dem althergebrachten Arzt-Patienten-Verhältnis und stellt damit die Funktionalität des Gesundheitssystems in Frage. Eine weitere Wurzel des Wortes ist „mein Bekannter". In ihr ist der Kunde jemand, der der Organisation bekannt ist und der etwas über sie weiß. Der Aspekt der langfristigen Beziehung erreichte durch epidemiologische Veränderungen von Infektionskrankheiten hin zu chronisch-degenerativen Erkrankungen immer größere Bedeutung. Eine kontinuierliche Beziehung zwischen Arzt und Patient (bzw. Kunde) entspricht aufgrund dieser Umgestaltungen mehr dem medizinischen Alltag als ein kurzer, vorübergehender Kontakt. Zur Behandlung chronisch-degenerativer Erkrankungen sind Gesundheitsorganisationen stärker als bei akuten Erkrankungen auf die Mitwirkung der Patienten angewiesen. Die Therapie dieser Erkrankungen knüpft an den Lebensstil des Patienten bzw. dessen Veränderung an (Ernährung, Bewegung etc.). Durch diese veränderten Behandlungsbedingungen gewinnt eine gut funktionierende Arzt-Patienten-Beziehung an Bedeutung (ebd.).

2 Theoretische Annäherung

Nach Pfaff (2003) gehören Patienten neben beispielsweise Geld und Personal zu den Inputs, die von außen in das Versorgungssystem aufgenommen werden, es durchlaufen und mit einem Output in Form einer Versorgungsleistung wieder in die Umwelt eintreten. Vordergründig ist das Individuum an dieser konkreten Versorgungsleistung interessiert, im Grunde aber geht es ihm um das Outcome in Form von Gesundheit, Wohlbefinden und einer hohen Lebensqualität (ebd.). Kritisch anzumerken ist, dass es nicht damit getan ist, Patienten zu Kunden umzubenennen. Damit einhergehend muss eine Basis für entsprechendes Kundenverhalten – nämlich durch Information und Transparenz – geschaffen werden (Bargfrede 2006).

Aus der Perspektive der Patienten wird der beschriebene Rollenumbruch mit Irritation wahrgenommen. Die an ihn gestellten Erwartungen und die Regeln verändern sich und verunsichern ihn ebenso wie die professionellen Akteure (Schaeffer 2004). In einem Spannungsfeld zwischen Paternalismus und Autonomie kann seine selbst gewählte oder zugewiesene Rolle zwischen passiver Kranker, Koproduzent von Gesundheit, Partner im Behandlungsprozess und Kunde liegen (Emanuel und Emanuel 1992, Lerch und Dierks 2001). In der Bundesrepublik wurde ihre Rollenveränderung vom Sachverständigenrat für die Konzertierte Aktion im Gesundheitswesen angestoßen (SVR, 1992). Er fordert eine zeitgemäße Form der Arzt-Patient-Beziehung als Partnerschaftsmodell anstatt des üblichen benevoleten Paternalismus. Dies beinhaltet: Aufgrund seines medizinischen Wissens gibt der Arzt darin den Rahmen vor, innerhalb dessen der Patient mit Hilfe des Arztes die anstehende Entscheidung trifft. Hierbei handelt es sich um eine neue Sichtweise: Die letztendliche Entscheidung trifft der Patient, denn „Entscheidungen zwischen Alternativen unterschiedlicher Risiken und Chancen sind individuelle Wertentscheidungen (value judgements), die nicht mit medizinischem Sachverstand gefällt werden können, sondern ausschließlich von den Betroffenen selbst aufgrund der Beratung durch einen medizinischen Sachverständigen (SVR 1992, Ziffer 361) (vgl. Partizipative Entscheidungsfindung im Folgenden).

Sieben von zehn Menschen in Europa und neun von zehn Menschen in Deutschland haben den Wunsch, an medizinischen Behandlungsentscheidungen, die sie betreffen, teilzuhaben und dadurch stärker in die eigene medizinische Versorgung eingebunden zu werden. Tatsächlich fühlt sich in Deutschland aber nur etwa jeder Dritte involviert, wie die Studie "The European Patient of the Future" zeigt (Coulter und Magee 2003). Ergebnisse des Gesundheitsmonitors weisen auf ein Kommunikationsdilemma hin: Durchweg sind deutlich mehr Ärzte als Patienten der Auffassung, die Vorstellungen der Patienten berücksichtigt zu haben und ihnen die Vor- und Nachteile verschiedener Behandlungsalternativen erläutert zu haben (Braun 2005).

Förderliche Rahmenbedingungen zur Stärkung des Patienten sind auf der Makroebene durchaus gegeben. Neben bundesdeutschen strukturellen Veränderungen durch das GMG sei an dieser Stelle auf die in der Öffentlichkeit nur wenig bekannte und kaum beachtete Declaration on the Promotion of Patients' Rights in Europe (1994) hingewiesen. Sie bestätigt grundlegende Menschenrechte in der Gesundheitsversorgung. Im Besonderen strebt sie danach, die Würde und Integrität des Einzelnen zu schützen. Ziel ist es u. a. dem Patienten zu helfen, den höchsten Nutzen durch die Inanspruchnahme von Einrichtungen des Gesundheitswesens zu erhalten und die Auswirkungen möglicher Probleme, die mit dem System erfahren werden, zu mildern, sowie eine vorteilhafte Beziehung zwischen Patienten und Anbietern von Versorgungsleistungen, insbesondere eine aktive Patientenpartizipation, zu fördern und zu erhalten.

In der Bundesrepublik Deutschland sind viele Entwicklungen hinsichtlich Patientenrechten und Patienteninteressen zu verzeichnen: Mit dem GMG wurden die Voraussetzungen zur Einflussnahme von Patienten im Gesundheitswesen entscheidend verbessert. Beispiele dafür sind etwa die Beteiligung im G-BA, dem Gremium, in dem Entscheidungen über den Leistungskatalog der Gesetzlichen Krankenversicherung und die Anforderungen an die Qualität und die Wirtschaftlichkeit der Versorgung getroffen werden. Der eigene Einfluss im G-BA wird von den Patientenvertretern allerdings als eher gering eingestuft (Plamper und Meinhardt 2008). Von den Patientenvertretern in den Fachausschüssen der Bundesgeschäftsstelle für Qualitätssicherung (BQS) wird die eigene Möglichkeit der Mitwirkung hingegen als gut eingeschätzt (ebd.). Des Weiteren wurde die erste Bundesbeauftragte für die Belange von Patienten berufen, an die sich Patienten mit ihren Fragen und Anliegen wenden können (Härter et al. 2005). Basis für das autonome Handeln von Menschen im Umgang mit Gesundheit, Krankheit und Versorgungsdienstleistern ist ein qualitativ hochwertiges, für Laien verständliches und leicht verfügbares Informationsangebot (Lerch und Dierks 2001). Durch die Gründung des Institutes für Qualität und Wirtschaftlichkeit im Gesundheitswesen wurde eine Institution geschaffen, die u. a. den Nutzen von Arzneimitteln unabhängig bewerten und für alle Bürger verständliche, allgemeine Informationen zur Qualität und Effizienz von Therapien bereitstellen soll (Härter et al. 2005).

Die Bundesregierung hat im GMG die Partizipation von Patienten verankert. Bereits 2001 wurde vom Bundesministerium für Gesundheit und soziale Sicherung (2005) ein Förderschwerpunkt gegründet, dessen Ziel die Unterstützung anwendungsorientierter Forschungsprojekte zur Einbeziehung von Patienten in den medizinischen Entscheidungsprozess ist. Diese Einbeziehung wird als partizipative Entscheidungsfindung (PEF) oder auch als Shared Decision Making (SDM) bezeichnet und beschreibt einen Prozess, bei dem Patienten an Entscheidungsprozessen hinsichtlich ihrer Gesundheit und der Gesundheitsversorgung teilhaben. Insgesamt wurden in dem Förderschwerpunkt „Der Patient als Partner im medizinischen Entscheidungsprozess" 10 Projekte gefördert, die den PEF-Ansatz bei unterschiedlichen Erkrankungen untersucht haben. In Transferprojekten sollen die bisher vorliegenden Ergebnisse in das Gesundheitssystem eingebracht werden.

Der wohl größte Anwendungsbereich der PEF findet sich in der Arzt-Patient-Beziehung (Emanuel und Emanuel 1992, Wirtz et al. 2006). Idealtypischerweise sind Arzt und Patient hinsichtlich der Auswahl einer Behandlung gleichberechtigte Partner, die Informationen fließen in beide Richtungen. Beide Partner bringen ihre Entscheidungskriterien aktiv in den Entscheidungsprozess ein und übernehmen die Verantwortung für die getroffene Entscheidung. Wünschen sich Patienten diese Art der Zusammenarbeit, kann dies vielfältige positive Auswirkungen haben. Die Patienten sind besser über ihre Erkrankung und deren Behandlung informiert, die Einhaltung der ausgehandelten Therapie und die Einnahme der verordneten Medikamente ist konsequenter (höhere Compliance), die Zufriedenheit steigt und damit auch die Wirksamkeit der Behandlung (Härter et al. 2005). Der Ansatz der partizipativen Entscheidungsfindung nimmt eine Mittelstellung zwischen der paternalistischen Entscheidungsfindung, bei der in erster Linie Ärzte über Informationen verfügen und Behandlungsentscheidungen treffen, und dem Autonomiemodell, bei dem Patienten auf der Grundlage gezielter Information eigenständige Entscheidungen treffen, ein. Konsequenterweise muss dieser Ansatz auch die Mesoebene (z.B. ärztliche Selbstverwaltung, Selbsthilfegruppen) und die Makroebene (Rahmenbedingungen, Gesetze, Politik) durchdringen, um wirksam zu werden (Bargfrede 2006). Kuhlmann (2005) merkt kritisch an, dass Patientenorientierung oftmals einen toptown implementierten Ansatz beinhaltet, mit dem versucht wird, Strategien zur Restrukturierung des Versorgungssystems zu implementieren.

Patienten werden zu Kunden und von diesen wird erwartet, dass sie in gleichem Maße autonom agieren wie die Anbieter bzw. Erbringer von Leistungen. In der überwiegenden Mehrzahl der Versorgungskontakte befindet sich jedoch der Patient durch seine Erkrankung in einem Zustand reduzierter Autonomie (Heimerl-Wagner und Köck 1996), einer Not- bzw. Leidenssituation, die er mit den ihm zur Verfügung stehenden Mitteln nicht bewältigen kann (Parsons 1965). „Ein Teil der Patienten ist schwer krank, besonders jung oder besonders alt, verängstigt, uninformiert und auch inkompetent – das macht sie besonders schutzbedürftig" (Kühn 1997, S. 22f). Patienten sind in ihrer Autonomie und Souveränität eingeschränkt, häufig nicht kompetenter Akteur ihrer Situation und auf die Unterstützung durch Gesundheitsprofessionen angewiesen, die die von den Patienten nicht zu lösenden Problemstellungen bearbeiten (Heimerl-Wagner und Köck 1996, Kühn 1997, Schaeffer 2004). Die beschriebene Asymmetrie und die daraus resultierenden Schutzbedürfnisse der Patienten müssen bei allen Konzepten stets Berücksichtigung finden (Kühn 1997).

Es stellt sich die Frage, in wieweit der Patient darauf vorbereitet ist, Kunde und partizipativer Entscheider zu sein. Nach Kranich (2004) benötigt er eine Patientenkompetenz, die aus vier Stufen besteht: Die erste Stufe nennt er Selbstkompetenz. Hierunter versteht er das Aneignen von Wissen über die Krankheit und den Umgang mit der Erkrankung. Die zweite Stufe ist die Beziehungskompetenz, bei der es um die Ausfüllung der Beziehung zwischen Patient und den Akteuren im Gesundheitswesen geht - im besten Falle in der Form einer partizipativen Entscheidungsfindung. Sozialkompetenz als dritte Stufe kommt zum Tragen, wenn der Patient beispielsweise in einer Selbsthilfegruppe auf andere Personen trifft, mit denen er als einzige Gemeinsamkeit die Krankheit hat. Auf der vierten Stufe, der Demokratiekompetenz, kommen die höchsten Anforderungen hinzu: Der Patient ist Stellvertreter aller Patienten oder zumindest einer Patientengruppe in Gremien des Gesundheitssystems.

Patienten suchen gezielt nach gesundheitsrelevanten Informationen, insbesondere über Behandlungsmaßnahmen, Erkrankungen und alternative Behandlungsmethoden. Sie nutzen für die Suche hauptsächlich Zeitungen, den Familien- und Bekanntenkreis sowie das Internet (Rosenwirth et al. 2005). Nach Lerch und Dierks (2001) steht allerdings der Arzt als Informationsquelle an erster Stelle. Welche Instanz der Patient zur Informationssuche bevorzugt, ist abhängig vom Krankenstand, dem Informationsbedarf, persönlichen Präferenzen und bisherigen Erfahrungen bei der Informationssuche (ebd.).

Ein Modellprojekt unabhängiger Patientenberatung mit dem Ziel, Orientierung über das Berliner Informations- und Beratungsangebot für Patienten zu geben, den Zugang zu qualitätsgesicherten Informationen zu erleichtern und die Angebote transparent darzustellen, war die Internetplattform patienteninfo-berlin.de. Nach Auslaufen des von den Spitzenverbänden der Krankenkassen geförderten Modellprojektes wurde das Angebot trotz steigender Nutzung durch Patienten aufgrund fehlender Finanzierung eingestellt (Patienteninfo-Berlin 2008)

2.1.5 Die emische Perspektive

Der Blickwinkel des Nutzers (und Finanzierers) des Gesundheitssystems auf seine Versorgung ist von größter Bedeutung für die Bewertung der Versorgungsqualität und die sozialpolitisch vertretbarste Legitimationsgrundlage für Veränderungsvorschläge. Hierbei handelt es sich um eine emische Blickweise.

2 Theoretische Annäherung

Die emische Perspektive entspricht einer salutogenetischen Sichtweise (Antonovsky 1979), da die Patienten als Subjekte mit individuellen Bewältigungsstrategien, Reaktionsmustern und Handlungskompetenzen im Prozess des Umganges mit ihrer Erkrankung verstanden werden.

Das Konzept der Emik/Etik wurde von dem Linguisten Pike (1954) für die Anwendung in der Linguistik und der Anthropologie entwickelt. Es handelt sich dabei um Neologismen, abgeleitet von den linguistischen Termen „phonemisch" und „phonetisch". Während sich die Phonetik mit dem objektiven Studium von Sprachlauten beschäftigt, konzentriert sich die Phonemik auf das Studium endgültig kontrastierender Sprachlaute, die für jede gegebene Sprache spezifisch sind. Die Phonetik ist eine von außen erfolgende Analyse eines sprachlichen Systems, während die Phonemik innerhalb des jeweiligen sprachlichen Systems ansetzt. Pike übertrug die beiden möglichen Perspektiven bei der Betrachtung von Sprache und dem ihr zugrunde liegendem System auf die Untersuchung von gesellschaftlich-kulturellen Systemen und damit auf die generelle Analyse des menschlichen Verhaltens. In beiden Fällen ist es möglich, die interne oder die externe Perspektive einzunehmen. Wesentliches Konzept hinter dieser Perspektive ist der Kulturrelativismus innerhalb der Ethnologie. Kulturelle Phänomene sollen aus ihrer eigenen Kultur verstanden werden, d.h. so, wie sie sich den Mitgliedern dieser Kultur darstellen, anstatt nur wissenschaftlich betrachtet zu werden (Harris 1999).

Eine emische Sichtweise ist distinktiv. Untersuchungsgegenstand sind Strategien und Redeweisen, die den handelnden Personen innerhalb einer kulturellen Gemeinschaft sinnvoll erscheinen. Außen stehenden Beobachtern erschließt sich der Sinn jedoch nicht ohne weiteres (Pike 1954). Die emische Perspektive (des Insiders oder Eingeborenen) muss keine objektive Realität wiedergeben. Sie hilft dem Forscher aber, zu verstehen, warum Mitglieder einer sozialen Gruppe auf eine bestimmte Art und Weise handeln und nicht anders. Durch die Berücksichtigung der emischen Perspektive wird der Forscher dazu gezwungen, verschiedene Realitäten zu berücksichtigen, zu akzeptieren, und Kategorien zu identifizieren, die den Mitgliedern der untersuchten Gruppe etwas bedeuten (Pike 1954).

Die etische Perspektive ist nicht distinktiv. Sie arbeitet mit Strategien und Redeweisen, die den außen stehenden Beobachtern sinnvoll erscheinen, jedoch nicht immer auch den von ihnen beobachteten und handelnden Personen. Sie ist eine externe Perspektive der Realität.

Neben Pike ist der Kulturanthropologe Harris (1976) stark mit dem Konzept der Emik/Etik verbunden, jedoch stimmen ihre Vorstellungen über das Ziel etischer Forschung nicht überein. Aus der Perspektive von Harris ist der etische Zugang nützlich, um objektive Festlegungen von Fakten treffen zu können und der festgelegte Bereich von etischen Informationen ist den konkurrierenden emischen Bereichen überlegen. Pike sieht in dem etischen Zugang einen Weg, um in emische Systeme einzudringen und aus seiner Sicht ist das etisch gewonnene Wissen demjenigen mit emischen Zugang nicht notwendigerweise überlegen (Headland 1990).

In dieser Arbeit wird neben der, in der Umweltmedizin üblichen, etischen Sichtweise der Spezialisten, die eine professionelle Sichtweise auf die Versorgungssituation von Patienten mit umweltbezogenen Gesundheitsstörungen haben, die emische Sichtweise der betroffenen Patienten einbezogen. Gemäß dem Ansatz von Pike (Pike 1954, Headland 1990) wird keiner der beiden Zugänge als dem anderen überlegen angesehen. Mit Hilfe der internen Sichtweise besteht die Möglichkeit, bislang unberücksichtigte oder auch gänzlich unbekannte Aspekte der Versorgungssituation zu benennen. Voraussetzung hierfür ist die Anerkennung des Patienten als wichtigen und ernst zu nehmenden Akteur innerhalb des Versorgungsgeschehens bei umweltbezogenen Gesundheitsstörungen.

Die Unterscheidung in die professionelle Sichtweise und die der Betroffenen wird auch die interne bzw. externe Sichtweise genannt. Jedes bewusste System, egal ob es sich um Individuen oder um eine Gruppe handelt, hat zwei Grenzen, die interne und die externe. Was wir über uns selber denken bzw. was die Gruppe über sich denkt, wird von der internen Sichtweise begrenzt und was andere über uns bzw. die Gruppe denken, kommt in der externen Sichtweise zum Ausdruck. Wir können niemals die interne Sichtweise von Individuen kennen, außer sie erzählen uns davon. Möglicherweise gelingt es, die interne Sichtweise von Gruppen zu erfahren bzw. zu erleben, wenn wir Mitglied dieser Gruppe werden. Die externe Sichtweise variiert, je nachdem, wer mit welchen Erwartungen auf die Person oder die Gruppe schaut (Atherton 2002).

Der Handelnde ist nicht passiv und ohne Einfluss, sondern er schafft und verändert durch sein Handeln (auch Dulden und Unterlassen, das gewollt ist) die existenten sozialen Strukturen (Weber 1973). Eine Grundannahme ist dabei, dass die Handelnden einen Sinn hinter ihrem Handeln sehen und dieser Sinn auch in eine Erklärung sozialer Phänomene mit einzubeziehen ist. Der Medizinsoziologe von Weizsäcker (1986) befürwortet die Abkehr von der rein ätiologischen Betrachtung einer Erkrankung hin zu einer des biographischen Verlaufs. Und wo der Verlauf des Krankheitsgeschehens im Mittelpunkt steht, muss aus seiner Sicht auch bei der Therapie die Lenkung des Verlaufs im Mittelpunkt stehen. Er versteht die Erkrankung nicht als isoliertes Ereignis, sondern das gesamte Leben als eine Auseinandersetzung des Menschen mit Gesundheit und Krankheit (Weizsäcker 1957). Um Erkrankungen als Reaktion des Organismus ausreichend verstehen zu können, muss die jeweilige kulturelle und soziale Umwelt des Menschen berücksichtigt werden. Gesundheitsbeeinträchtigungen sind nach von Uexküll und Wesiack (1991) allgemein ein Versagen von Anpassungsmecha-

2 Theoretische Annäherung 51

nismen. Sie sind als Unfähigkeit des Organismus zu verstehen, den jeweiligen inner- und außerorganischen Anforderungen gerecht zu werden und sie zu bewältigen. Sozialisationstheoretisch ist das menschliche Individuum während des gesamten Lebens in einer permanenten Auseinandersetzung und einem ständigen Austausch mit inneren und äußeren Ressourcen (Hurrelmann 2000). Dies bedeutet, dass es zum Verständnis der Bedingungen von Gesundheit und Krankheit nicht ausreicht, den naturwissenschaftlich-somatischen Kausalpfad zu betrachten. Der Einfluss soziopsychosomatischer Faktoren ist ebenso zu berücksichtigen wie kulturell oder situativ bedingte Verhaltensweisen (Badura und Strodtholz 2003).

2.2 Gesundheitsstörungen mit Umweltbezug

In diesem Kapitel wird im ersten Abschnitt zunächst die Entwicklung der Umweltmedizin nachgezeichnet. Ausgehend von den Rahmenbedingungen für den Bereich Umwelt und Gesundheit werden Definitionsversuche für Umweltmedizin vorgestellt, um danach einen Abriss vom Beginn des umweltmedizinischen Gedankens in der Antike bis zu aktuellen Entwicklungen zu geben. Im zweiten Abschnitt dieses Kapitels wird eine Einordnung der Gesundheitsstörungen mit Umweltbezug vorgenommen. Zunächst wird eine Kategorisierung von Umwelterkrankungen vorgestellt, darauf folgt die dieser Arbeit zugrunde liegende Definition von umweltbezogenen Gesundheitsstörungen. Das Bild wird abgerundet durch Problemstellungen und der Vorstellung des Untersuchungsganges bei umweltbezogenen Gesundheitsstörungen.

2.2.1 Umweltmedizin. Warum, woher und wohin?

Rahmenbedingungen für den Bereich Umwelt und Gesundheit
In der Erkenntnis um die Abhängigkeit der menschlichen Gesundheit von einem breiten Spektrum von Umweltfaktoren wurde der Zusammenhang zwischen Gesundheit und Umwelt 1984 in die Strategie ‚Gesundheit für alle' der Mitgliedstaaten der Weltgesundheitsorganisation in der Europäischen Region (WHO-Euro) aufgenommen (WHO 1993). Erstmalig einigten sich die Mitgliedstaaten auf eine gemeinsame Gesundheitspolitik mit insgesamt 38 Zielvorgaben bis zum Jahr 2000. Darunter sind 7 Ziele zum umweltbezogenen Gesundheitsschutz, die sowohl die direkten Auswirkungen von Umweltfaktoren als auch die indirekten Auswirkungen psychosozialer Faktoren auf Gesundheit und Wohlergehen beinhalten.

Durch die Ottawa-Charta (WHO 1986) wurde Gesundheitsförderung als politisches Handlungsfeld etabliert. Ein Aspekt ist die gesundheitsgerechte Ausgestaltung der Umwelt, der jedoch bis heute nur unzureichend umgesetzt wird. Das Bewusstsein, dass für den Bereich environmental health[2] europaweit Verbesserungen nur durch gemeinsames Wirken der bisher getrennt arbeitenden Sektoren Gesundheit und Umwelt zu erreichen sind, führte zur ersten Europakonferenz ‚Umwelt und Gesundheit' 1989 in Frankfurt/Main, auf der die ‚Europäische Charta zu Umwelt und Gesundheit' verabschiedet wurde (WHO Euro 1995). In dieser Charta heißt es: „Jeder Mensch hat Anspruch auf eine Umwelt, die ein höchstmögliches Maß an Gesundheit und Wohlbefinden ermöglicht, auf Information und Anhörung über die Lage der Umwelt, sowie über Pläne, Entscheidungen und Maßnahmen, die voraussichtlich Auswirkungen auf Umwelt und Gesundheit haben und auf Teilnahme am Prozess der Entscheidungsfindung." Zur Konkretisierung dieser allgemeinen Zielvorstellungen fand 1994 in Helsinki eine Konferenz statt, die den Bericht „Concern für Europ's Tomorrow" vorlegte (WHO Euro 1995). Aufbauend auf diesen Bericht wurde der europäische Aktionsplan „Umwelt und Gesundheit für Europa" mit konkreten Zielvorstellungen und Handlungsstrategien entwickelt. Die Umsetzung in einen nationalen Aktionsplan erfolgte in der Bundesrepublik Deutschland 1999 mit dem ‚Gemeinsamen Aktionsprogramm Umwelt und Gesundheit' (BMG und BMU 1999). In ihm werden erstmalig in der Geschichte Deutschlands vom Bundesgesundheitsministerium und dem Bundesumweltministerium gemeinsam Strategien, Maßnahmenvorschläge und Handlungsziele formuliert, um den gesundheitlichen Umweltschutz und die Umweltmedizin im Rahmen einer Gesamtstrategie auf eine tragfähige, den aktuellen und zukünftigen Erfordernissen entsprechende Basis zu stellen. Durch diese Entwicklung wird der Rahmen für multidimensionale Aktivitäten im Sinne von Public Health im Querschnittsbereich Gesundheit und Umwelt geschaffen. So lautet ein APUG-Ziel: Förderung von Informationsaustausch, Qualitätssicherung und Forschung zur Sicherstellung einer qualitativ hochstehenden medizinischen Betreuung von Personen mit umweltbezogenen Gesundheitsstörungen. Dieses Ziel ist zu begrüßen, aber zu reduktionistisch in seiner Sichtweise, die auf dem Risikofaktorenmodell aufbaut, ohne das Lebensumfeld einzubeziehen und die Stärkung vorhandener Ressourcen ausklammert.

Unter dem Stichwort „Environmental Justice" wird insbesondere in den USA diskutiert, dass Belastungen aus der Umwelt ungleich auf die Bevölkerungsgruppen verteilt sind (Bryant und Mohai 1992, Faber 1998). In der Bundes-

---

[2] Es gibt keinen passenden deutschen Begriff für ‚environmental health'. Von ihm werden sowohl die Umwelteinwirkungen auf die menschliche Gesundheit als auch der umweltbezogene Gesundheitsschutz (Umwelthygiene, Umweltmedizin) und der gesundheitsbezogenen Umweltschutz umfasst (BMG und BMU 1999).

2 Theoretische Annäherung 53

republik Deutschland wird über das Thema der sozialen Ungleichheit von Umweltbelastungen bisher kaum debattiert (Schlüns 2007). Fehlende Umweltgerechtigkeit hat vielgestaltige Folgen, wie z.b. eine geringere Lebensqualität, höhere soziale Anomie (Zustand, in dem die Stabilität der sozialen Beziehungen gestört ist) und höhere Gesundheitsrisiken (Maschewsky 2000). Zudem zeigt sich nach Maschewsky (2000, S. 72):

- „umweltmäßige Benachteiligung häuft sich bei Armen, Arbeitslosen, Unqualifizierten, Farbigen und Ausländern; sie ist ein Ausgangspunkt für räumlich-soziale Segregation
- die soziale Ungleichheit von Umweltbelastungen ist meist nicht zufällig entstanden, sondern gezielt hergestellt worden, nach Maßgabe von politischer Macht und Ohnmacht („Weg des geringsten Widerstands"); Umwelt-Ungleichheit kann sich allerdings auch über Marktprozesse herstellen
- umweltmäßig benachteiligte Gruppen sind regelmäßig auch sonst benachteiligt, z.B. durch schlechte Arbeitsplätze, hohe Arbeitsrisiken, häufige Armut, schlechte infrastrukturelle und Gesundheitsversorgung, geringe Lebensqualität und riskante Lebensweise
- die Benachteiligung ist nicht auf die Verteilung von Umweltbelastungen beschränkt, sondern erstreckt sich auch auf deren Beseitigung (Prävention, Untersuchung, Sanierung, Zeit und Kostenrahmen, Standards)."

Die Kommission der Europäischen Union (2003) legte angesichts des Umfangs und der Komplexität der Problemstellungen im Bereich Gesundheit und Umwelt eine langfristige Vision vor, die darauf zielt, die Zahl von umweltbedingten Krankheiten in europäischen Ländern zu verringern und neue Gefahren zu erkennen, bevor sie die Gesundheit der Bürger bedrohen.

Definitionsversuche
Für die Umweltmedizin gibt es zahlreiche Definitionsvorschläge, deren Inhalte, Ziele und Aufgaben darstellen (Eis 1996, Seidel 1998). Eine häufig verwendete, detaillierte Definition von Eis (1996, S. 69) lautet:

„Umweltmedizin befaßt sich als interdisziplinäres Fachgebiet (Querschnittsfach) mit der Erforschung, Erkennung und Prävention umweltbedingter Gesundheitsrisiken und Gesundheitsstörungen sowie ggf. mit der unterstützenden Diagnostik, Therapie und Prophylaxe umweltassoziierter Erkrankungen. Umweltmedizin handelt daher in Theorie und Praxis von den gesundheits- und krankheitsbestimmenden Aspekten der Mensch-Umwelt-Beziehung. Als zentraler Fachgegenstand gelten anthropogene Umweltveränderungen/-belastungen und deren Auswirkungen auf die menschliche Gesundheit. Umweltmedizin ist um die Integration herkömmlicher Arbeitsrichtungen (wie Umwelthygiene, -epidemiologie, -toxikologie) bemüht und sie verfügt über Anteile im Bereich der klinischen und der psychosozialen Medizin. Sie steht darüber hinaus in enger Beziehung zu natur-, sozial- und umweltwissenschaftlichen Arbeitsrichtungen. […]"

Im englischen Sprachraum ist die Bezeichnung environmental health (siehe Fußnote 2) seit den 60er Jahren des letzten Jahrhunderts gebräuchlich. Die WHO (2004, S.1) erklärt:

„Environmental health comprises those aspects of human health, including quality of life, that are determined by physical, chemical, biological, social, and psychosocial factors in the environment. It also refers to the theory and practice of assessing, correcting, controlling, and preventing those factors in the environment that can potentially affect adversely the health of present and future generations."

Die Berliner Ärztekammer grenzt in ihrem Umweltmedizin-Konzept (Ärztekammer Berlin 1996) ab:

„Umweltmedizin hat im Wesentlichen die durch anthropogene Umweltbelastungen bedingten Gesundheitsgefährdungen und -schäden zum Gegenstand, d.h. sie untersucht die äußeren und inneren Belastungen (Umweltanalytik, Biomonitoring) sowie die Wirkungen von Umweltfaktoren auf den menschlichen Organismus mit empirisch-kasuistischen, epidemiologischen, toxikologischen und klinisch-diagnostischen Methoden; sie erarbeitet umweltbezogene Gesundheitskriterien und beteiligt sich an der Erstellung von Umweltqualitätskriterien und –zielen, z.B. befasst sie sich mit der Ableitung von Richt-, Grenz- und anderen Leitwerten; sie gibt Empfehlungen zum vorsorgenden Gesundheits- und Umweltschutz sowie zur Beseitigung bestehender Gefährdungen; sie übernimmt Aufklärungs- und Beratungsaufgaben für einzelne Bürger, Gruppen und die Öffentlichkeit insgesamt sowie für politisch Verantwortliche; sie beteiligt sich an der individualmedizinischen Versorgung in Praxis und Klinik; ihr obliegen Koordinierungs- und Leitfunktionen bei der Betreuung exponierter und geschädigter Bürger; sie erfüllt fachbezogene Aufgaben in Forschung und Lehre; sie sorgt für eine angemessene Informationssammlung, -aufbereitung, -bereitstellung und -vermittlung (Literatur- und Fachdatenbanken, elektronische Informationssysteme, Umwelt- und Gesundheitsberichterstattung)."

Die genannten Definitionen haben gemeinsam, dass sie, im Bemühen darum, möglichst alle Teilaspekte dieses hochkomplexen Feldes abzudecken, nicht mehr griffig sind und keine leicht verständliche Erklärung bieten. Das Aktionsprogramm Umwelt und Gesundheit (APUG - Aktionsprogramm Umwelt und Gesundheit 2008) versucht, dies zu vermeiden und beschreibt: „In der Umweltmedizin wird versucht, Zusammenhänge zwischen Umweltfaktoren und Gesundheitsstörungen zu erkennen und für Personen mit umweltbezogenen Gesund-

2 Theoretische Annäherung 55

heitsstörungen eine qualitativ hoch stehende medizinische Betreuung bereitzustellen".

Entwicklung und Stand der Umweltmedizin
Umweltbeeinflusste Beeinträchtigungen spielen seit der Antike eine Rolle in der Medizin. Schon Hippokrates (460-370 v. Chr.) sah diverse Einflüsse der physischen Umwelt in ihren vielfältigen physikalischen, chemischen und biologischen Aspekten auf die menschliche Gesundheit (Karpferer und Sticker 1995). Ganz im Sinne der modernen Public Health-Forschung betrachtet er diese jedoch nicht isoliert, sondern eingebunden in ein ganzheitliches Denken. Er hebt die Bedeutung der Umgebung, insbesondere des Klimas, der Qualität des Wassers, der Zusammensetzung und Konsistenz des Bodens, aber auch der Lebensweise und der Ernährung hervor (Hippokrates 1934). Er gilt damit als Begründer des ersten geschlossenen theoretischen Konzeptes zur Ätiologie umweltbedingter Erkrankungen. Gesundheit ist demzufolge ein Gleichgewicht zwischen dem Menschen und seiner Umgebung. Krankheit hingegen ist die Folge eines Ungleichgewichtes, dem Zuviel oder Zuwenig in einem oder mehreren der genannten Bereiche.

Bis in die Neuzeit bilden die hippokratischen Schriften die Grundlage von hygienischen Maßnahmen und gesundheitspolitischen Entscheidungen (Locher und Unschuld 1999). Seit den 70er/80er Jahren des letzten Jahrhunderts entwickelte sich vor dem Hintergrund einer umfassenden wissenschaftlich-technischen Revolution eine weltweit zunehmend von Sorge getragene Diskussion über die Gefährdung der menschlichen Gesundheit durch anthropogene Umwelteinflüsse (ebd.). Änderungen der stofflichen Zusammensetzung (physikochemisch, mikrobiell) in den Umweltmedien Wasser, Boden, Luft und die daraus resultierende Beeinflussung der Lebensmittel und ihre potentiellen Gesundheitsgefahren gerieten zunehmend in den Blickpunkt der öffentlichen Diskussion (Mersch-Sundermann 1999). Unfälle, wie z.B. die Freisetzungen von Dioxinen in Seweso (Norditalien) oder Methylisozyanat in Bhopal (Indien), sensibilisierten die Menschen für Umweltgefahren und verdeutlichten die grenzüberschreitende Relevanz (Fehr et al. 2003). Der Gewinn durch den technisch-ökonomischen Fortschritt wird überschattet durch die gleichzeitige Produktion von Risiken (Beck 1986). „Der Modernisierungsprozess wird ‚reflexiv', sich selbst zum Thema und Problem (ebd., S. 26)." Die Konnotation des Wortes Risiko verschiebt sich von einer persönlichen Ebene mit dem Beigeschmack von Mut und Abenteuer hin zu gesellschaftlichen, ja sogar globalen Gefährdungslagen mit dem Potenzial einer möglichen Selbstvernichtung des Lebens auf der Erde. Beck (1986) kritisiert, dass die Diskussion um Schadstoffe und Umweltzerstörungen dominant in naturwissenschaftlichen Kategorien geführt wird und so die sozialen, politischen und kulturellen Inhalte und Konsequenzen dem Denken verborgen bleiben. Er identifiziert einen Wandel von Schlüsselqualifikationen: War bisher die Fähigkeit des Menschen zentral, materielle Not zu bekämpfen und den sozialen Abstieg zu vermeiden, tritt nun die Frage hinzu, wie Gefahren zu antizipieren, zu ertragen und mit ihnen biographisch und politisch umzugehen ist. Es hat sich gezeigt, dass die ‚alten' Schlüsselqualifikationen zwar nicht weggefallen sind, Beck aber mit der Diskussion des Umgangs mit Risiken bereits weitsichtig einen wichtigen gesundheitssoziologischen Aspekt erkannt hat.

Inzwischen ist ein starkes Bedürfnis nach Informationen über die Wirkung von Umweltschadstoffen auf die menschliche Gesundheit entstanden (Seidel 2002). Die Medien und Positionen der Risikodefinition bekommen eine bedeutsame gesellschaftlich-politische Stellung, da Risiken auf kausalen Interpretationen basieren, sich erst im Wissen um sie herstellen und im Wissen verändert, verkleinert oder vergrößert, dramatisiert oder verharmlost werden können. Insofern sind sie im besonderen Maße offen für soziale Definitionsprozesse (Beck 1986).

Während im ausgehenden 20. Jahrhundert wie beschrieben die chemischen Belastungen des menschlichen Organismus durch anthropogene Einzelschadstoffe im Blickpunkt standen, wandelte sich der Fokus im Laufe der Jahre. Bisher wenig beachtete Problemkreise wie z. B. Verunreinigungen der Innenluft oder Niedrigdosis- und Kombinationseffekte stehen mittlerweile im Mittelpunkt des Interesses einer (pathogenetischen) Mensch-Umwelt-Interaktion (Mersch-Sundermann 1999). Durch Umsetzung von Umweltschutzmaßnahmen und Gesetzen (z. B. Chemikaliengesetz, Bundes-Immissionsschutzgesetz, Trinkwasserverordnung) wurden die Emissionen gesundheitsschädlicher Schadstoffe gesenkt (Fehr et al. 2003, RKI 2006). Die Schadstoffbelastung der Bevölkerung in Deutschland wird in der Gesundheitsberichterstattung des Bundes 2006 als gering eingestuft (RKI 2006).

Die Umweltmedizin befand sich von Beginn an in einem Spannungsfeld zwischen einer primär patientenorientierten, individualmedizinischen Ausrichtung und einem bevölkerungsbezogenen, präventivmedizinischen Ansatz (Beyer und Eis 1994). Die letztgenannte Sichtweise zeigt Überschneidungen mit der Umwelthygiene, der ökologischen Medizin sowie Public Health. In der ärztlichen Weiterbildungsordnung wurde der Begriff Umweltmedizin unterschiedlich verwendet. Innerhalb des Fachgebietes Hygiene und Umweltmedizin lag der Schwerpunkt überwiegend auf präventivmedizinischen Aspekten der Umweltmedizin (Umwelthygiene) mit bevölkerungsmedizinischer Akzentuierung, während sich die Zusatzbezeichnung Umweltmedizin vorwiegend an die klinischen Fachgebiete mit individualmedizinischem Zugang richtete.

Mit dem Umweltmedizinischen Informationsforum (UmInfo) der gemeinnützigen Kinderumwelt gGmbH (vormals DISA/DISU) in Osnabrück wurde

2 Theoretische Annäherung

unter Mitarbeit des RKI in Berlin eine elektronische Kommunikationsplattform geschaffen, die speziell umweltmedizinische Fragestellungen behandelt (UmInfo 2008). Sie richtet sich an im interdisziplinären Fach Umweltmedizin Tätige und bietet eine Möglichkeit der Informationsbeschaffung und des Meinungsaustausches. Das Forum hat sich insbesondere bei aktuellen umweltmedizinischen Problemstellungen bewährt. Es ist unterteilt in allgemein zugängliche Bereiche und spezielle Foren (z. B. für Mitarbeiter des ÖGD), zu denen die Nutzer zugelassen werden müssen.

Methodisch bedient sich die Umweltmedizin der Toxikologie und der Epidemiologie sowie dem Studium von Einzelfällen (Kasuistiken). Umwelttoxikologie und Umweltepidemiologie basieren auf einem bevölkerungsbezogen Ansatz und werden in der Erkenntnisgewinnung durch den individualmedizinischen Zugang ergänzt (Kommission "Methoden und Qualitätssicherung in der Umweltmedizin" 2007, APUG 2008). Die Übergänge von der Umweltmedizin zur Arbeitsmedizin sind mitunter fließend und nicht immer voneinander zu trennen. Es kann eine Koexistenz von Belastungen bestehen oder vorhandene bzw. ehemalige Arbeitsplatzexpositionen können zu einer Sensibilisierung geführt haben, welche die betroffenen Personen auch auf Einflüsse im häuslichen Umfeld verstärkt reagieren lässt. Viele Fragestellungen an Arbeitsplätzen, wie etwa in Kindergärten oder Pflegeeinrichtungen, betreffen expositionsseitig ebenfalls die Allgemeinbevölkerung bzw. gerade vulnerable Personengruppen wie Kinder und ältere Mitbürger und stellen somit auch eine umweltmedizinische Fragestellung dar (Eis et al. 2005).

Vom Deutschen Ärztetag wurde 1992 die Erweiterung der Gebietsbezeichnung "Hygiene" zum Facharzt für "Hygiene und Umweltmedizin" beschlossen. Darüber hinaus wurde die Zusatzbezeichnung "Umweltmedizin" in die Weiterbildungsordnung eingeführt (Bundesärztekammer 1992). Die Facharztausbildung zum Facharzt für Hygiene und Umweltmedizin dauert 5 Jahre und ist damit vergleichbar mit der Weiterbildungszeit zum Facharzt für Allgemeinmedizin (Ärztekammer Berlin 2005). Seit 2003 wurde die Zusatzbezeichnung Umweltmedizin wieder gestrichen und eine Empfehlung zur Fortbildung mit 80 Stunden herausgegeben (Bundesärztekammer 2003). Zur Begründung wurde der massive Rückgang durchgeführter Weiterbildungen angeführt. In einem Review über die Entwicklung der klinischen Umweltmedizin in der Bundesrepublik Deutschland sieht Seidel auch den Anstieg der Umweltmedizin als Lehrfach als gestoppt an (2002).

Die kassenärztliche Abrechnung erbrachter umweltmedizinischer Leistungen erweist sich als schwierig. Viele allgemeine Methoden der klinischen Umweltmedizin, wie etwa die ärztliche Beratung oder Befunderhebung, gehören zum vertraglich geregelten Spektrum der ambulanten und stationären Medizin und werden nach dem Einheitlichen Bewertungsmaßstab (EBM) erbracht (Meyer und Sauter 1999). Es sind keine spezifischen umweltmedizinischen Abrechnungsmöglichkeiten vorgesehen. Im Rahmen der Gebührenordnung der Ärzte (GOÄ) besteht jedoch die Möglichkeit, umweltmedizinische Leistungen vergleichbar einer nach Art, Kosten und Zeitaufwand gleichwertigen Leistung der GOÄ zu berechnen (Munte 2001). Die zeit- und kostenintensive Betreuung von Patienten mit vermuteten umweltbezogenen Gesundheitsstörungen ist jedoch laut Arbeitskreis Umweltmedizinischer Einrichtungen an Universitäten (2000) im Rahmen der kassenärztlichen Regelversorgung nicht leistbar.

2.2.2 Einordnung der Gesundheitsstörungen mit Umweltbezug

Eine wissenschaftlich anerkannte Definition des Begriffes ‚Umwelterkrankung' existiert weder im deutschen noch im internationalen englischen Sprachraum (Meyer und Sauter 2000, BReg 2007). Die Bundesregierung antwortet auf die Frage, welche Krankheitsbilder unter diese Erkrankung fallen, mit der Auskunft: „Entsprechend der Vielzahl der als krankheitsauslösend angenommenen Einflussfaktoren [...] können auch die Krankheitsbilder grundsätzlich sehr vielfältig sein" (BReg 2007, S. 2).

Kategorisierung von Umwelterkrankungen
Es gibt zwar keine Definition von Umwelterkrankungen, dafür aber einen Versuch der Kategorisierung. Bei den Umwelterkrankungen wird unterschieden in Gesundheitsstörungen, bei denen die Umweltfaktoren Verursacher der Beschwerden oder Erkrankungen sind und in Gesundheitsstörungen, bei denen die Umweltfaktoren Mitverursacher der Beschwerden oder Erkrankungen sind. Tab. 1 zeigt hierfür Beispiele nach Meyer und Sauter (1999):

2 Theoretische Annäherung

Abbildung 3: Kategorien umweltbeeinflusster gesundheitlicher Störungen (nach Meyer und Sauter (1999)

Gesundheitsstörung	Beispiele für Erkrankungen	Noxen
Spezifische Erkrankungen durch Umweltbelastungen	Chlorakne Itai-Itai-Krankheit Minamata-Krankheit Pleuramesotheliom	Chlorverbindungen Cadmium Quecksilber Asbest
Multifaktorielle Erkrankungen mit Umweltbezug	Allergien Atemwegserkrankungen Herz-Kreislauf-Erkrankungen	Allergene Stoffe Luftschadstoffe Lärm
Multifaktorielle Erkrankungen mit unklarem Umweltbezug	Krebserkrankungen Leber- und Nierenerkrankungen Reproduktionsstörungen Neurotoxische Störungen	Radioaktivität, viele Chemikalien u. a. Schwermetalle Umweltöstrogene u. a. Pyrethroide
Umwelt-Syndrome	Multiple Chemical Sensitivity (MCS) Holzschutzmittel-Syndrom Sick Building Syndrom (SBS)	Chemische Stoffe Holzschutzmittel Innenraumklima und -belastungen
Befindlichkeitsstörungen und Symptome	Schlafstörungen Kopfschmerzen Psychische Störungen Belästigungen	z. B.: Lärm Gerüche

Spezifische Erkrankungen durch Umweltbelastungen mit gesicherter Verursachung durch anthropogene Faktoren sind relativ selten. Sie sind in der Vergangenheit in der Regel durch Unfälle und als Folge industrieller Produktionsprozesse aufgetreten und zeigen ein charakteristisches Krankheitsbild mit bekannter Ätiologie. Ebenso sind viele Erkrankungen aufgrund von Belastungen am Arbeitsplatz bekannt. Ungeklärt ist die Auslösung spezifischer Umwelterkrankungen durch die in den westlichen (Industrie)Nationen anzutreffende Hintergrundbelastung in Wasser, Luft, Boden und Lebensmitteln. Bei den multifaktoriellen Erkrankungen mit Umweltbezug wirken üblicherweise mehrere Faktoren, wie genetische, soziale, lebensstilbezogene und umweltbezogene, zusammen (Meyer und Sauter 1999, EEA 2005). Epidemiologische Studien verweisen auf einen Zusammenhang bzw. eine Erhöhung des Krankheitsrisikos durch Umweltbelastungen. Insbesondere gegen Ende des letzten Jahrhunderts wurden in der Bundesrepublik zahlreiche epidemiologische Untersuchungen durchgeführt, wie beispielsweise die Umwelt-Surveys des Umweltbundesamtes von 1985/86, 1990/92 und 1998 (UBA 2006), die ‚Bitterfeldstudie' (Heinrich et al. 1994), die ‚Kieselrotstudie' (Wittsiepe und Ewers 1991).

Bei den Erkrankungen mit unklarem Umweltbezug handelt es sich üblicherweise auch um multifaktorielle Krankheiten, bei denen ein Beitrag von Umweltbelastungen jedoch nicht gesichert ist, sondern angenommen wird. In dieser Kategorie gibt es eine kontroverse Diskussion um die Wirkung von Noxen und Wirkungszusammenhängen (Meyer und Sauter 1999).

Umwelt-Syndrome sind durch unspezifische Krankheitsbilder gekennzeichnet, bei denen eine Fülle von Symptomen in unterschiedlichen Konstellationen auftreten. Hierbei soll es sich um (erworbene) Reaktionen auf eine oder mehrere Noxen handeln, die bis zum Ausbruch der Krankheit toleriert wurde(n). Zwischen den Syndromen kommt es zu Überschneidungen. Die Betroffenen stehen vielfach unter einem beträchtlichen Leidensdruck. Strittig ist der psychosomatische Anteil bei diesen Erkrankungen (ebd.).

Schwer abzugrenzen von den Umwelt-Syndromen sind die Befindlichkeitsstörungen. Als Befindlichkeitsstörung werden Verschlechterungen des physischen, psychischen und sozialen Wohlbefindens oder der subjektiven Leistungsfähigkeit bezeichnet, die vom Betroffenen als beeinträchtigend erlebt werden. Als Erklärungsansatz zur Beziehung zwischen Umweltfaktoren und Wohlbefinden werden eine direkte Wirkung der Umweltfaktoren (Modell der Noxe), eine Bewertung als umweltbedingt durch die betroffene Person (Modell der Attribution) und eine belastende Verarbeitung wahrgenommener Umweltfaktoren (Stressmodell) diskutiert (Bullinger 2002).

2 Theoretische Annäherung 61

Der Arbeit zugrunde liegende Begriffsbestimmung
Der Begriff umweltbezogene (oder auch umweltbeeinflusste) Gesundheitsstörung ist wie bereits ausgeführt nicht eindeutig definiert und wird je nach Kontext unterschiedlich verstanden und verwendet. In dieser Arbeit wird folgende Begriffsbestimmung (vgl. BMG und BMU 1999) benutzt: *Von umweltbezogenen Gesundheitsstörungen wird gesprochen, wenn gesundheitliche Beschwerden vom Betroffenen selbst oder von einem professionellen Akteur mit Umweltfaktoren in Verbindung gebracht werden.* Diese Auslegung beinhaltet eine stark subjektive Komponente und ist damit zur Anwendung bei dem dieser Arbeit zugrunde liegenden methodischen Design (qualitative Forschung) gut geeignet.

Problemstellungen und Untersuchungsgang bei umweltbezogenen Gesundheitsstörungen
Patienten mit umweltbezogenen Gesundheitsstörungen haben ein erhöhtes Risiko, eine Patientenkarriere auszubilden, da nach Eis (2002) in Abgrenzung zu den umweltbedingten Erkrankungen die Expositionsfaktoren häufig kaum verifizierbar oder toxikologisch weitgehend unbedenklich sind.

Ein Kausalzusammenhang zwischen Umweltfaktoren und den von den Patienten geschilderten Beschwerden ist oft nicht möglich. Nur bei bis zu 10% der Patienten kann eine solche Korrelation festgestellt werden (Eis 1997). In der Berliner Studie zu umweltbezogenen Erkrankungen (Eis et al. 2005) wird ein kausaler Zusammenhang zwischen den vermuteten Umweltnoxen und den berichteten Gesundheitsbeschwerden nur bei 1% der Umweltambulanz-Patienten als sehr wahrscheinlich und bei 10% als wahrscheinlich eingestuft, wobei dies meist nur in Form eines Teilzusammenhangs attestiert wurde. Schimmelpfennig (1996, S. 211) veranlasste diese Erkenntnis zu der Frage: „Gibt es tatsächlich umweltbedingte Krankheiten sui generis (Entitäten) oder handelt es sich nur um fiktive multi-media popularized diseases'?"

Häufig werden von Patienten mit bestehendem Verdacht auf umweltbezogene Gesundheitsstörungen unspezifische Allgemeinsymptome wie Kopfschmerzen, Müdigkeit, Konzentrationsstörungen und Schlaflosigkeit genannt, die meistens in einer Kombination auftreten. Bei umweltmedizinischer Diagnostik (labormedizinisch, apparativ) finden sich kaum klinische Befunde (Hakimi 2003). Subjektive unspezifische Symptome unterschiedlicher Organsysteme, insbesondere der Schleimhäute der Augen und Atemwege, der Haut und des Nervensystems, werden bei Umweltsyndromen wie Multiple Chemical Sensitivity (MCS), Idiopatic Environmental Intolerances (IEI), Sick Building Syndrome (SBS), Chronic Fatigue Syndrom (CS), Candida-Syndrom (CS) und Burnout Syndrome (BS) beschrieben. Unklar sind Ätiologie, Pathologie, Pathophysiologie, Diagnostik, Therapie, Prävention und Prognose dieser Erkrankungen (Wiesmüller et al. 2001b, Wiesmüller et al. 2002). Weitere Erklärungsansätze nach Wiesmüller et. al. (2001b, S. 175) sind: „Umweltmedizinische Syndrome sind (1) ein bisher unzureichend verstandenes komplexes Zusammenspiel von Umweltbelastungen, individuellen Prädispositionen, psychischen Einflussfaktoren sowie Wahrnehmungs- und Verarbeitungsprozessen, (2) ein durch Kultur und soziale Strukturen bedingter/begünstigter Dysstresseffekt und/oder (3) eine iatrogene Determinierung."

Auffallend ist die klinische Ähnlichkeit der umweltmedizinischen Syndrome mit den Somatisierungsstörungen (Wiesmüller et al. 2001b, Hakimi 2003). Die Prävalenz psychischer Störungen ist im Vergleich zur Allgemeinbevölkerung deutlich erhöht (Kraus et al. 1995, Bornschein et al. 2000). Auch Brand et al. (2005) fanden einen deutlichen Einfluss psychischer Faktoren auf umweltbezogene Gesundheitsstörungen, deren ätiologische Bedeutung ihrer Untersuchung nach von den Patienten jedoch unterbewertet wird.

Fülgraff (1999) stellt fest, dass es schwierig, wenn nicht unmöglich ist, im Einzelfall abzuschätzen, welchen Einfluss Umweltfaktoren bei der Entstehung einer Erkrankung haben. Diese Einschätzung spiegelt sich beispielsweise in der Beurteilung von Ursachen-Wirkungsbeziehungen wieder. Es stellt sich die Frage, ob Umweltfaktoren ursächlich für die Gesundheitsstörungen sind oder ob einer der folgenden (Haupt-)Gründe die kausale Ursache-Wirkungsbeziehung erschwert oder gar unmöglich macht:

- Die verfügbaren Erkenntnisse über die Wirkungen von Umweltschadstoffen auf den menschlichen Organismus beruhen in der Regel auf toxikologische Untersuchungen von Einzelwirkungen. In der Umweltmedizin handelt es sich in der Regel um ein multifaktorielles, äußerst komplexes Zusammenwirken mehrerer Substanzen (Wiesmüller et al. 2002). Das Verständnis der Wirkungen von mehreren Substanzen zusammen auf den Organismus ist gering. Theoretisch kann es zu einer Verminderung der Wirkung (Antagonismus), zu keiner Beeinflussung der Wirkung, zu einer Addition der Wirkung (Additivität) oder zu mehr als einer Addition der Wirkung kommen (Stinson und Loosli 1979, Henkel 1991).
- Ein Schadstoff kann über mehrere Wege gleichzeitig in den menschlichen Körper gelangen (BMG und BMU 1999). So werden beispielsweise bei der Expositionsabschätzung altlastenverdächtiger Flächen die Aufnahmewege direkt oral, inhalativ oder dermal aus dem Boden sowie direkt über belastete Nutzpflanzen und Wasser betrachtet, die zusammen zu einer inneren Exposition oberhalb tolerierbarer Schwellen führen können (Mangelsdorf et al. 2002).

2 Theoretische Annäherung 63

- Zwischen Schadstoffexposition und beobachtbarer Symptomatik kann eine komplexe Wirkungskette liegen, die von Besonderheiten der Schadstoffaufnahme, der Verbreitung im Organismus, aber auch von durch den Schadstoff ausgelöster Folgereaktionen gekennzeichnet sein kann (BMG und BMU 1999).
- Bei langfristiger Exposition gegenüber niedrigen Dosen können zwischen Beginn der Einwirkung des Schadstoffes und der Manifestation einer Erkrankung lange Zeiträume, mitunter Jahrzehnte liegen (z. B. Lungenkrebs nach Asbestexposition) (Fehr et al. 2003).
- Oft handelt es sich bei den Symptomen um Befindlichkeitsstörungen (z. B. Müdigkeit und Abgeschlagenheit), die auch durch nicht umweltbedingte Ursachen verursacht sein können (BMG und BMU 1999).

Neben dem, insbesondere auf der Ebene der individualmedizinischen Fragestellung auftretendem, Problemfeld der häufig fehlenden kausalen Ursachen-Wirkungsbeziehungen liegen abgesehen von der Expositionsminderung oder -vermeidung kaum wissenschaftlich validierte therapeutische Ansätze vor (Wiesmüller et al. 2001a, APUG 2008). Gründe hierfür sind u. a. der Mangel an wissenschaftlichen Theorien im Bereich der Umweltmedizin. Lag beispielsweise bisherigen Erklärungsansätzen i. d. R. ein Reiz-Reaktions-Konzept zugrunde, konnte nachgewiesen werden, dass pathologische Zustände auch ohne Stimulus persistieren und spontane Remissionen ohne therapeutische Intervention möglich sind. Es zeigt sich nach Tretter und Heiden (2003) deutlich die Notwendigkeit einer ganzheitlichen systemischen Sichtweise, in der die unterschiedlichen Betrachtungsweisen der Makro-, Meso- und Mikroebene miteinander verknüpft werden. Dem Mangel an Therapieansätzen steht ein breites alternativmedizinisches Behandlungsangebot gegenüber (APUG 2008).

Selten ist die umweltmedizinische Diagnose das Ende eines geradlinigen diagnostischen Weges. Überwiegend handelt es sich um eine Ausschlussdiagnose und zumeist um eine Verdachtsdiagnose (Schimmelpfennig 1996). Inhalte eines umweltmedizinischen Untersuchungsganges sind nach dem „Arbeitskreis Umweltmedizinischer Einrichtungen an Universitäten" (2000) eine detaillierte allgemeine und umweltmedizinische Anamnese unter Beachtung vorliegender Vorbefunde und eine umfassende körperliche Untersuchung. Hierbei soll ein standardisierter und validierter umweltmedizinischer Fragebogen eingesetzt werden. Diese Untersuchung bildet den Ausgangspunkt für differentialdiagnostische Untersuchungen, Biologisches Monitoring und Ortsbegehung sowie ggf. Ambiente Monitoring. Auch Engler (2001) empfiehlt dieses Vorgehen in einem umweltmedizinischen Stufenschema: Allgemeine Anamnese, umweltmedizinisch orientierte Anamnese mit umweltmedizinischer Basisdokumentation und umweltmedizinischem Fragebogen, eine körperliche Untersuchung und eine Wohnungsbegehung.

Mit Ambiente Monitoring (auch Umwelt-Monitoring) werden in der Umweltmedizin systematische Messungen von Stoffkonzentrationen oder physikalischen und biologischen Faktoren in Umweltmedien (Wasser, Boden, Luft), Lebensmitteln und Gegenständen des täglichen Bedarfs bezeichnet. Die Beurteilungsgröße ist hier eine äußere Belastung. Im Unterschied dazu ermöglicht das Human-Biomonitoring die Abschätzung der individuellen Belastung sowie eventuell der hierdurch ausgelösten biologischen Wirkungen. Es bietet auf diese Weise in vielen Fällen eine bessere Grundlage zur Beurteilung der individuellen Schadstoffbelastung und des individuellen Gesundheitsrisikos als die Erfassung der äußeren Belastung (UBA 1996), denn interindividuell unterschiedliche Suszeptibilitäten führen bei gleicher Schadstoffbelastung zu unterschiedlichen Gesundheitsrisiken (Angerer und Weiss 2000). Diese beiden Untersuchungsansätze sollten als einander ergänzend betrachtet und angewendet werden (UBA 1996).

Der Zusammenhang zwischen Sozialstatus und dem Auftreten von umweltassoziierten Erkrankungen ist durch umweltepidemiologische Studien (vgl. Auflistung bei Heinrich et al. 1998) belegt, wobei die Richtung des Zusammenhanges nach Erkrankung variiert. „Mit der Verteilung und dem Anwachsen der Risiken entstehen *soziale Gefährdungslagen*. Diese folgen zwar in einigen Dimensionen der Ungleichheit von Schicht- und Klassenlagen, bringen jedoch eine wesentlich andere Verteilungslogik zur Geltung: Modernisierungsrisiken erwischen früher oder später auch die, die sie produzieren oder von ihnen profitieren (Beck 1986, S. 30)." Allergische Reaktionen etwa treten in den oberen sozialen Schichten häufiger auf. Bei Kindern von Eltern mit Universitätsabschluss gibt es eine 2,7fache Risikoerhöhung gegenüber Kindern von Eltern mit Hauptschulabschluss (Wichmann 1993). Über sozialschichtspezifische Häufigkeitsunterschiede bei Asthma bronchiale liegen unterschiedliche Ergebnisse vor. Mielck (2000) vermutet als Grund hierfür die oft fehlende Berücksichtigung des Schweregrades der Erkrankung. Die Freiburger Kinderstudie beispielsweise findet keinen erkennbaren Zusammenhang (Forster et al. 1992) zwischen Asthma bronchiale bei Kindern und der Schulbildung der Eltern. Allerdings zeigen sich bei Untergliederung des Asthma bronchiale nach dem Schweregrad Zusammenhänge zwischen Morbidität und Sozialstruktur (Mielck et al. 1996). Bei Hautkrankheiten zeigt sich ein Zusammenhang zwischen dem Auftreten von atopischem Ekzem bei Kindern und der Schulbildung der Eltern. Die Ekzemrate steigt mit höherem Schulabschluss um bis zu 50 % an (Heinrich et al. 1994). Bremer Mortalitätsraten für Krebserkrankungen von Männern zeigen einen Sozialschichtgradienten in der Form, dass sie von der höchsten zur niedrigsten Schicht kontinuierlich ansteigen. Bei den Frauen war kein kontinuierlicher Trend nachzuweisen, aber in

2 Theoretische Annäherung 65

der oberen Schicht bestand die niedrigste Mortalitätsrate (Tempel und Witzko 1994). Lungenkrebs findet sich über beide Geschlechter vermehrt in Gruppen mit niedrigerem Bildungsabschluss (Jöckel 1992). Ergebnisse der Deutschen Herz-Kreislauf-Präventionsstudie zeigen in der Unter- und Mittelschicht erhöhte Morbiditätsdaten im Vergleich zur Oberschicht (Helmert 1994).

2.3 Versorgung in der Umweltmedizin

Im ersten Abschnitt dieses Kapitels werden sowohl der Zustand als auch der Bedarf an umweltmedizinischen Versorgungsstrukturen skizziert. Der folgende Abschnitt 2.3.2 stellt die Rolle der in dieser Arbeit untersuchten Hauptakteure der umweltmedizinischen Versorgung, der Patienten, Versorgungseinrichtungen und Versicherungsträger/Hotlines, vor. Daran anschließend wird in 2.3.3 die umweltmedizinische Versorgungssituation in Berlin, dem Ort der Untersuchung, vorgestellt.

2.3.1 Zustand und Bedarf umweltmedizinischer Versorgungsstrukturen

Zustand umweltmedizinischer Versorgungsstrukturen
„In der Umweltmedizin gibt es bislang kein etabliertes und allgemein anerkanntes Versorgungssystem" (Böse-O'Reilly 2001, S. 2). Es fehlt auch an Versorgungsforschung für dieses Krankheitsspektrum: So ist derzeit keine Übersichtsarbeit zur Versorgungssituation von Patienten mit umweltbezogenen Gesundheitsstörungen verfügbar, weder zu bestehenden Leistungsangeboten noch zu eventuell vorhandenen Angebotsdefiziten liegen zusammengefasste Informationen vor (BReg 2007).
Damit sind die bestehenden umweltmedizinischen Versorgungsstrukturen sowohl für den Patienten als auch für viele Anbieter von Versorgungsleistungen in der Regel nicht transparent. Ein positives Beispiel stellt hier der „Umweltmedizinische Wegweiser des Kreises Aachen" (Wiesmüller und Konteye 2003) dar, der sich an von umweltbezogenen Gesundheitsstörungen betroffene Personen richtet. Zunächst informiert er den Leser ganz allgemein über umweltmedizinische Gesundheitsstörungen, um danach konkret eine Vorgehensweise zur Abklärung möglicher umweltmedizinischer Gesundheitsstörungen zu empfehlen. Daran schließt sich ein Kurzfragebogen an, der von dem Patienten ausgefüllt zur Vorstellung beim Hausarzt mitgebracht werden soll. Abgerundet wird der Führer durch Adressen von Ansprechpartnern (Ärzten, Instituten, Behörden etc.).

Die Zahl der berufstätigen Ärzte mit der Gebietsbezeichnung ‚Hygiene und Umweltmedizin' ist fortdauernd gesunken. Sie betrug bundesweit 335 im Jahre 1991 und nur noch 212 im Jahre 2006. Von diesen 212 Ärzten sind 12 ambulant (darunter 8 niedergelassen), 74 stationär, 85 in Behörden, Körperschaften u. a. und 41 in sonstigen Bereichen tätig (BReg, 2007). Die Zahl der berufstätigen Ärzte mit der Zusatz-Weiterbildung ‚Umweltmedizin' belief sich im Jahr 1994 auf 98. Bis zum Jahr 2000 ist sie auf etwa 4 000 Ärzte sprunghaft angestiegen und stagniert seitdem. Seit dem Jahr 2003 ist die Zusatzbezeichnung ‚Umweltmedizin' in der neuen Muster-Weiterbildungsverordnung der Bundesärztekammer nicht mehr erhalten (siehe Abschnitt 2.2.1). Im Jahre 2006 gab es 3890 berufstätige Ärzte mit der Zusatzbezeichnung, von denen 1831 an der vertragsärztlichen Versorgung teilnehmen. Der Anteil der Hausärzte mit einer umweltmedizinischen Qualifikation liegt bei 1,2 % (ebd.). Die aufgeführten Zahlen verdeutlichen, dass es für Patienten mit umweltbezogenen Gesundheitsstörungen nicht leicht ist, einen Ansprechpartner in der Primärversorgung zu finden.

Bedarf an umweltmedizinischen Versorgungseinrichtungen
Es ist schwierig, sich der Frage nach dem Bedarf an umweltmedizinischen Versorgungseinrichtungen zu nähern, da aufgrund der fehlenden Definition des Begriffes ‚Umwelterkrankung' (siehe Abschnitt 2.2.2) keine zuverlässigen Angaben zur Prävalenz vorliegen (BReg 2007).

Unter Bedarf wird ein durch Personen oder Gruppen geäußerter Versorgungsbedarf im Gesundheitswesen verstanden (Eicher 1999). Unterschieden wird nach Eicher zwischen:

A. *Objektiver/normativer Bedarf:* von professionellen Akteuren festgestellter Zustand
B. *Empfundener Bedarf:* von einem Individuum subjektiv wahrgenommener Bedarf
C. *Geäußerter Bedarf:* die Forderung nach der Erfüllung einer Dienstleistung
D. *Vergleichender Bedarf:* der Bedarf einer Person verglichen mit demjenigen einer anderen

In der vorliegenden Untersuchung können nach dieser Definition die befragten Vertreter der Versorgungseinrichtungen und der Versicherungsträger lediglich einen objektiven (A) Bedarf feststellen. Die Patienten hingegen können einen Bedarf sowohl empfinden (B) als auch äußern (C) oder in Abgrenzung zu anderen erleben (D).

2 Theoretische Annäherung 67

Spezifisch für die Umweltmedizin ist der hohe Anteil von Versorgungskontakten (empfundener und geäußerter Bedarf), bei denen über schadstoffbedingte Symptome berichtet wird und wo von den professionellen Akteuren kein Zusammenhang zwischen den Symptomen und einer Exposition mit Umweltschadstoffen nachgewiesen werden kann (objektiver/normativer Bedarf). Unstrittig ist jedoch der hohe Leidensdruck der betroffenen Menschen, die eine bedeutende Einschränkung ihrer Lebensqualität empfinden. Bedarf in der umweltmedizinischen Versorgung ist demnach nicht einfach zu definieren oder festzustellen. Ob ein Bedarf vorliegt oder nicht, muss sehr differenziert betrachtet und begründet werden.

Für die Bundesrepublik Deutschland liegen hinsichtlich der Inanspruchnahme von umweltmedizinischen Versorgungsdienstleistungen der Primärversorgung nur Ergebnisse aus Modellvorhaben oder Umweltarztpraxen bzw. aus Praxisnetzen vor, die immer auch besondere Verhältnisse abbilden und nicht für die gesamte Bundesrepublik verallgemeinerbar sind. Dunkelberg et al. (1998) beziffern beispielsweise die durchschnittliche Häufigkeit der Inanspruchnahme von Hausärzten aufgrund umweltmedizinischer Fragestellungen nur auf einen Kontakt pro Monat, wobei die Varianz zwischen den 23 befragten Hamburger Hausärzten groß ist. Vorliegende Daten aus der Schweiz weisen desgleichen auf eine niedrige Inanspruchnahme. In der Schweiz existiert keine institutionalisierte umweltmedizinische Versorgung. Aus dem Swiss „Sentinella" Netzwerk liegen Daten über Konsultationen von Hausärzten, Internisten und Pädiatern bzgl. umweltmedizinischer Fragestellungen vor (Huss et al. 2004). Annähernd 250 teilnehmende Ärzte wurden aufgefordert, die Anzahl der umweltmedizinischen Kontakte zu registrieren und einen Fragebogen auszufüllen. Von 72 Ärzten wurden insgesamt 354 Kontakte angegeben. Dies entspricht 0,03 % aller Arzt-Patienten-Kontakte innerhalb des Netzwerkes. Huss et al. schließen daraus, dass eine umweltmedizinische Problematik in der Schweiz nicht vorkommt.

2.3.2 Akteure in der umweltmedizinischen Versorgung

Akteur Patient
Von Weber und Kraus (1995) wurden aufgrund von Erfahrungen an einer umweltmedizinischen Poilklinik drei Prägnanztypen von umweltmedizinischen Patienten herausgearbeitet:

Prägnanztyp A: Schadstoffbezogen
Bei dieser Patientengruppe liegt das Hauptanliegen in der Abklärung einer vermuteten Schadstoffbelastung. Zumeist liegt eine konkrete Exposition oder ein als

Belastung empfundener Kontakt mit Schadstoffen vor. Die Patienten sind oft gut informiert mit substanzspezifischen Detailkenntnissen. Vielfach besteht der Wunsch nach einer Belastungserfassung in Form eines Biomonitorings. Beispiele sind die Abklärung einer Quecksilberbelastung infolge Amalgamfüllungen oder eine Schwermetallbelastung nach Aufnahme bestimmter Nahrungsmittel.

Prägnanztyp B: Symptombezogen
Innerhalb dieser Gruppe stehen Symptome im Vordergrund, die zumeist unspezifisch sind und einen erheblichen Leidensdruck hervorrufen. Häufig kommt es zu einer Vielzahl von Arztkontakten. Eine definitive Diagnose ist in der Regel nicht gestellt worden. Häufig liegen bei dieser Patientengruppe Vorerkrankungen oder eine Multimorbidität vor. Typische Symptome sind z. B. Kopfschmerzen, chronische Müdigkeit/Leistungsdefizit, Konzentrationsstörungen und Schlafstörungen.

Prägnanztyp C: Erkrankungsbezogen
Meist besteht in dieser Patientengruppe ein chronisches Leiden, dessen Ätiologie multifaktoriell oder bislang ungeklärt ist. Eine medizinische Diagnose wurde häufig bereits gestellt und die Patienten sind gut über die Erkrankung informiert. Zum Teil liegt in dieser Gruppe ein zu beobachtendes Problem in der Krankheitsverarbeitung und -bewältigung vor oder es besteht ein erhöhtes Kausalitätsbedürfnis. Beispiele sind Erkrankungen der Atemwege, der Haut, der Leber, der Nieren sowie Karzinome oder neurologische Leiden.

Bei dieser Einteilung in Prägnanztypen fehlt die Berücksichtigung lebensweltlicher Einflüsse, die jedoch gerade bei multifaktoriellen Geschehen wie den umweltbezogenen Gesundheitsstörungen eine wichtige Einflussgröße darstellen. Als wichtige Moderatorvariablen sollten hier das psychosoziale Umfeld der Patienten bzw. deren Verarbeitungsweise als Antwort auf die Lebensbedingungen betrachtet werden.

Seit Einführung der umweltmedizinischen Ambulanzen in den neunziger Jahren ist die Umweltbesorgnis der dort behandelten Patienten deutlich zurückgegangen (Herr 2002, Helm und Eis 2007). Herr (2002) beschreibt eine Veränderung des Umweltbezuges der Beschwerdebilder. Schilderten die Patienten anfangs charakteristische Symptomatiken, die sie in Zusammenhang mit Faktoren in ihrer Umwelt sahen, so wandelte sich das Profil hin zu einer unspezifischen Umweltattributierung unklarer chronischer Beschwerdebilder. Herr sieht die Umwelt als Erklärung für die Erkrankungen eher als eine Externalisierung denn als eine reale Bedrohung durch Umweltfaktoren an.

Beim Erstkontakt der Patienten mit einer umweltmedizinischen Einrichtung überwiegen reine Beratungsanliegen ohne Gesundheitsprobleme. Dieser Erstkon-

2 Theoretische Annäherung 69

takt findet in der Regel telefonisch statt und nur 10% bis 30% der Anfragenden erhalten aufgrund der geschilderten Problematik einen Ambulanztermin. Dies bezeichnen Eis et al. (2003) als „Hürde", die von den Ambulanzpatienten genommen werden muss. Der Patientenzugang erfolgt durch Haus- oder Facharztüberweisung und in selteneren Fällen auch eigeninitiativ (Weber und Kraus 1995).

Zu sozioökonomischen Merkmalen von umweltmedizinischen Patienten existieren wenig gezielt erhobene Daten. Für den Berliner Einzugsbereich liegen aktuelle Daten durch die ‚Berliner Studie zu umweltbezogenen Erkrankungen' (Eis et al. 2005) vor. Die Geschlechterverteilung liegt in dieser Untersuchung bei 67 % Frauen zu 33 % Männer. Der Altersdurchschnitt befindet sich sowohl bei den Frauen wie auch bei den Männern im mittleren Lebensalter. Etwa ein Viertel der Umweltpatienten ist ledig, zwischen 50 und 60% sind verheiratet und 14% sind geschieden. Damit unterscheiden sich die umweltmedizinischen Patienten hinsichtlich des Familienstandes nicht von den Ergebnissen des Bundes-Gesundheitssurveys. Bei den einzelnen Schulabschlüssen sowie den Berufs- und Hochschulabschlüssen gibt es keine Auffälligkeiten im Vergleich zur Allgemeinbevölkerung (ebd.).

Gesundheitsbezogene Selbsthilfe und Selbstorganisation gehören zu den traditionellen Bewältigungsformen bei vorliegenden Erkrankungen (Hundertmark-Mayser und Möller-Bock 2004). Im Bereich Umwelt und Gesundheit haben sich zahlreiche Selbsthilfegruppen gegründet (BMG und BMU 1999, Guzek 2008). Unterschieden werden Selbsthilfeaktivitäten im Gesundheitsbereich nach individueller und kollektiver bzw. gruppenorientierter Selbsthilfe. Während die individuelle Selbsthilfe wie Selbstdiagnose, -behandlung und -medikation ohne Teilnahme anderer Personen erfolgt, schließen sich bei der kollektiven Selbsthilfe Menschen mit gleicher gesundheitlicher Fragestellung außerhalb ihrer alltäglichen Beziehungen zusammen, um sich gegenseitig zu helfen. Selbsthilfegruppen orientieren sich an den Bedürfnissen der Teilnehmenden und sind auf die gemeinsame Bewältigung von Krankheiten, Behinderungen, psychischen Problemlagen sowie schwierigen Lebenssituationen ausgerichtet (Hundertmark-Mayser und Möller-Bock 2004). Mit dem Berliner Forum Patienteninteressen (BFP) hat sich ein Zusammenschluss von Personen zusammengefunden, die die Interessen der Patienten in Berlin thematisieren, die Vereinzelung von Patienten aufheben, eine gemeinsame Plattform schaffen und eine Stärkung der Patientenrechte durchsetzen wollen (BFP 2005). Ziel ist es, durch Bündelung und Thematisierung von patientenbezogenen Fragen eine Veränderung, Qualitätsverbesserung und Weiterentwicklung kommunaler Angebote zur Stärkung der Patienteninteressen zu erreichen. Das BFP verfolgt fachpolitische Anliegen auf Bundes- sowie auf Landesebene. Auf Bundesebene sind dies beispielsweise die Schaffung eines Patientengesetzes und die Ausweitung und Absicherung einer unabhängigen und neutralen Patientenberatung. Auf Landesebene fordert das Forum eine Ausweitung bestehender Beratungsangebote, die durch eine Vertretungsmöglichkeit ergänzt werden sollen, die systematische Beteiligung Patientenvertreter an Gremien und Ausschüssen und patientenverständliche allgemein zugängliche Informationen zur Qualität gesundheitlicher Dienstleistungen und medizinischer Versorgung (ebd.).

Angehörige von Patienten übernehmen als natürliches Hilfesystem vielfältige Unterstützungsaufgaben. Sie sind durch das Miterleben der Erkrankung und seiner Auswirkungen auf den (Familien-)Alltag auch selbst etlichen Belastungen ausgesetzt, die ebenfalls zu Beeinträchtigungen des Befindens führen können. So werden bei Angehörigen von Patienten mit psychischen Störungen objektive Belastungen wie die Betreuungsleistungen, finanzielle Einschränkungen und Veränderungen des Familienlebens beschrieben. Hinzu kommen subjektive Belastungen wie Trauer, Schuld- und Schamgefühle (Bull et al. 2005). Häufig führen die Belastungen bei den Angehörigen zu einer erhöhten Inanspruchnahme von gesundheitlichen Versorgungsleistungen (Badger 1996). Hilfe für Angehörige wird trotz dieses Wissens in der Regel nicht angemessen in der Versorgung berücksichtigt (Bull et al. 2005).

Professioneller Akteur umweltmedizinische Versorgungseinrichtung
Die Entwicklung umweltmedizinischer Versorgungsstrukturen ist gut beschrieben (vgl. etwa Beyer und Eis 1994, Herr et al. 1996, Wiesmüller et al. 2002): In den 80er Jahren entstanden universitäre Umweltmedizinische Ambulanzen zuerst in Aachen und dann in Düsseldorf. Danach folgte im Rahmen eines Konzeptes zur Versorgung von umweltmedizinischen Patienten in Berlin die Umweltmedizinische Ambulanz am Gesundheitsamt Steglitz. Es wurde bundesweit ein Netz von Umweltmedizinischen Ambulanzen und Beratungsstellen aufgebaut. Davon gibt es nach Auskunft der Bundesregierung derzeit noch ca. 50 (BReg 2007). Dies sind zum einen Ambulanzen und Beratungsstellen an Universitäten, die z. T. Sondersprechstunden durchführen, wie zum Beispiel im Bereich der Arbeitsmedizin oder im Bereich der Hygiene oder zu besonderen Fragestellungen wie etwa aus der Pulmologie, Dermatologie oder Allergologie. Daneben entwickelte sich eine versorgungsorientierte Struktur im Bereich des Öffentlichen Gesundheitsdienstes, die oft auf vorhandene Ressourcen, wie die der Landesuntersuchungsämter für die Analytik, zurückgreift. Außerdem existieren Versorgungsangebote an außeruniversitären Forschungszentren (z. B. Forschungszentrum für Umwelt und Gesundheit), an Bundeseinrichtungen (z. B. RKI, Umweltbundesamt) durch niedergelassene Mediziner, privatwirtschaftlichen Laboratorien und Beratungsbüros und stationäre Angebote.

2 Theoretische Annäherung

In den 90er Jahren des letzten Jahrhunderts wurden zahlreiche umweltmedizinische Modellprojekte durchgeführt. Dies waren in der Regel Verträge zwischen einzelnen Versicherungsträgern und kassenärztlichen Vereinigungen und Vereinbarungen zwischen Gesundheitsämtern und Versicherungsträgern (Übersichtartikel siehe Herr et al. 1996). Diese Projekte sind mehrheitlich ausgelaufen, wie beispielsweise die Umwelt-Vereinbarung in Schleswig-Holstein (Urban 2001).

Die klinische Umweltmedizin organisiert sich seit 1999 in einem „Arbeitskreis Umweltmedizinische Einrichtungen an Universitäten" mit ca. 20 teilnehmenden Institutionen (2000). Maßgebliche Ziele des Arbeitskreises sind eine intensive Zusammenarbeit in der Betreuung von Patienten und in der umweltmedizinischen Wissenschaft zur Sicherstellung einer möglichst hohen Qualitätssicherheit (Arbeitskreis Umweltmedizinischer Einrichtungen an Universitäten 2003).

Der ÖGD mit seiner bevölkerungsmedizinischen Orientierung setzt sich traditionell im Rahmen des umweltbezogenen Gesundheitsschutzes mit Auswirkungen von Umweltfaktoren auf die menschliche Gesundheit auseinander und verfügt in dem Bereich über eine lange Erfahrung und umfassendes Fachwissen (Locher und Unschuld 1999, Seidel 2002, Thriene und Oppermann 2005, APUG 2008). Dennoch wird seine Rolle innerhalb der umweltmedizinischen Versorgung kontrovers diskutiert. Auf der einen Seite stehen Einschätzungen wie: „Aufgrund seiner interdisziplinären Kompetenz bietet sich an und ist z. T. in den Bundesländern schon Praxis, dass der öffentliche Gesundheitsdienst individualmedizinisch in der Umweltmedizin tätig wird die Entwicklung in der Umweltmedizin begleitet, steuert, dokumentiert, evaluiert und Qualitätszirkel sowie interdisziplinäre umweltmedizinische Arbeitskreise initiiert und gegebenenfalls federführend betreut" (APUG 2008). Auf der anderen Seite gibt es Äußerungen, nach denen der ÖGD „weder personell noch technisch für die individualmedizinische Betreuung im Sinne der medizinischen Diagnostik und Therapie konzipiert und ausgestattet" sei (Meyer und Sauter 1999, S. 87f). Nach Brand et al. (2002) hat der ÖGD im Bereich der Umweltmedizin innovative Pionierarbeit geleistet, die in die Regelversorgung überführt wurde. Viele der zu Zeiten eines starken umweltmedizinischen Bedarfes geschaffenen Stellen im ÖGD sind wieder gestrichen worden und die derzeitige Situation ist geprägt von schwindenden Ressourcen und Abwägungen über bestehende Handlungsoptionen. Was die Breite des Angebotes innerhalb des ÖGD betrifft, so muss beachtet werden, dass er subsidiär handelt. Dies bedeutet, dass Leistungen, die im niedergelassenen Bereich angeboten werden, nicht vom ÖGD vorgehalten werden müssen (ebd.).

Am Beispiel der Hamburger Umweltmedizinischen Beratungsstelle wird die Entwicklung einer Einrichtung im ÖGD nachgezeichnet: Erhöhte Dioxin- und Furankonzentrationen in Bodenproben der Hamburger Bille-Siedlung lösten bei der dort lebenden Bevölkerung Besorgnis über eine mögliche Gesundheitsgefährdung aus, woraus ein Bedarf an umweltmedizinischer Beratung erwuchs. Für die verunsicherten Bürger erwies es sich als schwierig, Ansprechpartner in Kliniken, im niedergelassenen Bereich oder innerhalb des ÖGD zu finden. Der Hamburger Senat beschloss daher 1991, eine umweltepidemiologische Studie zu veranlassen und gleichzeitig eine Umweltmedizinische Beratungsstelle einzurichten. Für zunächst fünf Jahre stand mit diesem Pilotprojekt jedem Bewohner der Siedlung eine einzelfallbezogene, zeitnahe und kostenlose ärztliche Beratung und Diagnostik offen. Im Verlauf des Pilotprojektes wandten sich ebenfalls andere Hamburger Bürger mit umweltmedizinischen Fragestellungen an die Umweltmedizinische Beratungsstelle, die infolgedessen 1997 in eine dauerhafte Einrichtung umgewandelt wurde (Hentschel und Dengler 2000). Aufgrund einer rückläufigen Nachfrage wurde die Umweltmedizinische Beratungsstelle als Einrichtung geschlossen. Es finden noch telefonische Beratungen statt, jedoch werden kein Ambiente-Monitoring und auch keine medizinischen Untersuchungen mehr durchgeführt (Hentschel 2005).

Viele umweltbezogene Gesundheitsstörungen äußern sich nicht in einem klinischen Krankheitsbild, sondern zählen zu den Befindlichkeitsstörungen (siehe 2.2.2). Deren Behandlung erfolgt gewöhnlich im ambulanten Sektor durch niedergelassene Ärzte. Über das Geschehen in der umweltmedizinischen Primärversorgung durch niedergelassene Ärzte liegen kaum Dokumentationen oder Forschungsarbeiten vor (Schlaud und Swart 2002). Von Seidel (2000) wurde der Bedarf formuliert, die Bedeutung der Versorgung durch niedergelassene Ärzte festzustellen.

Es gibt in der Bundesrepublik nur wenige Kliniken, die stationär umweltmedizinische Patienten aufnehmen (Kreck und Saller 1998). Wobei davon auszugehen ist, dass etliche umweltmedizinische Patienten stationär behandelt werden, die Einweisung allerdings über eines der zum Krankheitsbild gehörenden Symptome (beispielsweise in die Pneumologie bei Atemwegsproblemen) erfolgt.

Eine Klinik mit ambulanten und stationären Einrichtungen für umweltmedizinische Patienten ist das Fachkrankenhaus Nordfriesland in Bredstedt (Fachkrankenhaus Nordfriesland 2007). In der dortigen Abteilung für Umweltmedizin können bis zu sechs Patienten mit umweltmedizinischen Störungen behandelt werden. Die Behandlung wird unter Einbeziehung der klinischen Psychologie von Ärzten verschiedener Fachbereiche durchgeführt. Durch eine Unterbringung in speziellen Räumlichkeiten, die Einhaltung von umweltmedizinischen Standards durch die Mitarbeiter (z.B. keine Benutzung von Parfüm) sowie individueller Ernährung sollen symptomauslösende Substanzen im Rahmen des stationären Aufenthaltes reduziert werden (Fachkrankenhaus Nordfriesland 2004).

2 Theoretische Annäherung

Professionelle Akteure Versicherungsträger und Hotline
Die Versicherungsträger treten in der Literatur als professioneller Akteur im Versorgungsgeschehen von Menschen mit umweltmedizinischen Gesundheitsstörungen kaum in Erscheinung. Gemäß dem Sachverständigenrat zur Begutachtung der Entwicklung im Gesundheitswesen (SVR 2005) verfügen die Versicherungsträger im Leistungs- und Vertragsbereich über zu geringe Gestaltungsmöglichkeiten, wodurch effizienz- und effektivitäts- bzw. qualitätssteigernde Prozesse verhindert werden.

Von der AOK Schleswig-Holstein (Konietzko 2001) wird ein Bedarf an umweltmedizinischen Versorgungsangeboten für ihre Versicherten wahrgenommen. Sie stellt fest, dass von vielen Patienten Umwelteinflüsse direkt oder zumindest indirekt mit Befindlichkeitsstörungen oder auch konkreten Gesundheitsstörungen in Verbindung gebracht werden und es zur Ausprägung von Versorgungskarrieren kommt: „Viele Patienten erzählen in diesem Zusammenhang von ihrem immer stärker werdenden Leidensdruck, von ihrem Verlust an Lebensqualität als Folge der chronisch werdenden Erkrankung. Eine große Anzahl der betroffenen Menschen kann dabei schon auf etliche Arztbesuche, auf eine Reihe von Behandlungsformen, Therapien und ärztlichen Einzelmaßnahmen zurückblicken, ohne dass der gewünschte therapeutische Erfolg sichtbar oder spürbar geworden ist (ebd., S. 17)".

Zur Rolle von medizinischen Hotlines der Versicherungsträger im Versorgungsgeschehen von Menschen mit umweltmedizinischen Gesundheitsstörungen ist derzeit keine wissenschaftliche Untersuchung bekannt.

2.3.3 Umweltmedizinische Versorgungssituation in Berlin

Die Berliner Ärztekammer legte 1990 ein Konzept zur Umweltmedizin in Berlin (West) vor. Ziel dieses Konzeptes war es, einen Beitrag zur Entwicklung der umweltmedizinischen Forschung, Vorsorge und Versorgung in Berlin zu leisten. Adressaten dieses Konzeptes waren in erster Linie die Berliner Ärzteschaft und der Senat von Berlin, aber darüber hinaus auch alle anderen mit umweltmedizinischen Problemen beschäftigten Personen und Institutionen in und außerhalb der Stadt Berlin. 1996 erschien eine aktualisierte Version des Berichtes des Arbeitskreises Umweltmedizin der Ärztekammer Berlin. Dieser hatte jedoch nicht mehr den Anspruch eines Konzeptes, sondern den einer Bestandsaufnahme zu den Organisationsstrukturen mit umweltmedizinischen Aufgaben und den Möglichkeiten der Fort- und Weiterbildung. Insgesamt wird die Entwicklung zwischen den beiden Berichten positiv bewertet. Eine Basis der individualmedizinisch ausgerichteten umweltmedizinischen Beratung und Betreuung sei in Berlin vorhanden. Die Dichte der Forschungseinrichtungen in der Stadt wird als Chance gesehen, um Umweltmedizin in Berlin auf einem hohen Niveau weiter zu entwickeln. Das wachsende Angebot umweltmedizinischer Leistungen wird jedoch auch kritisch gesehen und auf die Gefahr eines „schmückenden Anhängsels" hingewiesen. Es wird die Forderung nach Qualitätssicherung und Standardisierung erhoben und eine stärkere Vernetzung sowie eine Kompetenzsteigerung bei Ärzten aus anderen Fachgebieten, die Überschneidungen mit der Umweltmedizin aufweisen (z.b. Pulmologie, HNO, Dermatologie), durch spezielle Fortbildungen mit umweltmedizinischen Schwerpunkten gefordert. Eine bislang nicht erfolgte Neuauflage des Berichtes ist angekündigt.

In Berlin sind mit 26 Ärzten die meisten Ärzte mit der Bezeichnung Hygiene und Umweltmedizin pro Bundesland tätig (BReg 2007). Darunter befinden sich zwei Ärzte aus dem niedergelassenen und 13 Ärzte aus dem stationären Bereich. Sieben arbeiten in Behörden, Körperschaften u. a. und vier in sonstigen Bereichen. Die Zusatz-Weiterbildung Umweltmedizin haben in Berlin 134 berufstätige Ärzte (ebd.).

Ein rückläufiger Trend bei den umweltmedizinischen Versorgungseinrichtungen in Berlin ist beispielsweise bei den Bratungsstellen und Ambulanzen zu beobachten. Zu Beginn dieser Arbeit wurden in der Zeitschrift ‚Umweltmedizin in Forschung und Praxis' in einer bundesweiten Übersicht noch sechs umweltmedizinische Beratungsstellen und Ambulanzen in Berlin aufgeführt. Aktuell werden in der Zeitschrift nur noch vier Ansprechpartner genannt.

3 Empirische Annäherung

Dieses Kapitel widmet sich der dieser Arbeit zugrunde liegenden Methodologie und Methodik. In Abschnitt 3.1 wird der methodologische Rahmen und in Abschnitt 3.2 das konkrete Forschungsdesign der Untersuchung beschrieben. Darauf folgt in den Abschnitten 3.3 bis 3.5 die Darstellung der Befragung der Akteursgruppen Patienten, Versorgungseinrichtungen, Versicherungsträger und Hotlines. Eine Reflektion des Forschungsprozesses und der Felderfahrungen findet sich in Abschnitt 3.6. Im letzten Abschnitt dieses Kapitels werden die Auswertung der geführten Interviews und die datenbegründete Theoriebildung vorgestellt.

3.1 Methodologische Vorüberlegungen

Versorgungsforschung ist ein multidisziplinäres Forschungsfeld mit einem diversen Aufgabenspektrum, in dem eine Vielzahl von Methoden angewendet wird. Die in der klinischen Medizin als Goldstandard geltende randomisierte kontrollierte Studie ist hier zumeist nicht möglich. Dadurch werden Fragestellungen der gesundheitlichen Versorgung häufiger mit anderen als den klassischen medizinischen Methoden bearbeitet. Für die Beantwortung der Fragestellung dieser vorliegenden Arbeit wurden sozialwissenschaftliche Methoden gewählt.

Bei der Analyse sozialwissenschaftlicher Daten wird methodologisch unterschieden in Verfahren der Makroanalyse und Verfahren der Mikroanalyse und innerhalb dieser werden jeweils qualitative und quantitative Methoden voneinander abgegrenzt. Die Makroanalyse beschäftigt sich eher mit Strukturen, Institutionen und gesellschaftlichen Aggregaten. Das Forschungsinteresse bei der Mikroanalyse richtet sich eher auf Individuen, auf deren Handlungen und Interaktionen. Diese Einteilung ist jedoch nur ein grobes Klassifizierungsraster und die Einordnung muss immer im Forschungskontext festgesetzt werden. Unterschiede zwischen der quantitativen und der qualitativen Tradition werden von King et al. (1994) als methodologisch und inhaltlich unwesentlich, da nur stilistischer Natur, angesehen. Als Grundlage guter Forschung sehen sie die allem zugrunde liegenden Prämissen der Inferenzlogik, als deren Kriterien sie die folgenden formulieren:

- Objektivität der Welt,
- Konsistenz der Theorie,
- Nachvollziehbarkeit der Methode,
- Aussagefähigkeit der Daten,
- Generalisierbarkeit der Aussage und
- Offenheit für vernünftige Kritik

Durch die allen Forschungen immanente Inferenzlogik wird ein Rahmen für jedes Forschungsproblem zur Verfügung gestellt, der bei der Erstellung des Forschungsdesigns sowohl bei qualitativen als auch bei quantitativen Fragestellungen berücksichtigt werden sollte. Es unterscheidet sich dagegen der Forschungsstil qualitativer und quantitativer Methoden: Quantitative Forschung arbeitet mit numerischen Messwerten und statistischen Tests. Tendenziell werden spezielle Aspekte eines Phänomens betrachtet, wobei vom Einzelfall abstrahiert und nach allgemeingültigen Erklärungen gesucht wird oder Kausalzusammenhänge getestet werden. Die qualitative Forschung wendet unterschiedliche Methoden an, wobei keines der verwendeten Verfahren auf numerischen Messwerten aufbaut (einen Sonderfall stellt die qualitative Inhaltsanalyse dar) (King et al. 1994). Bei den qualitativen Methoden kommt es auf das Handeln selbst an und die Regeln, die hinter diesem stehen (Girtler 2001). Deshalb wird es von Girtler als problematisch angesehen, vor der Untersuchung Hypothesen aufzustellen, um diese dann zu testen. „Denn dies würde bedeuten, den Handelnden etwas aufzuzwingen, was sie vielleicht gar nicht ihrem Handeln zugrunde gelegt haben (ebd., S. 47). Gearbeitet wird mit Fallstudien oder einer kleinen Anzahl von Fällen. Durch die Auswertung von Interviews oder anderem hermeneutischen Material werden diskursiv Erkenntnisse generiert (King et al. 1994, Strauss und Corbin 1996). Verbindend über den Traditionen steht die Kausal Inferenz, der Schluss vom empirischen Zusammenhang auf eine Theorie, welche von King et al. (1994) als Ziel sozialwissenschaftlicher Forschung bezeichnet wird.

Unabhängig von den Fachdisziplinen der Forscher und dem wissenschaftlichen Gegenstandsbereich sollten Überlegungen über die Natur des zu untersuchenden Phänomens immer die Grundlage für die Formulierung von methodologischen Konzepten bilden. Über den Weg solcher gegenstandsbezogenen Reflexionen sollte eine adäquate Untersuchungsmethode zur Beschreibung, Erklärung oder auch zum Verständnis dieses Phänomens ausgewählt werden (Kluge und Kelle 2001, Green und Thorogood 2004), denn jeder Forschungsgegenstand erfordert seine eigenen, spezifischen Erkenntnismethoden (Mayring 1996). „Einige Forschungsgebiete sind ihrem Wesen nach angemessener mit qualitativen Methoden zu beforschen. So zum Beispiel Forschungen über die Art der persönlichen Erfahrung mit Phänomenen wie Krankheit, Glaubenswechsel oder Sucht.

3 Empirische Annäherung 77

Qualitative Methoden können verstehen helfen, was hinter wenig bekannten Phänomen (sic!) liegt (Strauss und Corbin 1996, S. 4f)." Auch für die von mir formulierte Forschungsfrage, deren Gegenstand die Auseinandersetzung mit dem Phänomen der Ausprägung von Versorgungskarrieren bei umweltbezogenen Gesundheitsstörungen ist, habe ich eine qualitative Vorgehensweise gewählt. Denn ein entscheidender Vorteil des qualitativen Ansatzes ist es, das von den Interviewpartnern selbst ausgewählte, angesprochene Gegenstandsbereiche und Deutungen in die Untersuchung eingehen (Green und Thorogood 2004). Die Forschungsergebnisse bleiben damit nicht auf dem Stand des bisherigen theoretischen Wissens und den Vorgaben des Forschers. So ist es möglich, „zu einem besseren Verständnis sozialer Wirklichkeit(en) beizutragen und auf Abläufe, Deutungsmuster und Strukturmerkmale aufmerksam zu machen (Flick et al. 2000, S. 13)."

Allerdings verlangt dieses Vorgehen vom Forscher die Fähigkeit, einen Schritt zurückzutreten, denn "sobald wir die soziale Welt beobachten, unterliegt unsere Wahrnehmung einem *bias* (sic!), der damit zusammenhängt, dass wir, um sie zu untersuchen, zu beschreiben, über sie zu reden, mehr oder weniger vollständig aus ihr heraustreten müssen (Bourdieu und Wacquant 1996, 100)" um valide und reliable Daten zu erhalten (Strauss und Corbin 1996).

3.2 Forschungsdesign

Ziel dieser Arbeit ist die Charakterisierung der Versorgungssituation von Patienten mit umweltbezogenen Gesundheitsstörungen, bei denen es zur Ausprägung einer Versorgungskarriere gekommen ist, sowie die Entwicklung einer Theorie über die Einflussfaktoren zur Entstehung einer solchen. Die untersuchungsleitende Fragestellung lautet: *Welche Einflussfaktoren führen bei Patienten mit umweltbezogenen Gesundheitsstörungen zur Ausprägung einer Versorgungskarriere?* Grundlage zur Beantwortung dieser Fragestellung ist die Annahme eines bestehenden Versorgungsdreiecks in der Umweltmedizin, in welchem der Patient und die Versorgungseinrichtung (Leistungserbringer) die Hauptakteure sind und der Versicherungsträger/Hotline eine weitere Rolle als intervenierender Akteur spielt (siehe Abbildung 4).

Abbildung 4: Versorgungs-Dreieck in der Umweltmedizin: Akteure Patient, Versorgungseinrichtung und Versicherungsträger/Hotline

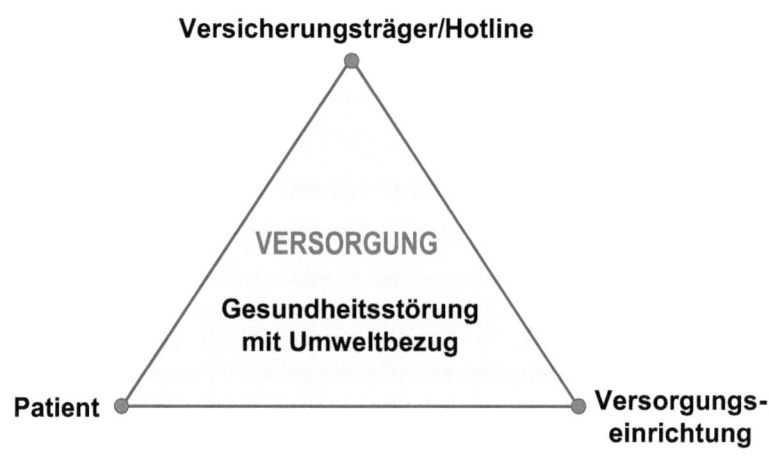

Im Gegensatz zur numerischen Generalisierung und der Orientierung an Mittelwerten von Grundgesamtheiten ist das Forschungsvorgehen am Einzelfall/spezifischen Phänomen orientiert (siehe Lettau und Breuer 2006) und das Ziel der Untersuchung eine theoretische Verallgemeinerung der gefundenen Ergebnisse. „Hierfür ist weniger die Zahl der untersuchten Personen oder Situationen entscheidend als die Unterschiedlichkeit der einbezogenen Fälle (maximale Variation) oder die theoretische Reichweite der durchgeführten Fallinterpretationen" (Flick 2000 , S. 260), denn „obgleich qualitative Forscher mit einer kleinen Fallzahl arbeiten, entdecken sie üblicherweise gewaltige Mengen an Informationen in ihren Untersuchungen (King et al. 1994, S. 4)." Eine maximale Kontrastierung (Variation) wird in dieser Arbeit durch die Einbeziehung aller Akteure des Versorgungsdreiecks erreicht.

Der Fokus meiner Untersuchung liegt auf einer Zustands- und Prozessanalyse zum Zeitpunkt der Studie und entspricht damit dem Forschungsdesign einer Momentaufnahme (Flick 2000). Verschiedene Erfahrungen und Wirklichkeiten werden in Interviews erhoben und miteinander verglichen. Anhand der unterschiedlichen Perspektiven der Akteure auf das Versorgungsgeschehen ist es

3 Empirische Annäherung

möglich, durch das Zusammenführen der Ergebnisse der drei Teiluntersuchungen eine Zustandsbeschreibung zum Zeitpunkt der Forschung zu geben.

Die im empirischen Teil der Arbeit (Abschnitt 0) vorgestellten Untersuchungsergebnisse basieren alle auf Primärerhebungen (Interviews).

Der methodologische Rahmen des Projektes ist entsprechend des Erkenntnisinteresses die Grounded Theory (Glaser und Strauss 1967, Glaser und Strauss 1998). Hiermit wird sowohl ein wissenschaftstheoretischer Forschungsstil bezeichnet als gleichzeitig auch ein Rüstzeug in Form von Einzeltechniken, mit deren Hilfe eine in den Daten (Interviews) begründete Theorie (eine „grounded theory") entwickelt werden kann (Strauss und Corbin 1996). Fragestellungen, die gewinnbringend mit der Grounded Theory zu untersuchen sind, befassen sich mit Individuen und Interaktionen zwischen Individuen, mit Beziehungen und Prozessen, die in einem bestimmten strukturellen, gesellschaftlichen oder kulturellem Rahmen stattfinden. Es sollte angenommen werden können, dass „noch nicht alle Konzepte, die in Bezug zu dem jeweils interessierenden Phänomenbereich stehen, gefunden und identifiziert wurden, zumindest nicht in dieser Population oder an diesem Ort" (Strauss und Corbin 1996, S. 22). Die Fragestellung dieser Arbeit entspricht diesen Merkmalen und Anforderungen und begründet die Anwendung der Grounded Theory.

Glaser und Strauss wandten sich mit ihrer Entwicklung gegen die Überbetonung des Überprüfens von Hypothesen hin zu einem Prozess des Entdeckens von Konzepten und Hypothesen, die für einen Forschungsprozess relevant sein können (Lamnek 2005). Die Grounded Theory bietet einen Satz nützlicher Verfahren, wie Leitlinien und Vorschläge für Auswertungstechniken, jedoch keine starr zu befolgende Anweisung oder ein Kochrezept (Strauss 1991, Strauss und Corbin 1996). Sie ist eine Forschungsstrategie, mit deren Hilfe sich das methodische Vorgehen aus dem Forschungsgegenstand ergibt (Glaser und Strauss 1967). Am Beginn des Forschungsprozesses steht ein möglichst unvoreingenommenes Vorgehen. Dies bedeutet nicht, dass sämtliches Vorwissen und alle Hintergrundinformationen „gelöscht" werden (müssen), sondern, dass ohne feste Konzepte in das Feld gegangen werden sollte. Diese Präkonzepte werden alsdann im Laufe der Auseinandersetzung mit dem Forschungsgegenstand revidiert und modifiziert (Lamnek 2005). Die Datenerhebung und -auswertung ist in diesem Prozess nicht linear angelegt, sondern rekursiv, d.h. mit den Ergebnissen zu einem Zeitpunkt X geht man wieder in das Ausgangsmaterial zurück und betrachtet es unter dem Gesichtspunkt des Standes zur Zeit X neu. Die Analyse des Datenmaterials und die weitere Fallauswahl erfolgen dabei bis zu einem gewissen Zeitpunkt (Sättigung der Daten) gleichzeitig und beeinflussen sich gegenseitig (Hildenbrand 2004).

Zur Datenerhebung habe ich mit den Patienten narrativ-biografische Interviews (siehe 3.3.2) und mit den professionellen Akteuren problemzentrierte Interviews nach Witzel (siehe 3.4.2) geführt. Ziel dieser Daten- und Methodentriangulation war es, den Untersuchungsgegenstand von mehreren Seiten aus zu betrachten. Datentriangulation bedeutet zum einen die Einbeziehung unterschiedlicher Datenquellen, d.h. dass zu verschiedenen Zeiten an verschiedenen Orten unterschiedliche Personen befragt werden. Zudem sollen durch die Triangulation von Datenquellen unterschiedliche Ebenen sozialer Realität einbezogen werden. Dazu werden beispielsweise Daten auf der Ebene von Individuen sowie von übergreifenden kollektiven Organisationen, Institutionen oder gesamten Gesellschaften erhoben (Prein et al. 1993, Flick 2004). Mit der Methodentriangulation wird stark die Verbindung qualitativer und quantitativer Methoden verbunden, jedoch auch der Einsatz verschiedener qualitativer Methoden bezeichnet (ebd.), wie sie in meiner Studie angewendet wurden.

Zeitraum der Datenerhebung war von Dezember 2004 bis März 2006. Jedes geführte Interview ist in die Auswertung aufgenommen worden. Insgesamt habe ich 17 Interviews geführt. In Abbildung 5 sind die in der Studie befragten Akteursgruppen, die dabei verwendeten Methoden und die Anzahl der Interviewpartner dargestellt.

Bei der Fallauswahl habe ich mich von der Methode des Theoretical Sampling (Glaser und Strauss 1967) leiten lassen. Das Theoretical Sampling orientiert sich an den konzeptuellen Vorannahmen und dem empirischen Verlauf der Forschung. Dabei entsteht durch die Minimierung und die Maximierung von Unterschieden eine gewünschte Varianz im empirischen Beobachten bis zur Sättigung. Eine maximierende Kontrastierung habe ich durch die Auswahl der Hauptakteure Patient, Versorgungseinrichtung und Versicherungsträger getroffen. Eine minimierende Kontrastierung wird dadurch erreicht, dass Einrichtungen einbezogen werden, die sich hinsichtlich des untersuchten Kriteriums maximal ähnlich sind. Die spezifischen Sampling-Entscheidungen ergeben sich dann während des Forschungsprozesses (Strauss und Corbin 1996).

3 Empirische Annäherung 81

Abbildung 5: In Untersuchung einbezogene Akteure, eingesetzte Methoden und Anzahl der Interviews

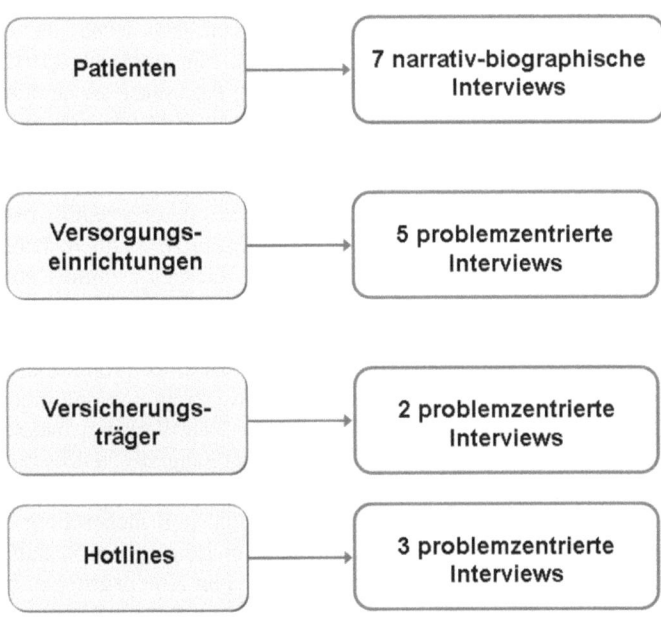

Bei der Datenerhebung, Datenverarbeitung und der Veröffentlichung der Ergebnisse wurden ethische Aspekte berücksichtigt. Ziel der Untersuchung und die Freiwilligkeit der Teilnahme wurden den Interviewpartnern ausführlich dargelegt. Die erhobenen Daten wurden vertraulich behandelt und nur anonymisiert weiterverarbeitet und ausschließlich wissenschaftlich veröffentlicht. Zum Teil wurde von den Interviewpartnern (professionelle Akteure) für die verwendeten wörtlichen Zitate eine Autorisierung eingeholt. Bei der face to face Interviewsituation war für den Interviewpartner deutlich erkennbar, dass es ein Interview ist und aufgezeichnet wird. Da dies während der Telefoninterviews nicht der Fall war, wurden die Interviewpartner im Vorfeld der Interviews darauf hingewiesen, dass das Gespräch aufgezeichnet und anonymisiert ausgewertet wird sowie das Einverständnis für die Aufzeichnung eingeholt.

Die mit einem MP3-Player aufgezeichneten Primärdaten (Interviews) habe ich transkribiert. Sie bilden das Ausgangsmaterial für die nachfolgenden Analyseschritte. Bereits während der Datenerhebung wurden die ersten Auswertungen durchgeführt, was zu einer Reihe von Entscheidungen für das weitere Vorgehen führte. Beispielsweise habe ich bei den ersten Interviews jedes „äh" des Interviewpartners und jedes zustimmende „mhm" von mir mittranskribiert. Im Verlauf der Auswertung habe ich jedoch festgestellt, dass diese zusätzlichen Informationen für die Beantwortung meiner Fragestellung nicht relevant sind und dass sie den Lesefluss sogar eher behindern und die in den Texten vorhandenen Informationen für mich ohne sie leichter zugänglich sind. Deshalb habe ich im Folgenden darauf verzichtet und sie auch wieder aus den bis dahin vorliegenden Transkripten entfernt. Um die Telefoninterviews aufzuzeichnen, habe ich die Mikrofonfunktion des Telefons benutzt und das Gespräch mittels eines MP3-Players aufgezeichnet.

Die Arbeit war in der Tradition von Forschungswerkstätten in zwei Arbeitsgruppen eingebunden: Eine Interpretationsgruppe Berliner Promotionsstipendiaten der Hans-Böckler-Stiftung und eine moderierte Projektgruppe innerhalb der NetzWerkstatt der Freien Universität Berlin. Die NetzWerkstatt bietet über das Institut für Qualitative Forschung eine standortunabhängige (da über das Internet vorgehaltene) Beratung und Begleitung von Qualifikationsarbeiten über den gesamten Forschungsprozess. Das Angebot richtet sich fächerübergreifend an Promovierende, die mit qualitativen Methoden im Bereich der Sozialforschung arbeiten. Die Zusammenarbeit findet online in festen Arbeitsgruppen und gruppenübergreifend im Plenum statt.

Durch die Einbindung in die genannten Arbeitsgruppen fand kontinuierlich eine konsensuelle Validierung statt. Bei der Validierung von Interpretationen wird der interpersonale Konsens als Gütekriterium herangezogen (Bortz und Döring 2001). Besonders hoch wird die Validität bei Konsensbildung in einer heterogenen Forschergruppe bewertet (ebd.). Eine heterogene Zusammensetzung war bei beiden Arbeitsgruppen von mir gegeben. Die Mitglieder der Gruppen hatten in der Zusammenschau eine gelungene Mischung aus Nähe und Distanz zu meiner Forschungsfrage und den eingesetzten Methoden.

3 Empirische Annäherung

3.3 Befragung der Patienten

Innerhalb der Grundgesamtheit von Patienten mit umweltbezogenen Gesundheitsstörungen gibt es ein weites Spektrum an Erkrankungen und Befindlichkeitsstörungen. Häufig liegt Multimorbidität vor, mit einer enormen Spannweite an Kombinationen aus Gesundheitsstörungen. Gemäß der unter 2.2.2 genannten und in dieser Arbeit verwendeten Definition von Gesundheitsstörungen waren diese sowie ggf. Diagnosen der Interviewpartner weder Einschluss- noch Ausschlusskriterium für die Auswahl. Ausschlaggebendes Kriterium war vielmehr Patienten mit so genannten umweltmedizinischen Versorgungskarrieren zu berücksichtigen, um meine Forschungsfrage nach den Bedingungen für die Entstehung solcher Karrieren zu beantworten.

Patienten sind Spezialisten in eigener Sache. Ziel der geführten Interviews war es, das vorhandene Wissen nutzbar zu machen, ihren Blickwinkel auf das Versorgungsgeschehen bei umweltbezogenen Gesundheitsstörungen zu erfahren sowie ihre Relevanzsetzungen und Sinnkonstruktionen hierzu kennen zu lernen.

3.3.1 Zugang zu den Patienten

Der Zugang zu den Patienten wurde hauptsächlich über den Kontakt mit den Vertretern der Versorgungseinrichtungen hergestellt. Am Ende des Interviews wurden diese gefragt, ob sie Kontakt zu einem Patienten mit o. g. Einschlusskriterium herstellen können. In allen Fällen mit direktem Patientenkontakt war dies möglich. Der Leistungserbringer nahm dann jeweils Kontakt mit seinem Patienten auf, schilderte ihm mein Anliegen und fragte, ob die Person bereit sei, an meiner Untersuchung teilzunehmen. Nach der Zusage durch den Patienten erfuhr ich seine Telefonnummer und nahm telefonisch Kontakt mit ihm auf. Während dieses ersten Gespräches habe ich dem Patienten meine Untersuchung vorgestellt, auftretende Fragen beantwortet sowie einen Interviewtermin mit ihnen abgemacht.

In einem weiteren Fall wurde der Zugang zu einem Interviewpartner über eine Selbsthilfegruppe hergestellt. Die Kontaktaufnahme mit einer bundesweiten Selbsthilfeorganisation war nicht zielführend. Der Zugang über eine Berliner Selbsthilfeorganisation hingegen erwies sich sofort als sehr fruchtbar und ich konnte direkt einen Interviewtermin vereinbaren.

Der gewählte Feldzugang hat sich als eine gute Möglichkeit zur Rekrutierung von Interviewpartnern für meine Fragestellung erwiesen. Alle angefragten Patienten haben sich zur Teilnahme an der Untersuchung bereit erklärt. Die hohe Responserate von 100 % erklärt sich insbesondere durch die persönliche Ansprache durch eine Vertrauensperson (Arzt). Motivierend hat sich sicherlich ausgewirkt, dass die Patienten entweder noch einen Leidensdruck durch ihre umweltbezogenen Gesundheitsstörungen haben oder dieser noch so präsent ist, dass sie bereit sind, an Untersuchungen zu dieser Thematik teilzunehmen. Ein weiterer Beweggrund könnte sein, dass sie dazu beitragen wollen, dass diese von ihnen in der Regel als unbefriedigend empfundene Versorgungssituation verbessert wird. Ein Termin für die Interviews konnte in der Regel kurzfristig anberaumt werden. Die vereinbarten Termine wurden immer eingehalten.

Gaben die Interviewpartner keine Präferenz hinsichtlich des Ortes des Interviews an, wurden diese in den Wohnungen der Interviewpartner durchgeführt. Dieses Vorgehen hat mehrere Vorteile. Zum einen finden die Gespräche in einer für den Interviewten vertrauten Umgebung, in seinem alltäglichen sozialen Kontext statt. Des Weiteren schafft dieses Vorgehen die Voraussetzung für eine gleich bleibend gute Tonqualität bei der Aufzeichnung. Andererseits erfordert es eine „Öffnung" des Interviewpartners, mich als „Fremde" in seine Wohnung und damit in seine Intimsphäre eindringen zu lassen. Einige Interviews wurden auf Wunsch der Patienten in einem Café geführt.

Die Interviewsituation war immer entspannt. Von Seiten der Interviewten war eine Erwartungshaltung hin zu einer stärkeren Strukturierung des Gespräches durch mich zu spüren, wohingegen der Erzählfluss jedoch unproblematisch angestoßen und gehalten werden konnte.

3.3.2 Narrativ-biographische Interviews

Eine zentrale methodologische Annahme der Biographieforschung besteht darin, gesellschaftliche Tatsachen über Sinn- und Bedeutungszuschreibungen der Handelnden zu erschließen. Das Wechselspiel des einzelnen Menschen mit der Gesellschaft wird als interpretativer Prozess gesehen und die Biographie des Einzelnen wird als soziales Konstrukt begriffen. Der Schwerpunkt der Betrachtung liegt auf der individuellen Form der Verarbeitung gesellschaftlicher und milieuspezifischer Erfahrungen (Marotzki 2004). Durch das narrative Interview ist dem Interviewpartner eine autobiographische Darstellung ausgehend von den eigenen Relevanzsetzungen möglich. In einem Leitfadeninterview hingegen wird dem Interview eine gewisse Struktur vorgegeben. Die Erzählung in einem narrativen Interview folgt hingegen der Logik des Interviewten (Jakob 1997). „Wenn wir z. B. an Krankengeschichten interessiert sind und etwas über den langjährigen Verlauf einer chronischen Krankheit erfahren möchten, können wir ebenso wenig wie bei einem Interesse an Berufsbiographien vorab ahnen, welche Lebensbereiche und -phasen für die Biographinnen bzw. Biographen zu diesen Themen-

3 Empirische Annäherung 85

feldern gehören und wann für sie die Geschichte des jeweiligen Lebensbereiches beginnt (Loch und Rosenthal 2002, S. 222)." Das narrative Interview bedient sich im wissenschaftlichen Prozess der Alltagskompetenz des Erzählens, über die die meisten Menschen verfügen (Loch und Rosenthal 2002). Es fällt in dieser Form allerdings aus dem gewohnten Rahmen alltäglicher Verständigungsformen heraus. Die offene Erzählaufforderung am Anfang des Interviews, das ganze Leben oder zumindest große Zeitspannen daraus so zu erzählen, wie der Interviewte es möchte, stellt ihn vor eine ungewohnte Aufgabe. Auch wenn er im Alltag häufig Selbsterlebtes erzählt hat, so verlangt die Aufgabe, einen erheblichen Teil seines Lebens in einem einzigen erzählerischen Entwurf zu präsentieren, die Schaffung einer neuen Perspektive und Sinnstiftung. Im Erzählprozess muss er fortwährend entscheiden, welche Ereignisse und Aspekte seines Lebens erzählwürdig und biografisch relevant, welche erklärungsbedürftig sind, wie viel problematische Erfahrungen oder Konflikte er eigentlich offenbaren will und wie er die Erwartungen des Interviewers entsprechen kann. Mit der Aufgabe, seine ganzen lebensgeschichtlichen Erfahrungsabläufe im Auge zu behalten, sie aber wiederum auf den thematischen Fokus zu beziehen und dessen biografische Bedeutung herauszuarbeiten, wird dem Interviewten eine hohe Leistung abverlangt. Die Erzählaufgabe ist weit von seinen alltagsweltlichen Erzählanlässen entfernt und erfordert eine erzählerische Neuschöpfung und Bewertung seiner Lebensgeschichte hinsichtlich der Fragestellung (Lucius-Hoene und Deppermann 2004). Diese Form des Interviewens wurde von Schütze (1976) in den 1970er Jahren entwickelt und wird häufig bei lebensgeschichtlichen Fragestellungen eingesetzt (Hopf 2004).

Die Konstruktion einer narrativen Identität hat auch eine soziale Dimension – stellt einen großen Freiraum für den Erzähler dar. Er kann sich in einer Kommunikationssituation mit einem ihm zugewandten Zuhörer mit Aspekten seiner Identität auseinander setzen und eigene biografische Sinnfragen klären. In der erzählerischen Auseinandersetzung mit der eigenen Biografie kann es allerdings auch zur Entwicklung von Rechtfertigungs- und Begründungsbedürfnissen kommen (Lucius-Hoene und Deppermann 2004).

3.3.3 Phasen des Patienteninterviews

Beim Aufbau der narrativ-biographischen Interviews und der Gesprächsführung habe ich mich an Loch und Rosenthal (2002) orientiert. In der ersten Phase (Haupterzählung) habe ich versucht, eine biographische Erzählung hervorzurufen und den entstehenden Erzählbogen nicht durch weitere Fragen zu stören. Am

Anfang des Interviews stand deshalb eine offen gehaltene Erzählaufforderung, die ich thematisch auf meine Fragestellung hin eingegrenzt habe.
Der Ablauf der Patienteninterviews war in der Regel folgender:

- Vorstellung meiner Person,
- Hintergrund des Interviews (Thema der Promotion, gesellschaftliche Relevanz des Themas),
- Zusicherung der Anonymität der Daten,
  - Erklärung, dass und wie Interview aufgezeichnet wird,
  - Schaffung einer offenen Atmosphäre, zwangloses Gespräch, Konversation,
  - Konkretisierung meines Forschungsanliegens und zwar:

„Ich interessiere mich für die Lebensgeschichten von Menschen mit umweltbezogenen Gesundheitsstörungen. Ich möchte Sie bitten, mir Ihre Lebensgeschichte zu erzählen."

Nach Loch und Rosenthal (2002, S.227) ist diese Eingangsfrage bereits leicht vorstrukturiert, da der Forschungskontext genannt und die Lebenserzählung mit einem Thema verknüpft wird. Auf diese Erzählaufforderung folgte eine biographische Selbstpräsentation des Patienten, die von mir nicht unterbrochen wurde. Der Erzählende strukturierte die Haupterzählung selbst und konnte ohne temporale Einschränkungen den biographischen Zeitpunkt bestimmen, an dem er seine Erzählung begann. Während der Haupterzählung entstandene Fragen habe ich notiert, sie dienten als personenbezogener Leitfaden für spätere Nachfragen. Eine narrative Erzählung konnte auf diese Art bei allen Interviewpartnern erstaunlich problemlos ausgelöst werden. Bei auftretenden Stockungen habe ich motivierende Fragen gestellt wie z. B.: „Und wie ging es dann weiter?" oder habe versucht, durch aktives Zuhören beim Verbalisieren von Gefühlen und schwierigen Lebenssituationen zu helfen.

In einer zweiten Phase wird der Interviewpartner durch erzählinterne Nachfragen entlang der während der Haupterzählung vermerkten Notizen zu weiteren Erzählungen aufgefordert. Dies betrifft unverständlich gebliebene, noch nicht ausreichend detaillierte oder nur angedeutete Abschnitte. Hierbei wird versucht, zu argumentativ präsentierten Themen Narrationen zu evozieren. Nachfragen beziehen sich beispielsweise auf in der Erzählung benannte Situationen: „Sie erwähnten vorhin die Situation x, können Sie mir diese noch einmal genauer schildern?" (Loch und Rosenthal 2002). Während dieser zweiten Phase habe ich

3 Empirische Annäherung

zuerst gezielt zu Aspekten des in der ersten Phase Erzählten Nachfragen gestellt. Anschließend an die erzählinternen Nachfragen habe ich externe an der Forschungsfrage orientierte Fragen gestellt, um bisher nicht erwähnte Abschnitte der Krankheitsbiographie zu rekonstruieren. Ziel dieser Fragen war es,

- einen möglichst lückenlosen Verlauf der Versorgungskarriere rekonstruieren zu können,
  - zu erfahren, welche Ansprechpartner bekannt sind,
  - welcher Erstkontakt genannt wird,
  - welche Schwierigkeiten, Barrieren und Restriktionen erlebt wurden und
  - welche positiven Erlebnisse die Patienten in Zusammenhang mit ihrer Erkrankung gemacht haben.

In einer dritten Phase habe ich folgende standardisierte Fragen gestellt:

- „Haben Sie bisher das Gefühl gehabt, dass Ihnen entsprechend Ihren Bedürfnissen geholfen wurde?" (zur Ermittlung der Bedarfsgerechtigkeit der Versorgung)
- „Welche Wünsche haben Sie bezogen auf Ihre umweltmedizinische Versorgung?"

Im Anschluss an die Interviews habe ich meine Interviewpartner gefragt, ob ich ihnen noch soziodemografische Fragen stellen dürfe. Um die soziodemografischen Faktoren zu ermitteln, habe ich die „Demographischen Standards" der Empfehlung des Arbeitskreises Deutscher Marktforschungsinstitute (ADM), der Arbeitsgemeinschaft Sozialwissenschaftlicher Institute (ASI) und des Statistischen Bundesamtes als Basis genommen (Jöckel et al. 1998).

Direkt im Anschluss an das Interview habe ich ein Post-Script in Form eines Memos geschrieben, in dem ich Ort, Uhrzeit, Dauer des Interviews und die Interviewsituation beschrieben habe. Gerade die Schilderung der Interviewsituation kann bei der Auswertung sehr hilfreich sein, um sich die Umstände des Interviews wieder zu vergegenwärtigen und um evtl. aufgetretene Störungen oder andere Besonderheiten bei der Auswertung berücksichtigen zu können, weil Störungen nach Lettau und Breuer (2006) wichtige Informationen über den Wissenschaftler und den Forschungsgegenstand transportieren können.

In den meisten Fällen waren die Interviewpartner vor dem Interview gar nicht so sehr an Informationen zu der Untersuchung interessiert. Meiner Wahrnehmung nach war ein gewisser innerer Druck vorhanden, die eigene Krankengeschichte zu erzählen. Vielleicht deshalb, weil ein professioneller Akteur da ist, der sich Zeit und sie ernst nimmt und sie ohne Limitierungen erzählen können.

Darüber hinaus habe ich auch ein eher altruistisches Motiv wahrgenommen und zwar, dass durch ihre Mithilfe etwas an der Versorgungssituation verbessert werden kann und damit anderen geholfen werden kann. Nach Abschluss des Interviews haben die Interviewpartner dann üblicherweise doch noch näher zur Untersuchung nachgefragt.

3.4 Befragung der Versorgungseinrichtungen

Die Versorgungsleistungen in der Umweltmedizin werden von verschiedensten Einrichtungen wahrgenommen. Es wurden fünf verschiedene Anbieter von Versorgungsleistungen in Berlin ausgewählt und Vertreter dieser Institutionen interviewt. Auswahlkriterium war die Annahme, dass es sich hierbei um die relevantesten Anbieter von Versorgungsleistungen handelt. Vertreter folgender Einrichtungen wurden interviewt:

- Öffentlicher Gesundheitsdienst
- Universitäre umweltmedizinische Einrichtung
- Privater Anbieter umweltmedizinischer Leistungen bzw. niedergelassener Arzt mit der Zusatzbezeichnung Umweltmedizin

Eine scharfe Abgrenzung war nicht immer möglich. Ein Interviewpartner beispielsweise hat die Zusatzbezeichnung Umweltmedizin, rechnet über seine Praxis ab, aber interviewt hatte ich ihn eigentlich als Vertreter eines privaten Zentrums, an das man sich bei umweltmedizinischen Fragestellungen wenden kann. Die Rechtsform dieses Zentrums wiederum ist die eines eingetragenen Vereins.

Bezogen auf die Anzahl der in der umweltmedizinischen Versorgung Tätigen habe ich einen hohen Prozentsatz davon in meine Untersuchung ausgeschöpft. In der Zeitschrift „Umweltmedizin in Forschung und Praxis" wird regelmäßig eine Übersicht über umweltmedizinische Beratungsstellen und Ambulanzen veröffentlicht und diese enthielt zum Zeitpunkt meiner Datenerhebung für Berlin sechs Einträge (bei dieser Übersicht ist jedoch nicht sichergestellt, dass die dort aufgeführten Institutionen auch tatsächlich aktuell ein Regelversorgungsangebot anbieten).

3 Empirische Annäherung

3.4.1 Zugang zu den Versorgungseinrichtungen

Der Zugang zu Vertretern des Öffentlichen Gesundheitsdienstes sowie mit einem privaten Anbieter umweltmedizinischer Leistungen war unproblematisch. Bei meinem ersten Anruf konnte ich sofort mit dem jeweiligen Leistungsanbieter sprechen und einen Interviewtermin abmachen.

Einen Interviewtermin mit einem Vertreter einer universitären umweltmedizinischen Einrichtung zu bekommen, gestaltete sich anfangs schwierig. Bei einem Vertreter habe ich zwei Monate lang erfolglos probiert, einen Interviewtermin zu bekommen. Bei einem anderen Vertreter habe ich dann leicht einen Interviewtermin vereinbaren können.

Bei der Rekrutierung eines niedergelassenen Arztes mit der Zusatzbezeichnung Umweltmedizin als Interviewpartner wurde mir zuerst Misstrauen entgegengebracht, das mit Hilfe einer schriftlichen Erläuterung des Vorhabens und dem expliziten Hinweis auf die wissenschaftliche Fragestellung und Bearbeitung des Themas ausgeräumt werden konnte.

3.4.2 Problemzentrierte Interviews

Untersuchungsanlage dieser Studie war es, von den interviewten Leistungserbringern Auskunft über ihr eigenes Handlungsfeld zu bekommen. Bezogen auf das untersuchte Handlungsfeld haben sie privilegierten Zugang zu Informationen über Strukturen und Strukturzusammenhänge sowie Akteure und Entscheidungsprozesse.

Konkret wurden problemzentrierte Interviews (PZI) nach Witzel (1989, 2000) geführt, einem theoriegenerierenden Verfahren, in dem der vermeintliche Gegensatz zwischen Theoriegeleitetheit (Theorien als vorangegangene Erfahrungen über den Gegenstand) und Offenheit durch ein induktiv-deduktives Wechselspiel versucht wird aufzuheben. Das PZI strebt eine möglichst unvoreingenommene Erfassung individueller Handlungen sowie subjektiver Wahrnehmungen und Verarbeitungsweisen gesellschaftlicher Realität an und ist an das theoriegenerierende Verfahren der Grounded Theory (Glaser und Strauss 1967) angelehnt (Witzel 2000). Bei der Gestaltung des Interviews wird auf „erzählungsgenerierende" und „verständnisgenerierende Kommunikationsstrategien" zurückgegriffen. Zu den erzählungsgenerierenden Kommunikationsstrategien zählt eine vorformulierte Eingangsfrage, durch die das Gespräch auf das zu untersuchende Problem zentriert wird. Die thematischen Aspekte der auf die Einleitungsfrage folgenden Erzählsequenz können im weiteren Verlauf des Interviews zur Aufrechterhaltung des roten Fadens vom Interviewer aufgenommen werden. Das dem Prinzip der Offenheit folgende induktive Vorgehen wird beim Einsatz der verständnisgenerierenden Kommunikationsstrategien durch deduktive Strategien ergänzt. Unter Nutzung bereits bestehenden oder im Interview selbst erworbenen Wissens werden dem Interviewpartner Fragen gestellt, die entweder eine Zurückspiegelung von bereits Gesagtem, klärende Verständnisfragen oder auch Konfrontationen (eher selten, nur wenn gutes Vertrauensverhältnis hergestellt worden ist) sind (ebd.).

Zusammenfassend bieten PZIs die Möglichkeit, bereits vorhandenes Vorwissen einzubeziehen und zu reflektieren, gleichzeitig ermöglicht und fordert die Methode des PZI Offenheit, um Neues zu erfahren und eine Theorie zu generieren. Die Befragten erhalten die Möglichkeit, sich sowohl mit Erzählungen als auch mit Beschreibungen und Argumentationen mitteilen zu können und auf diesem Wege ausführlich ihre Sicht darzustellen. Auf neue thematische Impulse des Interviewers hin bietet die Methode ihnen die Gelegenheit, diese Bereiche in ihre Ausführungen aufzunehmen.

3.4.3 Leitfaden für Interview Versorgungseinrichtung

Der Leitfaden unterstützt den Forschenden als Gedächnisstütze, bietet ihm einen Orientierungsrahmen und fördert eine Vergleichbarkeit der Interviewergebnisse (Witzel 2000, Bortz und Döring 2001). Die vorformulierte Eingangsfrage ist ein Mittel der Fokussierung des Interviews auf die zu untersuchende Fragestellung (Witzel 2000). Wie in 3.2 dargelegt, war die Datenerhebung rekursiv angelegt und der Leitfaden entwickelte sich im Laufe der Untersuchung weiter. Aufgrund der Auswertung bereits durchgeführter Interviews wurden neue Aspekte in den Leitfaden aufgenommen und bestehende Inhalte des Leitfadens teilweise modifiziert. Im Folgenden sind die Eingangsfrage sowie die einzelnen Punkte des Leitfadens dargestellt, wie sie letztendlich in den Interviews verwendet wurden:

A) Eingangsfrage
„Schildern Sie mir bitte die Versorgungssituation von Patienten mit umweltbezogenen Gesundheitsstörungen in Berlin allgemein und speziell das Versorgungsangebot an Ihrer umweltmedizinischen Einrichtung."

B) Folgefragen
1. Welche Versorgungsangebote bieten Sie umweltmedizinischen Patienten, die sich an Sie wenden?
2. Wie findet der Erstkontakt zu den Patienten statt?
3. Wie erfahren die Patienten von Ihrem Versorgungsangebot?

3 Empirische Annäherung

4. Welche Informationen über das Versorgungsangebot in Berlin haben Sie?
5. Hat sich die Versorgungslandschaft in Berlin über die Jahre verändert?
6. Welche Wünsche an das Versorgungsangebot haben die Patienten?
7. Welche Abrechnungsmöglichkeiten gibt es und wie beurteilen Sie diese?
8. Wie hoch schätzen Sie die Prävalenz?
9. Wer sollte „doorkeeper" für umweltmedizinische Patienten sein, d.h. die Patienten einer adäquaten umweltmedizinischen Versorgung zuführen?
10. Ist das Versorgungsangebot in Berlin aus Ihrer Sicht bedarfsgerecht?
11. Wenn nicht, welche Barrieren oder Hemmnisse existieren aus Ihrer Sicht?
12. Und welche Barrieren oder Hemmnisse existieren hinsichtlich der Inanspruchnahme durch die Patienten?
13. Gibt es aus Ihrer Sicht hinsichtlich der Inanspruchnahme der Versorgungsangebote Unterschiede zwischen einzelnen Bevölkerungsschichten?
14. Haben Sie Erfahrungen mit umweltmedizinischen Kooperationen oder Modellprojekten? Wenn ja, welche?
15. Sind Sie an zukünftigen Kooperationen oder Modellprojekten interessiert? Wenn ja, was für Projekte? Wer sollte sie initiieren, wie sollte die Finanzierung erfolgen, was wäre aus Ihrer Sicht zu beachten?

3.5 Befragung der Versicherungsträger und Hotlines

Während des ersten Interviews mit einem Vertreter eines Versicherungsträgers zeigte sich, dass die Hotline der Krankenkasse eine wichtige Rolle bei der Versorgung der Patienten spielt. Sie stellt einen niederschwelligen Ansprechpartner dar, bei dem von Seiten der Versicherten Kompetenz und Informationen über Hilfsangebote vermutet werden. Aus diesem Grunde habe ich auch mit Vertretern von Hotlines telefonische Interviews geführt. Geplant waren drei Interviews mit Mitarbeitern von Versicherungsträgern. Nachdem ich zwei Interviews mit Vertretern von Versicherungsträgern und zwei Interviews mit Vertretern von Hotlines geführt hatte, habe ich mich entschieden, keine weiteren Interviews mit Mitarbeitern von Versicherungsträgern zu führen und dafür noch eines mit einem Hotlinevertreter. Während des offenen Codierens des zweiten Interviews mit einem Mitarbeiter eines Versicherungsträgers zeigten die Daten eine Sättigung und wenig Ansätze für Lösungsvorschläge hinsichtlich der Verbesserung der Versorgungssituation. Die kurzen Telefoninterviews mit den Vertretern von Krankenkassenhotlines zeigten während des offenen Codierens dagegen sehr interessante Ansätze.

3.5.1 Zugang zu den Versicherungsträgern und Hotlines

Ausgewählt habe ich zwei große Versicherungsträger mit einer hohen Anzahl von Versicherten. Von den Versicherungsträgern wurde mein Anliegen freundlich aufgenommen, jedoch wussten sie nicht auf Anhieb, welcher Gesprächspartner für mein Anliegen zutreffend wäre. Ein Interview habe ich mit dem Leiter der Abteilung Grundsatzfragen, ein anderes mit dem Pressesprecher der Krankenkasse geführt.

Die Hotlines der Krankenkassen dienen als Ansprechpartner für die jeweiligen Versicherten. Bei einer Hotline war der Zugang für mich als Forscherin sehr einfach. Nachdem ich mein Anliegen geschildert hatte, konnte ich mit dem Leiter der Hotline ein Interview führen. Bei einer anderen Hotline gestaltete sich der Zugang schwieriger. Nach einem Gespräch und Rückruf von der Service-Hotline und einem Gespräch mit dem Pressesprecher wurde ich an die Ärztehotline verwiesen. Nachdem ich dort einen Gesprächspartner hatte und sagte, dass ich das Gespräch gerne aufzeichnen möchte, sollte ich mein Vorhaben schriftlich anzeigen. Daraufhin wurde ich von einem Mitarbeiter zurückgerufen, mit dem ich das Telefoninterview führen konnte.

3.5.2 Leitfaden für Interview Versicherungsträger und Hotlines

Mit den Vertretern von Versicherungsträgern und von Hotlines habe ich problemzentrierte Interviews geführt.

Der Leitfaden für die Interviews Versicherungsträger beinhaltet folgende Aspekte:

1. Vorhandene Informationen über umweltmedizinische Versorgungsstrukturen allgemein: Berlin, deutschlandweit
2. Kenntnisse über umweltmedizinische Versorgungsstrukturen für die eigenen Versicherten
3. Kassenspezifische Versorgungsangebote und ggf. ihre Nutzung durch die Versicherten
4. Interesse an zukünftigen Kooperationen, Modellprojekten
5. Vorhandene Grenzen und Barrieren
6. Einschätzung der bestehenden Versorgungssituation und -qualität

3 Empirische Annäherung 93

Für die Interviews mit den Hotlines gibt es keinen Leitfaden, sondern eine Eingangsfrage und thematische Nachfragen während des Interviews. Der Stimulus lautet:
„Was passiert, wenn jemand bei Ihnen anruft und umweltbezogene Gesundheitsstörungen schildert?"

3.6 Reflektion des Forschungsprozesses und der Felderfahrungen

Rückmeldungen meiner Interviewpartner verwiesen auf die Notwendigkeit, den Begriff des *Interviews* innerhalb der qualitativen Forschung zu überdenken bzw. sich dafür zu sensibilisieren, welche Assoziationen er beim Interviewten hervorrufen kann. In der Theorie wird mit Interview die Datenerhebung qualitativer Untersuchungen in dialogischer Form mit vom Thema Betroffenen oder anderen Akteuren des untersuchten Handlungsfeldes bezeichnet. Bei den Untersuchungspartnern evoziert der Begriff hingegen oftmals die Vorstellung eines „Frage-Antwort-Spiels" wie in einem Fernseh- oder Radiointerview oder des „Abhakens" eines vorgefertigten Fragenkataloges in der Tradition quantitativer Forschung. Dies kann bei den Interviewten Auswirkungen auf das Verständnis der eigenen Rolle haben, indem der Fokus auf der Funktion eines Informationsbeschaffers, eines Probanden oder gar einer Versuchsperson liegen kann. In der qualitativen Sozialforschung dagegen wird der Interviewte als Spezialist des jeweiligen thematischen Bereiches begriffen und durch die Offenheit der Untersuchungsmethode stärker als Akteur in der Interaktion ernst genommen. Um die in dieser Vorgehensweise liegende Erkenntnisressource adäquat nutzen zu können, ist es wichtig, den Interviewpartner im Vorfeld möglichst präzise über die an ihn gerichteten Erwartungen und den geplanten Ablauf sowie die Rahmenbedingungen des Interviews zu informieren. Im ersten Kontakt kann es von Vorteil sein, nicht von einem Interview, sondern von einem *Gespräch* zu reden.

Nach meinen Erfahrungen ist es nicht möglich, eine pauschale Empfehlung zu geben, sondern die Begriffswahl sollte entsprechend der Forschungsfrage und gemäß den Feldbedingungen getroffen werden. In dieser Untersuchung gab es auch bei allen drei einbezogenen Akteursgruppen Irritationen über die eigene Rolle. Für die Gruppe der Patienten ist es aus meiner Sicht sinnvoll, den Ausdruck *Gespräch* zu nutzen; wohingegen bei den Interviews mit den professionellen Akteuren dieser Begriff eine zu unwissenschaftliche Konnotation haben kann und es aus meiner Sicht ratsam ist, den Begriff *Interview* beizubehalten und dafür die Interviewpartner umfassend aufzuklären und sich als Forscher der gegebenenfalls auftretenden Erwartungen über den Ablauf und der Rollenverteilung während des Interviews bewusst zu sein.

Wichtig zu reflektieren sind meine Rolle im Forschungsfeld und die Subjektivität der Erkenntnissituation. Um diese Subjektivität für den Prozess der Erkenntnisgewinnung produktiv nutzbar zu machen, ist es wichtig, meine Vorstellungen und Konzepte vom Untersuchungsfeld (Präkonzepte) darzulegen (Lettau und Breuer 2006). Aufgrund von 12 Jahren Erfahrung im Gebiet Gesundheit und Umwelt war es nicht möglich, völlig ohne Präkonzepte in das Feld zu gehen.[3] Ich habe bisher die Erfahrung gemacht, dass die Umweltmedizin oftmals als unbefriedigend für alle beteiligten Akteure erlebt wird, da den Patienten häufig nicht entsprechend ihren Bedürfnissen geholfen werden kann. Meine Sozialisation in dem Feld startete in dem eher messbezogenen Ingenieursbereich. Dies deckt zwar einen Teil des Geschehens ab, aber meiner Erfahrung nach ist es wichtig, die Gesundheitsstörungen als multifunktionales Geschehen zu sehen und insbesondere die psychosozialen Aspekte einzubeziehen. In den Interviews habe ich gemerkt, dass sich sofort eine innere Zustimmung zu den professionellen Akteuren einstellte, die meine Meinung teilten und ich skeptisch gegenüber einer rein biomedizinischen Herangehensweise bin. Sicherlich muss reflektiert werden, inwieweit dies Auswirkungen auf meine Auswertung hatte. Möglicherweise habe ich eher biomedizinischen Aussagen einen niedrigeren Stellenwert eingeräumt. Dem ungeachtet kann es auch innerhalb der Forschungsinteraktion eine bedeutsame Rolle gespielt haben.

Wer hat mich als professionellen Akteur wahrgenommen? Welche Auswirkungen hatte dies auf die Interaktion während der Interviews?

Von den Patienten wurde ich ausnahmslos als professionelle Akteurin wahrgenommen. Während der Interviews habe ich unterschwellig oder auch konkret durch Aussagen der Interviewpartner oftmals die Erwartungshaltung verspürt, durch meine Arbeit entweder ihre konkrete Situation verbessern zu können oder insgesamt zu einer Verbesserung beizutragen. Zweitgenannter Punkt ist ein Ziel der Arbeit und eine von mir erwünschte Motivation der Gesprächspartner.

Die Interviewpartner von Versorgungseinrichtungen, Versicherungsträgern und Hotlines haben mich als Expertin wahrgenommen. Von einem interviewten Leistungserbringer habe ich mich während des Interviews dazu veranlasst gesehen, mich als Expertin auszuweisen. Er hat zu Beginn versucht, herauszufinden, ob er sich mit mir „auf Augenhöhe" unterhalten kann. Nachdem ich meine Fachkompetenz herausgestellt hatte, antwortete er mit: „Ja o.k., dann ist es in Ordnung." Zum Schluss des Interviews verwies er darauf, dass er immer die Sorge

---

[3] Dies ist auch keine Forderung, die erhoben wird. Siehe hierzu: Kelle und Kluge 1999, S. 17: „... und es gehört zu den wenigen theoretischen Aussagen, in der fast alle modernen wissenschaftsphilosophischen Schulen übereinstimmen, dass es keine „keine Wahrnehmung geben (kann), die nicht von Erwartungen durchsetzt ist, ...".

3 Empirische Annäherung

habe, verkürzt dargestellt zu werden und dadurch möglicherweise ausgelöste rechtliche Konsequenzen fürchte. Durch diese Offenheit meines Interviewpartners zeigte sich, welch massiven Ängste sich hinter einem bestimmten Interviewverhalten verbergen können.

Meine Kontakte mit den Patienten vor den Interviews waren auf kurze Telefonate zur Terminvereinbarung beschränkt. Mir war im Vorfeld nicht bekannt, ob sie alle über eine hinreichende narrative Kompetenz verfügen würden. Diese war in allen Interviews entsprechend gegeben. Eine Gesprächspartnerin hatte im Vorfeld Bedenken, ob sie der Termin zu stark beanspruchen würde. Wir haben den Termin mit der Maßgabe durchgeführt, dass sie ihn jederzeit abbrechen kann, was allerdings nicht notwendig war.

Im Anschluss an das Interview boten mir die Interviewpartner aus der Gruppe der Patienten häufig von sich aus einen Zweitkontakt an: wenn ich noch weitere Fragen hätte, könne ich mich melden. Oder sie würden mir bei Bedarf einen Kontakt mit anderen Interviewpartnern vermitteln.

Für die Patienten schien das Interview mehrere Funktionen zu erfüllen. Sie möchten, dass in dem Gebiet mehr geforscht wird und deshalb einen Teil dazu beitragen. Und sie können in der Gesprächssituation mit einem Fremden ihre Geschichte neu reflektieren, darstellen und gegebenenfalls für sich ein Stück weit klären.

I.: Wie haben Sie denn dass jetzt so erlebt, dass Interview oder das Gespräch jetzt so mit mir?
N.: Ich habe das erste Mal das gemacht, ich höre mich eigentlich normalerweise nicht so gerne reden oder ich bin eigentlich ein stiller Typ, also gut, mit meinen Freunden quatsche ich auch immer drauf los aber ähm, Sie sind mir sehr sympathisch rüber gekommen, also auch so eine aufgeschlossene Person, der man gerne etwas erzählt, weil ich auch das Gefühl habe, Sie hören mir zu, [...] stellen Ihre Fragen, eigentlich auch ganz gut, dass jetzt nicht diese Strichliste war: Ok, jetzt Frage 10, Frage 9, sondern auf dem Gespräch aufbauend, fand ich eigentlich sehr gut. [...] Ich würde dass wahrscheinlich auch immer wieder machen. Wenn mich jetzt jemand fragen würde, ob ich dass machen würde, würde ich sagen: Ja.
I.: Dass ist schön.
N.: Dass ist vielleicht auch gut, mal jemanden was zu erzählen, der einen nicht kennt. Als vielleicht der Partner, oder die Eltern halt, die Freunde. Die kennen einen ja. Und die würden dann wahrscheinlich irgendwann nicht mehr richtig zuhören, weil sie irgendetwas anderes im Kopf haben, sondern dass einer neutralen Person erzählt, die einen nicht kennt.
[Frau Blum, Absätze 105-110]

Dieser Interviewausschnitt verdeutlicht, dass der qualitative Ansatz für diese Forschungsfrage ein ziel führender Ansatz ist.

In zwei Interviews mit Vertretern von Versorgungseinrichtungen war es mir kaum möglich, Narrationen zu erzeugen. Da ich mit ihnen problemzentrierte Interviews geführt habe, war es methodisch nicht so ausschlaggebend. Jedoch zeigte sich, dass ich in diesen Interviews auch am wenigsten neue Erkenntnisse generieren konnte. Die gesamte Situation war mehr die eines Interviews im Frage-Antwort-Stil als die eines Gespräches. Nach in der Regel kurzen, präzisen Antworten schauten die beiden Interviewpartner mich fragend an oder signalisierten mir auf andere Weise, dass sie fertig wären mit ihrem Statement und ich jetzt meine nächste Frage stellen könnte. Dies kann im Zusammenhang damit stehen, dass dies die am „biomedizinisch geprägtesten" Mediziner waren und dass sie unter dem größten Zeitdruck standen.

In meinem ersten Interview mit einem Mitarbeiter eines Versicherungsträgers „kippt" das Interview nach ca. 42 Minuten. Es kam kein Input mehr von meinem Interviewpartner und ich habe angefangen zu erzählen und Input zu geben, um insgesamt ein Interview mit der Länge von 60 min zu führen. Das nächste Interview mit einem Vertreter eines Versicherungsträgers habe ich drei Monate später geführt und mit mehr Interview- und Auswerteerfahrung nach 30 Minuten beendet, weil keine neuen Informationen mehr generiert werden konnten.

Ein Vertreter von Versicherungsträgern hakte bereits während des Interviews nach, ob die Einrichtungen und Ärzte, mit denen ich bisher gesprochen habe, sich irgendwie darüber beklagt hätten, dass die Krankenkassen zu wenig machen würden oder aber mehr machen sollten. Es wurde deutlich, dass durch das Interview ein Problembewusstsein geschaffen wurde. Allerdings ist es auch interessant, dass die Meinung des Patienten von meinem Interviewpartner nicht als relevant erachtet wurde, obwohl ich in meiner Eingangserklärung deutlich darauf hingewiesen hatte, dass die Patientensicht ein Hauptaugenmerk meiner Untersuchung darstellt.

Von einem meiner Interviewpartner wird bereits zeitig und im Verlauf des Gespräches wiederholt auf das eigene Angebot einer Hotline hingewiesen. Von dem anderen Gesprächspartner kein einziges Mal, obwohl ich aufgrund meiner Erfahrungen aus dem anderen Interview auf eine Aussage hierzu gewartet habe und auch versucht habe, mit meinen Nachfragen eine Brücke zu diesem Angebot, dass auch von diesem Versicherungsträger existiert, zu bauen. Ein durchaus bemerkenswerter Aspekt, dass dieses Versorgungsangebot bei einem Repräsentanten sehr präsent ist und einen unwahrscheinlich wichtigen Aspekt der Angebote an die eigenen Versicherten darstellt und von dem anderen Vertreter überhaupt nicht erwähnt wird.

Eine Interviewpartnerin erfüllte das Einschlusskriterium der vorausgegangenen Patientenkarriere meinen Vorstellungen nach nur ungenügend. Aufgrund

3 Empirische Annäherung

der Rekrutierung über die Vertreter von Versorgungseinrichtungen konnte ich dies jedoch erst im Interview feststellen. Während des telefonischen Erstkontaktes habe ich zwar versucht herauszubekommen, ob eine Versorgungskarriere vorliegt. Jedoch habe ich es sowohl aus methodischen Gründen als auch aus Respekt gegenüber den sich zum Interview bereit erklärenden Personen als nicht sinnvoll erachtet, bereits im Vorfeld den bereits zurückgelegten Versorgungsweg zu erfragen. Interessanterweise hat die betreffende Interviewpartnerin sowohl bei dem vermittelnden Leistungserbringer als auch bei mir den Eindruck hinterlassen, dass sie bereits eine kleine Odyssee hinter sich hat. Erst bei der Auswertung des Interviews ist mir die vergleichsweise geringe Anzahl von Kontakten mit Versorgungseinrichtungen aufgefallen. Trotzdem habe ich dieses Interview in die Auswertung mit aufgenommen, weil die Gesprächspartnerin auf jeden Fall eine „gefühlte" Versorgungskarriere hat.

Es ist mir ein Anliegen, hier die Grundlage meiner Auswertungen zu hinterfragen: Die Transkripte. Wenn man die Tonaufnahme als eine Art objektives Protokoll betrachtet, die Akustisches festhält und reproduzierbar macht, so ist das Transkript ein Dokument, das zwar der unverfremdeten Rekonstruktion des tatsächlich Gesagten dienen soll, diesen Anspruch aber nie vollkommen einzulösen vermag. Was bedeutet dies methodisch, welche/wessen Realität wird beim Transkribieren rekonstruiert? Transkripte sollten immer kritisch hinterfragt werden. Sie sind lediglich eine Rekonstruktion des Gesagten, in die bereits erste Unschärfen eingeflossen sind.

Ungefähr die Hälfte der von mir geführten Interviews habe ich selbst transkribiert. Aus zeitökonomischen Gründen habe ich die verbleibenden Interviews von einer professionellen Transkriptionsschreibkraft verschriftlichen lassen. War sich diese bei einzelnen Wörtern oder auch Satzstücken unsicher, hat sie dies im Transkript gekennzeichnet und ich habe diese Stellen ergänzt. Stichprobenartig habe ich mir Teile der Interviews nachträglich angehört und die Transkripte überprüft. In den meisten Fällen gab es kaum Beanstandungen. Ein Interview allerdings habe ich vollständig erneut selbst gehört und Ungenauigkeiten oder *Verhörer* verbessert. Mit meinem Akteurswissen und der Erinnerung an das geführte Interview habe ich sofort andere Wörter oder Satzstücke als die Transkriptionsschreibkraft verstanden. Es muss kritisch angemerkt werden, dass eben dieses Wissen dazu geführt haben kann, dass ich eine Wirklichkeit (re)konstruiert habe, die meiner Sichtweise entspricht.

Alle Kodierphasen wurden auch in Interpretationsgruppen (siehe Abschnitt 3.7.1) durchgeführt und diskutiert. Insbesondere bei den ersten Kontakten mit meinem Datenmaterial führte die Auswertung der mit den Patienten geführten Interviews häufig zu Irritationen. Es kam zu Aussagen wie: „Mein Eindruck von deinem Interviewpartner ist der, dass hier keine umweltbedingte Krankheit vorliegt, sondern dass es sich vielmehr um eine Person handelt, die ganz einfach ihr Leben nicht auf die Reihe bringt. Das angesprochene Wohngift ist nur eines von vielen ungelösten Problemen ihres Lebens. Zudem scheint mir dieses Wohngift nicht mal gesichert, da ja keine objektiven Messdaten vorliegen."

Empfindungen wie diese unterstrichen nochmals die Grundsatzfrage der qualitativen Forschung und der Wahl der eingesetzten Methodik. Ist das „objektive" Vorhandensein einer Erkrankung notwendig? Muss es wirklich einen Kausalzusammenhang zwischen Umweltfaktoren und der genannten Gesundheitsstörung geben? Ob es ihn wirklich gibt, ist zwar eine interessante Forschungsfrage. Für die vorliegende Arbeit zur Versorgungsforschung ist es jedoch zweitrangig. Festzuhalten ist, dass es Personen gibt, die Gesundheitsstörungen haben, mit denen sie sich an das Gesundheitssystem wenden, dort Hilfe suchen und entweder sie oder ein professioneller Akteur stellt einen möglichen Umweltbezug her. In der qualitativen Forschung geht es nicht darum, herauszufinden, ob die Angaben der Interviewpartner wahr oder unwahr sind. Es geht zunächst um die Sichtweise der Interviewten auf ihre Situation und ihre Deutungen und Auslegungen. Aus diesen heben sich dann über alle Interviews betrachtet Strukturen ab, die überindividuell sind.

3.7 Auswertung der Interviews und Theoriebildung

Dieses Kapitel gliedert sich in zwei Abschnitte. Zunächst werden die einzelnen Auswertungsschritte zur Analyse und Interpretation des Datenmaterials beschrieben. Daran anschließend wird die Theoriebildung aufbauend auf dem paradigmatischen Modell vorgestellt.

3.7.1 Auswertung der Interviews

Patientenporträts
In Abgrenzung zur Ermittlung von Typen habe ich mich methodisch dazu entschieden, von allen Patienten ein Porträt zu zeichnen (siehe Abschnitt 4.2). Gemeinsam mit den in Abschnitt 4.3 dargestellten Ergebnissen aus den Patienteninterviews bildet sich so ein plastisches Bild von den interviewten Patienten heraus. Die Porträts zeigen die Diversität, die sich hinter Versorgungskarrieren von Menschen mit umweltbezogenen Gesundheitsstörungen verbirgt. Abgerundet werden die Porträts neben einer kurzen Beschreibung der Interviewsituation durch kennzeichnende Merkmale der jeweiligen Interviewpartner und einer deskriptiven Beschreibung der bisherigen Versorgungskontakte.

3 Empirische Annäherung

Weiterer Auswertungsprozess

Qualitative Studien bilden die Kategorien a posteriori aus dem vorliegenden Datenmaterial. Der Forschungsprozess ist in einen theoretischen Kontext eingebettet und wird von der Subjektivität der Betroffenen strukturiert. Folglich sind „qualitativ entwickelte Konzepte und Typologien gleichermaßen empirisch begründet und theoretisch informiert" (Kelle und Kluge 1999, S. 21). Die Kategorien werden aus dem Datenmaterial selbst, also induktiv entwickelt (Corbin 2002), woraus sich für diese notwendigerweise eine Angemessenheit an den Untersuchungsgegenstand ergibt (Lamnek 2005). Alle in dieser Untersuchung geführten Interviews wurden zur Datenauswertung herangezogen. Diese erfolgte nach dem Verfahren der Grounded Theory (Strauss und Corbin 1996).

Zur Orientierung stelle ich übersichtsartig die wichtigsten von mir verwendeten Begriffe während des Auswertungsprozesses nach Grounded Theory und ihre Bedeutung vor:

Codierung: Vorgang des Entwickelns von prägnanten Benennungen (Codes) für einzelne Textpassagen bzw. das Zuweisens von Textstellen zu den Codes.
Code: Ein benanntes Konzept.
Kategorie: Bezeichnung, die einzelnen Ereignissen bzw. Phänomenen zugeordnet werden. In Begriffe gefasste Hypothesen.

Die zentrale Prozedur innerhalb der Analyse mit dieser Methode ist das theoretische Codieren der Texte. Codieren geht über eine reine Zusammenfassung des Datenmaterials hinaus, es schließt ein analytisches Betrachten, Erschließen und Interpretieren der vorliegenden Daten durch das ‚Anstellen von Vergleichen' und das ‚Stellen von Fragen' ein. Codes benennen ein Konzept, sie sind Bezeichnungen oder Begriffe, die einer Textpassage zugeordnet werden. Der Vorgang des Codierens bezeichnet sowohl die Entwicklung der Codes als auch das Zuweisen von Textstellen aus allen in die Auswertung einbezogenen Interviews zu den entwickelten Codes (Strauss und Corbin 1996).

Codieren ist also der Vorgang der Analyse bzw. der Interpretation des Datenmaterials. Man unterscheidet offenes, axiales und selektives Codieren. Zunächst stelle ich das offene Codieren und im folgenden Abschnitt (3.7.2 Theoriebildung) das axiale und selektive Codieren vor. Bei der offenen Codierung, der ersten Auswertungsphase, werden die Daten analytisch aufgeschlüsselt. Es werden jene Kategorien im Datenmaterial entdeckt und entwickelt, die den Ansatzpunkt für die Theoriebildung kennzeichnen (Kelle 1997). Vom Text aus werden sukzessive Konzepte entwickelt, die später als Bausteine für das zu entwickelnde Modell genutzt werden können. Dabei gilt es, über eine einfache Paraphrasierung hinauszukommen (Böhm 2004). Dafür werden theoriegenerierende Fragen an den Text bzw. an das zu codierende Textsegment gestellt. Diese W-Fragen orientieren sich an der Struktur menschlichen Handelns (Böhm et al. 1992):

Was? Worum geht es hier? Welches Phänomen wird angesprochen?
Wer? Welche Personen, Akteure sind beteiligt? Welche Rollen spielen sie dabei? Wie interagieren sie?
Wie? Welche Aspekte des Phänomens werden angesprochen (oder nicht angesprochen)?
Wann? Wie lange? Wo? Zeit, Verlauf und Ort.
Wie viel? Wie stark? Intensitätsaspekte.
Warum? Welche Begründungen werden gegeben oder lassen sich erschließen?
Wozu? In welcher Absicht, zu welchem Zweck?
Womit? Mittel, Taktiken und Strategien zum Erreichen des Ziels.

Alle Interviews habe ich umfangreich offen codiert. Dabei bin ich die gesamten vorliegenden Interviewdaten (mehrmals) durchgegangen, habe den Text durch systematisches Befragen „aufgebrochen" und einzelne bedeutungshaltige Elemente markiert. Textpassagen mit hoher Relevanz habe ich mitunter mehrere Codes zugewiesen, da sie Informationen zu unterschiedlichen Aspekten meiner Forschungsfrage enthalten. Daran zeigte sich auch die „Verwobenheit" einzelner Einflussfaktoren. Dies möchte ich an einem konkreten Beispiel verdeutlichen. Der folgenden Textstelle habe ich mehrere Codes zugewiesen:

> „Hilfe hatte ich in dem Sinne nicht. Weder einen wirklichen Ansprechpartner. Klar, ich bin zu Dr. Albrecht alle paar Monate mal gegangen. Aber ja, da ging es dann nur um so körperliche Sachen." [Frau Augustin, Absatz 46]

Diese Textstelle ist Teil einer längeren Textpassage, in der Frau Augustin schildert, ob ihr bisher entsprechend ihren Bedürfnissen geholfen wurde. Dieser langen Textpassage habe ich den Code *Bedarfsgerechtheit* zugeordnet. Der zitierten Textstelle habe ich zusätzlich den Code *Hilfe/Unterstützung* und den letzten Satz dieses Zitates den SubCode *Psyche* des Codes *Gesundheitsprobleme* zugewiesen.

Als ertragreich werden In-Vivo-Codes angesehen. Sie stammen direkt aus der Sprache des Untersuchungsfeldes und sind Teile von Theorien, die vom Interviewten selbst formuliert werden (Böhm 2004). Boten sich solche umgangssprachliche Deutungen an, habe ich sie als Code benutzt, beispielsweise *Uferlosigkeit* (aus dem Interviewmaterial von Frau Ebersbach).

Ähnliche Ereignisse werden benannt und zu Kategorien gruppiert (Strauss und Corbin 1996). Eine Kategorie ist abstrakter als die zugrunde liegenden Konzepte (Corbin 2002). Nach Strauss und Corbin (1996) besitzt jede Kategorie mehrere allgemeine Eigenschaften, die über ein dimensionales Kontinuum variieren. Als besonders charakteristische Dimension habe ich beispielsweise die Kategorie „Erlebte Akzeptanz" (Abschnitt 4.3.3) herausgearbeitet und im Ergebnisteil dargestellt.

Zur Auswertung meiner Daten habe ich mit MAXqda $2^{®}$ gearbeitet, einem Programm für die sozialwissenschaftlich orientierte Textanalyse. MAXqda $2^{®}$ erleichtert die systematische Textanalyse durch das Werkzeug eines hierarchischen Codesystems. Dieses Codesystem ist als Baumstruktur neben den eingelesenen Interviews sichtbar, so dass es leichter möglich ist, sich einen Überblick über das bislang geschaffene Kategorienwerkzeug zu verschaffen. Erst durch die Zuordnung von Codes zu einschlägigen Textsegmenten wird das spätere Wiederauffinden thematisch bedeutsamer Textabschnitte möglich. Dieses Wiederauffinden von Textsegmenten wird auch als Text-Retrieval bezeichnet (Kuckartz et al. 2007). Zur Dokumentation analytischer Ideen und als Erinnerungsstütze habe ich während des Forschungsverlaufes Memos angefertigt und diese mit MAXqda $2^{®}$ bearbeitet. Beispielsweise habe ich Code-Kommentare geschrieben, um im Forschungsverlauf ständig präsent zu haben, welche Grundannahme hinter dem jeweiligen Code steht.

Verwaltungs- und Auswertungsprogramme für qualitative Daten analysieren die Daten nicht, sondern helfen nur bei ihrer Ordnung und Strukturierung. Dem Forscher wird mit ihrer Hilfe der Überblick über das vorhandene Material und die Auswertung der Daten erleichtert. Dadurch kann er sich auf den kreativen Anteil der Arbeit konzentrieren (Lettau und Breuer 2006).

Die Auswertung der Interviews erfolgte auf differenten Analyseebenen. Dies liegt an den verschiedenen Rollen der interviewten Akteure im untersuchten Handlungsfeld. Vor diesem Hintergrund habe ich auch für die unterschiedlichen Akteure andere Interviewformen genutzt (narrativ-biografische Interviews mit den Patienten und problemzentrierte Interviews mit den professionellen Akteuren). Bei der Auswertung der Patienteninterviews habe ich im Vergleich zu den Interviews mit den professionellen Akteuren stärker daran gearbeitet, die Daten aufzubrechen, um die Konstrukte dahinter zu entdecken. Diese Interviews wurden auf der Bedeutungsebene intensiv ausgewertet. Bei der Auswertung der Interviews mit den professionellen Akteuren habe ich ausgiebig mit den (Gesprächs-)Inhalten gearbeitet, d. h. ich bin nah am Material geblieben und habe mich an den enthaltenen Informationen orientiert (Auswertung auf Informationsebene).

Bei der Analyse der narrativ-biografischen Interviews sind in die Auswertung folgende Fragen nach Rosenthal und Fischer-Rosenthal (2004) mit eingeflossen:

- Weshalb wird dieses Thema an dieser Stelle eingeführt? Welche andere Möglichkeit hätte der Biograph gehabt, um auf die Erzählaufforderung zu antworten?
- Welche Themen werden angesprochen, welche nicht?
- Weshalb wird dieses Thema in dieser Textsorte (z.b. Argumentation) und in dieser Ausführlichkeit bzw. Kürze präsentiert?

Nahezu alle Erzähler möchten ihren Zuhörer für ihre Erzählung gewinnen, insbesondere soll er seinen Erzählungen glauben und seinen Bewertungen, Argumentationen und Schlussfolgerungen zustimmen (Lucius-Hoene und Deppermann 2004). Kommt es in der erzählerischen Auseinandersetzung zur Ausbildung von Rechtfertigungs- und Begründungsbedürfnissen, wechselt der Interviewpartner die Textsorte. Unterschieden werden Erzählung, Beschreibung und Argumentation (ebd.):

Erzählung: Personenbezogen. Relevanzsetzung. Erzählung hat ein Ende, eine fertige Gestalt.
Beschreibung: Abheben von der Person.
Argumentation: Begründung, Rechtfertigung. Der Erzähler versucht, sich mit möglichen Erwartungen, abweichenden Auffassungen und Vermutungen des Zuhörers auseinander zu setzen oder sie zu widerlegen.

Rückversicherungen des Erzählers durch Partikeln wie *ja?, ne?, oder?* und Floskeln wie *nicht wahr?, wissen Sie?* können darauf hindeuten, dass der Interviewte sich der Verständlichkeit und/oder Akzeptanz seiner Darstellung besonders unsicher ist und aus diesem Grunde Zustimmung wichtig für ihn ist (ebd.).

Die gefundenen empirischen Ergebnisse bilden die Fundierung des ausgebildeten theoretischen Konzeptes, dessen Entwickelung im nächsten Kapitel dargestellt ist.

3.7.2 Theoriebildung

Das Integrieren der gesamten Interpretationsarbeit zu einem theoretischen Modell bzw. zu einer gegenstandsbegründeten Theorie bezeichnen Strauss und Corbin (1996) als die vielleicht schwierigste Aufgabe im Forschungsprozess. Schritte zur Modellentwicklung sind das axiale und das selektive Codieren. Das axiale Codieren dient der Verfeinerung und Differenzierung der ersten Auswertungen und Codierungen (Böhm 2004, Lettau und Breuer 2006). Durch das Erstellen

3 Empirische Annäherung

von Verbindungen zwischen den Kategorien werden dabei die Daten auf neue Art zusammengesetzt (Strauss und Corbin 1996). Dieser Auswertungsschritt des Herstellens von Beziehungen zwischen den gefundenen Kategorien (und ihrer Dimensionen) unterstützt die gewünschte Entdeckung und Entwicklung einer Theorie (Lamnek 2005). Durch das sogenannte selektive Codieren wird das zentrale Konzept des theoretischen Modells identifiziert und expliziert (Lettau und Breuer 2006). Es kristallisiert sich die Kernkategorie oder das Hauptphänomen der Untersuchung heraus. Um die zentralen Aussagen zusammenfassen zu können, soll der Forscher danach fragen, welche „Geschichte" sich in den Daten identifizieren lässt (Strauss und Corbin 1996).

Die Phasen des axialen und die des selektiven Codierens fanden während meines Auswertungsprozesses zu einem großen Teil zeitgleich statt. Um die Komplexität der verschiedenen Diskurse der handelnden Akteure zu erfassen und um die Zusammenhänge sichtbar zu machen, habe ich ein Mindmap (siehe Abschnitt 0) gezeichnet, welches die einzelnen inhaltlichen Kategorien visualisiert und das es mir erleichterte, sie zueinander in Beziehung zu bringen. In die Mitte des Mindmaps habe ich das untersuchte Phänomen „Ausprägung einer Versorgungskarriere" gestellt. Um dieses Zentrum herum habe ich die untersuchten Akteure Patienten, Versorgungseinrichtungen, Versicherungsträger und Hotlines angeordnet, denen ich die während des bisherigen Auswertungsprozesses entdeckten und entwickelten Codes und Kategorien zugewiesen habe. Während der Ausarbeitung des Mindmaps stellte es sich als ertragreich heraus, die Codes und Kategorien aus den Interviews mit Akteuren aus Versorgungseinrichtungen zur weiteren Auswertung differenziert zu betrachten. Den dabei entstandenen Gruppen habe ich die Zuordnung „Orientierung auf Patienten" und „Orientierung nach innen" gegeben. Im Rahmen der Auswertung haben sich drei Hauptkategorien herausgebildet (Versorgungsstruktur, fehlende Diagnose bzw. Ätiologie und erlebte Akzeptanz). Entsprechend ihrer hohen Relevanz habe ich sie im Mindmap zusätzlich zu den Akteursgruppen um das Zentrum herum angeordnet.

Paradigmatisches Modell
Die Grounded Theory als Auswertungsmethode bietet ein handlungs- und interaktionsorientiertes Vorgehen zur Erforschung von Phänomenen bei Individuen, Gruppen oder Kollektiven. Ein Phänomen ist nach Strauss und Corbin (1996) die zentrale Idee, das Ereignis, Geschehnis, der Vorfall, worauf eine Reihe von Handlungen oder Interaktionen gerichtet sind, um es zu kontrollieren oder zu bewältigen oder zu dem die Handlungen in Beziehung stehen. Die Grounded Theory geht davon aus, dass ein Phänomen immer in einem Kontext oder unter einem spezifischen Satz von Bedingungen auftritt. Zur Auswertung der Daten nutzt sie das paradigmatische Modell (siehe Abbildung 6), auch Kodierparadig-

ma genannt. Es ermöglicht es dem Forscher, systematisch über die erhobenen Daten nachzudenken und sie in komplexer Form miteinander in Beziehung zu setzen.

Abbildung 6: Paradigmatisches Modell

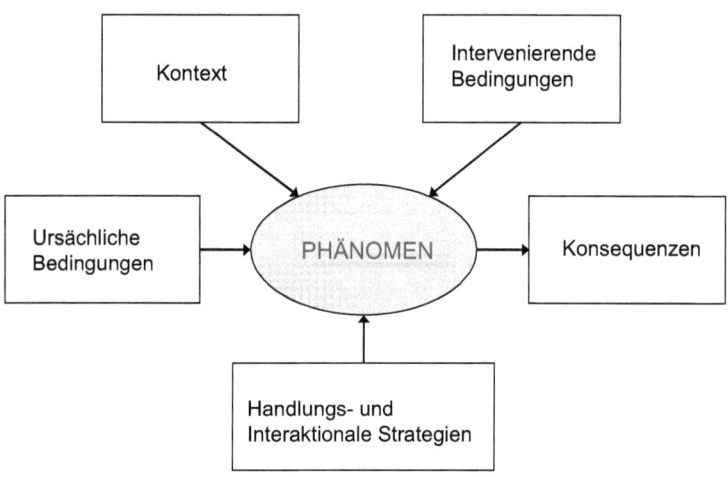

Im Zentrum des paradigmatischen Modells steht das untersuchte PHÄNOMEN. Die URSÄCHLICHEN BEDINGUNGEN sind die Ereignisse oder Vorfälle, die zum Auftreten oder zur Entwicklung des Phänomens geführt haben. Der spezifische Satz von Eigenschaften, die zu dem untersuchten Phänomen gehören, ist der KONTEXT. Er stellt die besonderen Bedingungen dar, innerhalb dessen die Handlungs- und Interaktionsstrategien geschehen, um das Phänomen zu bewältigen, damit umzugehen, es auszuführen und darauf zu reagieren. Die allgemeinen Bedingungen, die auf Handlungs- und interaktionale Strategien einwirken, sind die INTERVENIERENDEN BEDINGUNGEN. Diese können beispielsweise Zeit, Kultur, sozioökonomischer Status oder individuelle Biographie sein. HANDLUNGS- und INTERAKTIONALE STRATEGIEN sind Antworten auf das untersuchte Phänomen oder Vorgehensweisen, um es zu bewältigen. Sie

3 Empirische Annäherung 105

ziehen bestimmte Ergebnisse oder KONSEQUENZEN nach sich, die nicht immer vorhersehbar oder beabsichtigt sind (Strauss und Corbin 1996).

Die bildhafte Darstellung des paradigmatischen Modells wie in Abbildung 6 bildet zusammen mit dem Mindmap die Grundlage meiner Theorieentwicklung. Zunächst habe ich als Phänomen „Ausprägung einer Versorgungskarriere" in das Zentrum des Modells gestellt und die Codes und Kategorien in meinem Mindmap unter der Fragestellung durchgearbeitet, welche von ihnen den ursächlichen Bedingungen, dem Kontext, den intervenierenden Bedingungen, den handlungs- und interaktionalen Strategien und den Konsequenzen zuzuordnen sind. Während der Ausarbeitung habe ich viele unterschiedliche Modellansätze ausprobiert. Beispielsweise gab es den Modellansatz, die Ergebnisse für die Patienten und für die professionellen Akteure getrennt voneinander darzustellen, den ich bei der weiteren Bearbeitung wieder verworfen habe. Sehr schnell hat sich „Orientierungsarbeit" als zentrales Phänomen herausgestellt. Im Zuge der Theoriebildung hat das Modell viele Entwicklungsschritte durchlaufen und Modifizierungen erfahren. Mit jedem Schritt wurde es klarer und die Bezüge zwischen den einzelnen Teilen (Kategorien) deutlicher. Neben einem Modell zur Entstehung von Versorgungskarrieren bei Patienten mit umweltbezogenen Gesundheitsstörungen (siehe Abschnitt 4.8) habe ich aus den Daten überdies einen Ansatz zur Vermeidung von Versorgungskarrieren (siehe Abschnitt 4.9) entwickelt.

Bei der Reichweite der entwickelten Theorie handelt es sich um eine bereichsbezogene Theorie (Strauss und Corbin 1996). Sie bezieht sich auf den eingegrenzten Bereich der Entstehung von Versorgungskarrieren bei Patienten mit umweltbezogenen Gesundheitsstörungen.

4 Der umweltmedizinische Versorgungsprozess (Ergebnisse/Interpretation)

Dieses Kapitel widmet sich der Darstellung der Ergebnisse dieser Arbeit und ihrer Interpretation. Zunächst werden in 4.1 kurz der Aufbau und die Akteure der umweltmedizinischen Versorgung in Berlin skizziert. Anschließend benennt Abschnitt 4.2 die soziodemografischen Merkmale der in die Untersuchung einbezogenen Patienten und stellt die Interviewpartner aus der Gruppe der Patienten jeweils in einem Porträt vor. Die Ergebnisse der Auswertung der Interviews mit den Akteursgruppen Patienten, Versorgungseinrichtungen, Versicherungsträger und Hotlines und ihre Interpretationen sind in den Abschnitten 4.3 bis 4.6 dargestellt. Abschnitt 0 gibt eine zusammenfassende Darstellung der im Auswertungsprozess gefundenen Codes und Kategorien. Das Hauptergebnis dieser Arbeit, die aus den Ergebnissen entwickelte gegenstandsbegründete Theorie zur Entstehung von Versorgungskarrieren bei Patienten mit umweltbezogenen Gesundheitsstörungen, ist in Abschnitt 4.8 dargestellt. In Abschnitt 4.9 wird ein ebenfalls auf den erhobenen Daten basierender Ansatz zur Vermeidung von Versorgungskarrieren im Untersuchungsfeld formuliert.

4.1 Aufbau und Akteure der umweltmedizinischen Versorgung in Berlin

Die folgende Abbildung 7 zeigt den Aufbau und die Akteure der umweltmedizinischen Versorgung in Berlin, wie sie sich mir nach Auswertung der geführten Interviews darstellen. Es wurden nur die Hauptakteure des komplexen Bereiches der umweltmedizinischen Versorgung in die Darstellung aufgenommen. Die einzelnen Akteure sind entsprechend ihrer hauptsächlichen Aufgabenstellung bzw. Tätigkeit den Bereichen der Bevölkerungsebene bzw. der Individualebene zugeordnet, wobei eine exakte Trennung in vielen Fällen nicht möglich ist. Auf der Bevölkerungsebene sind die Hauptakteure: Bundesbehörden, Bundesministerien, Landesbehörden, Senatsverwaltung, wissenschaftliche Einrichtungen und Kommunalbehörden. Die Versorgung auf der Individualebene erfolgt im Wesentlichen durch niedergelassene Mediziner, heterodoxe Mediziner (können auch

108 4 Der umweltmedizinische Versorgungsprozess (Ergebnisse/Interpretation)

niedergelassene Mediziner mit Kassenzulassung sein), Labore und Institute, Krankenhäuser, private Anbieter, Apotheken und Selbsthilfegruppen.

Abbildung 7: Aufbau und Akteure der umweltmedizinischen Versorgung in Berlin

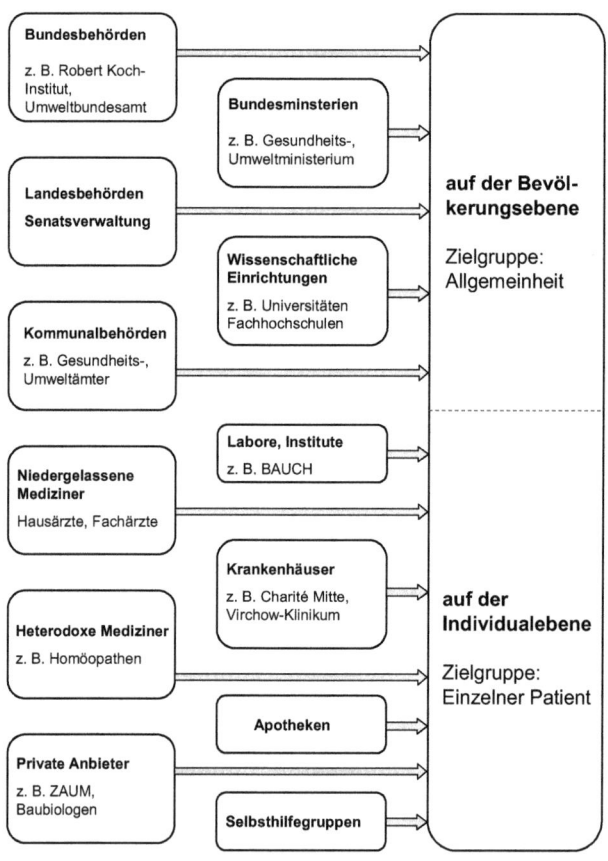

ZAUM: Zentrum für Arbeits- und Umweltmedizin
BAUCH: Beratung und Analyse - Verein für Umweltchemie e.V.

4 Der umweltmedizinische Versorgungsprozess (Ergebnisse/Interpretation)   109

4.2 Soziodemografie und Porträts der Patienten

Im vorliegenden Abschnitt werden die Teilnehmer der Untersuchung aus der Gruppe der Patienten porträtiert. Zuerst beschreibe ich für jedes Interview die jeweilige Interviewsituation. Daran anschließend gebe ich einen inhaltlichen Überblick und interpretiere das vorliegende Material. Die Porträts werden abgerundet durch als charakteristisch erachtete, von mir vorgenommene Zuschreibungen zu den jeweiligen Interviewpartnern und eine deskriptive Beschreibung der gegangenen Versorgungswege innerhalb des (Gesundheits-)Systems. Die nachgezeichneten Versorgungswege erheben keinen Anspruch auf Vollständigkeit oder exakte chronologische Auflistung. Vom qualitativen Forschungsansatz her ist dies auch nicht notwendig, da davon auszugehen ist, dass Angaben, die von den Interviewpartnern weder spontan noch auf Nachfragen genannt werden, keine hohe Relevanz für den Untersuchungsgegenstand haben (es erscheint bei der Fragestellung und der freiwilligen Teilnahme der Patienten unwahrscheinlich, dass Versorgungskontakte bewusst verheimlicht wurden). Die Porträts können je nach zugrunde liegendem Material in Länge und Dichte variieren.

Auffallend in den Patienteninterviews ist die Benutzung der einzelnen Textsorten (Erzählung, Beschreibung und Argumentation) durch die Patienten. Es trat ein spezifisches Muster hervor: Überwiegende Textsorte in den Interviews ist die Beschreibung und die Argumentation. Fangen die Patienten mit einer Erzählung an, brechen sie diese in der Regel schnell wieder ab. Dieses Vorgehen zeigt sich auch bei den anderen Textsorten. Sie beginnen mit einer Textsorte und wechseln in eine andere. Wie in 3.7.1 beschrieben, deutet dieses Erzählverhalten auf ein Rechtfertigungs- und Begründungsbedürfnis hin.

Alle Interviewpartner aus der Patienten-Stichprobe haben sich bereit erklärt, im Anschluss an das Gespräch Fragen zur Soziodemografie zu beantworten. Die Ergebnisse dieser Befragung stelle ich im Folgenden kurz deskriptiv dar, ohne mit ihnen im Sinne einer quantitativen Auswertung repräsentative Aussagen machen zu können.

4.2.1 Soziodemografische Merkmale der Patienten

Alle Interviewpartner sind Frauen. Ihr Alter liegt zwischen 34 und 57 Jahren. Ihr Familienstand ist ledig, verheiratet oder geschieden. Bis auf eine Gesprächspartnerin leben alle in einer festen Partnerschaft im gemeinsamen Haushalt, eine Frau lebt in einer Familie mit drei Kindern. Eine Frau hat Abitur, eine die Fachhochschulreife und der höchste von den weiteren Interviewpartnerinnen erreichte Schulabschluss ist der Realschulabschluss (bzw. Abschluss Polytechnische

Oberschule). Als abgeschlossene Berufs- oder Hochschulausbildung nennt eine Frau einen Fachhochschulabschluss und die übrigen Frauen eine abgeschlossene Lehre. Die konkrete Berufsausbildung habe ich nicht abgefragt. Während der Gespräche haben indes die meisten Frauen ihre Berufe genannt; diese waren: Fotografin, Schauspielerin, Restaurateurin (gelernte Buchhändlerin), Lehrerin, Verwaltungsangestellte, Beamtin.

Erwerbstätig ist eine Person Vollzeit, eine arbeitet 6 Std. pro Woche und eine ist beurlaubt; die anderen vier Gesprächspartnerinnen sind nicht erwerbstätig. Auf die Frage nach ihrer derzeitigen Situation gibt von den sieben Frauen eine an, eine Erwerbs-/Berufs-unfähigkeitsrente zu beziehen, eine ist arbeitslos gemeldet und eine befindet sich in einer Umschulung/Arbeitsförderungsmaßnahme. Als derzeitige oder letzte berufliche Stellung führen zwei Frauen an, selbständig zu sein, zwei sind Angestellte mit qualifizierter Tätigkeit, zwei arbeiten als Beamtin im mittleren Dienst und eine ist mithelfende Familienangehörige.

Eine Frau lebt alleine, mit ihrem Mann und drei Kindern eine andere Frau und die übrigen Interviewpartnerinnen leben mit ihrem Partner in einem Haushalt. Das monatliche Netto-Einkommen ihres Haushaltes liegt bei den Gesprächspartnerinnen gleichmäßig verteilt zwischen „unter 500 Euro" und „3000-4000 Euro".

4.2.2 Porträt 1: Abwehr als Hilfeschrei (Frau Neubert)

Beschreibung der Interviewsituation:
Frau Neubert leitet eine Selbsthilfegruppe und wir treffen uns in den Räumlichkeiten dieser Gruppe. Ich empfinde die Interviewsituation als entspannt. Sie hat sich auf das Interview mit mir vorbereitet und hält (ohne, dass ich darum gebeten habe) Unterlagen bereit, die sie kopiert hat und mir mitgibt. Hierbei handelt es sich um eine detaillierte Auflistung ihrer Arztkontakte im Zeitraum von 1989 bis 1993 und um Untersuchungsbefunde. Während unseres Telefonates im Vorfeld des Interviews hatte sie über 300 Arztkontakte erwähnt.

Recht schnell zeigt sich, dass Frau Neubert von mir eine stärkere Lenkung des Gesprächsverlaufes erwartet. Sie fragt nach, inwieweit ich etwas überhaupt hören möchte oder in welche Richtung es weitergehen soll. Dass sie den Gesprächsinhalt weitgehend bestimmen kann, scheint für sie ungewohnt zu sein. Es gibt zwei Unterbrechungen während des Interviews. Eine ganz am Anfang durch die im Büro mitarbeitende Frau. Meine Interviewpartnerin schickt die Frau mit der nachdrücklichen Bitte weg, doch wie abgesprochen nicht mehr zu stören. Nach 45 min. gibt es durch dieselbe Frau eine erneute Störung, was Frau Neubert unangenehm zu sein scheint. Sie geht mit der Frau aus dem Raum, um die Ange-

4 Der umweltmedizinische Versorgungsprozess (Ergebnisse/Interpretation)

legenheit zu regeln. Die Unterbrechung dauert 10 min. und beeinflusst die Interviewsituation nicht.

Inhaltlicher Überblick und Interpretation:
Dominante Textsorte des Gespräches ist die Argumentation, ergänzt von erzählenden Passagen von Frau Neubert. Bis zum Jahre 1989 sei sie 200%ig gesund gewesen, dann hätte sie eine „echte Grippe" bekommen, eine Influenza A, woraufhin eins zum anderen gekommen sei: Schilddrüsenentzündung, Magen-Darm-Symptomatik, „alle möglichen Krankheiten im HNO-Bereich", „die ganzen Viren durch", Masern noch einmal, usw. Sie habe alles gehabt, was man so kriegen könne. Fast mutet ihre Schilderung wie ein Wettstreit um die meisten Erkrankungen an. Die alles auslösende Grippe habe sie sich im Urlaub in Bayern zugezogen. Zurück in Berlin sei sie von ihrem Hausarzt falsch behandelt worden und habe daraufhin eine Medikamentenvergiftung bekommen, an der sie heute noch leiden würde.

Immer wieder erweckt Frau Neubert den Eindruck, sie würde an ihrer ganz persönlichen Verschwörungstheorie basteln. So gäbe es etwa überall Patienten mit echten Erkrankungen, von denen niemand etwas wissen wolle und richtige Untersuchungen, die nicht durchgeführt würden. Stattdessen würden generell sinnlose Untersuchungen veranlasst mit dem Ziel, die These zu stützen, die Patienten wären nicht krank. Sie selber sei hartnäckig geblieben, wäre im Klinikum in „jeder Abteilung" untersucht worden, überall wäre etwas gefunden worden, „der ganze Organismus war nicht in Ordnung" und dennoch wären letztendlich die Befunde immer unauffällig gewesen. Ein Professor hingegen habe einen eine „sinnvolle" Untersuchung gemacht und eine der Ursachen ihrer Erkrankungen herausgefunden: einen Hirntumor. Daraufhin wären die Befunde verschwunden. In einer anderen Klinik habe der sie behandelnde Arzt zwar entdeckt, woran sie leiden würde, jedoch habe er vor ihren Augen die Befunde aus ihrer Akte ausradiert. „Im Schneeballsystem" sei sie herumgeschickt worden, damit alle involviert gewesen wären und infolgedessen nichts mehr zu ihrem Fall hätten sagen können und auch nicht mehr als Zeugen aussagen müssten. Von ihr beauftragte Anwälte würden von der Pharmaindustrie bedroht und legten deswegen alle ihr Mandat nieder.

Der behandelnde Arzt in einer der von ihr aufgesuchten Kliniken hätte sie als Patientin in eine Studie aufgenommen und die Kasuistik von Frau Neubert den Studierenden der medizinischen Fakultät vorgestellt. Dies interpretiert sie dahingehend, dass sie an Forschungsvorhaben teilgenommen und Studenten betreut habe. Wiederholt weist sie darauf hin, nicht von „niederen Angestellten", sondern von den Professoren behandelt worden zu sein.

In einer anderen Berliner Klinik hätte sie unter der Bedingung, anschließend die Befunde zu bekommen, an einer Studie zu CFS teilgenommen. Dort wäre sie Tag und Nacht mit Kameras überwacht worden, hätte ihr Zimmer nicht verlassen dürfen und letztendlich die Befunde nicht mitgeteilt bekommen. Auf ihr Drängen hin habe ihr eine Mitarbeiterin des Bundesgesundheitsamtes, welches in die Studie involviert gewesen wäre, eröffnet, an Monoaminoxidase (MAO) erkrankt zu sein und alle ihre Gesundheitsstörungen wären Arzneimittelschäden und damit keine „Erkrankung in dem Sinne". Da es sich um Arzneimittelschäden handeln würde, dürften ihr keine Unterlagen gegeben werden.

Nachdem sie eine „Laufbahn" hinsichtlich des Chronic Fatigue Syndrom (CFS) und der Multiple Chemical Sensitivity (MCS) hinter sich habe, ist die Patientin überzeugt davon, an einer Mykotoxikose zu leiden. Weil sie angenommen habe, nicht die Einzige in Berlin mit dieser Erkrankung sein zu können, habe sie eine Anzeige in einem Lokalblatt geschaltet und angesichts der positiven Resonanz eine Selbsthilfegruppe gegründet. Aufgrund eines großen Bedarfes und Interesses von Seiten Betroffener habe die Selbsthilfegruppe sich enorm schnell vergrößert. Innerhalb kürzester Zeit wären es erst drei Gruppen gewesen. Dann habe man probiert, pro Stadtbezirk eine Selbsthilfegruppe anbieten zu können. Dies hätte realisiert werden können und letztendlich wären es 12 Gruppen gewesen. Fünf Jahre lang wäre eine rege Mitarbeit durch die Mitglieder zu verzeichnen gewesen, dann wären diese zu einem großen Teil nach und nach gesund geworden und hätten keine Zeit mehr gehabt. Die verbleibenden Mitglieder seinen größtenteils arbeitslos geworden und hätten nicht mehr den finanziellen Spielraum wie vorher gehabt, was beispielsweise dazu geführt habe, dass die Mieten für die angemieteten Räume nicht mehr bezahlt werden konnten.

Ein Arzt in Düsseldorf mache dann zum ersten Mal die „richtigen" Untersuchungen und sie setze durch, dass die entstehenden Kosten von der Krankenkasse übernommen werden würden, obwohl dies unüblich sei. Dem Arzt wäre im weiteren Verlauf der Behandlung die Kassenzulassung entzogen worden, woraufhin er sie nur noch privat weiter behandele, was Frau Neubert jedoch zu teuer sei.

Von ihrem „Hausarzt in Westdeutschland" habe sie sich in ein Klinikum nach Bayern überweisen lassen, wo ein Hirninfarkt diagnostiziert worden sei. Auf dieser Grundlage sei ihr eine Berufs-/Erwerbsunfähigkeitsrente zugesprochen worden.

Widersprüchlich sind die Aussagen von Frau Neubert, worin der eigentliche Grund ihrer Beschwerden liegt. Etwas drängt sie, einen Grund zu benennen, was ihr jedoch nicht gelingt. Im Zusammenhang mit ihrem Rentenantrag gibt sie ihren Arbeitsplatz als Auslöser für ihre Beschwerden an: dort sei eine zu hohe Schimmelpilzkonzentration. Sie berichtet von Vertuschungsversuchen an ihrem

4 Der umweltmedizinische Versorgungsprozess (Ergebnisse/Interpretation) 113

Arbeitsplatz, der mit Schimmelpilzen belastet sei. Auch ein Zusammenbruch von ihr in einem Fitnessstudio sei durch Schimmelpilzsporen in den Räumen des Studios ausgelöst worden.

Der bei mir entstandene Eindruck der Verschwörungstheorie wird von den mir ausgehändigten medizinischen Unterlagen gestützt: Im von der neurologischen Abteilung eines Berliner Klinikums nach stationärer Behandlung verfassten Arztbrief lautet die Diagnose: Paranoia mit hypochondrischem Wahn. Frau Neubert sei über ein erhöhtes Maß an Selbstbeobachtung hinausgehend auf ihr vielschichtiges Krankheitsgeschehen fixiert und habe ein von außen nicht zu beeinflussendes Gebäude an hypochondrischen Wahninhalten über Erkrankungen und ihre Folgeerscheinungen aufgebaut.

Frau Neubert ist in den Extremen gefangen. Nachdem sie jahrelang 2-3-mal pro Woche einen Arzt konsultiert hat, beendet sie dieses Verhalten abrupt und geht überhaupt nicht mehr zum Arzt. Enttäuscht zieht sie sich zurück, verunglimpft den Ärztestand und widmet sich vollends der Arbeit in der Selbsthilfegruppe, die sie als „*ihre*" bezeichnet.

Frau Neubert versteht es, sich zu informieren, vorhandene Angebote aufzuspüren und zusätzliche Möglichkeiten herauszufinden, die Hilfe versprechend erscheinen; immer auf der Suche nach einem passenden, griffigen Befund.

Während des Interviews redet Frau Neubert schnell. Sie ist grundsätzlich zu verstehen, wird aber teilweise undeutlich. Dies scheint dann der Fall zu sein, wenn sie ihre Unsicherheit zu überspielen versucht.

Charakteristisch für Frau Neubert erscheinen folgende Zuschreibungen:

- Selbst überschätzend.
- Komplotte suchend und findend.
- Interessiert.
- Suchend.
- Wege beschreitend.
- Möchte etwas Besonderes sein.
- Konstruiert ihre Realität (über das übliche Maß hinausgehend).
- Statusbewusst.
- Verallgemeinernd.

Versorgungswege innerhalb des (Gesundheits-)Systems:
Hausarzt
Endokrinologe
Radiologe
Krankengymnast

Klinikum (mehrere Abteilungen)
Lungenklinik
Allgemeinmediziner
Amtsarzt
Klinikum
Bundesgesundheitsamt
Anwalt (für Medizinrecht)
Krankenversicherungsträger
Laborarzt
Allgemeinmediziner (Naturheilverfahren)
Allgemeinmediziner in Düsseldorf (Info über Bericht im Fernsehen)
Rehabilitationsmaßnahmen (3x zur Kur)
Sozialmedizinischer Dienst
Orthopäde
Klinikum (in Bayern)

Aus den ausgehändigten Unterlagen (Arztbriefe und Befunde) gehen etliche weitere, im Interview nicht einzeln aufgeführte Kontakte hervor.

4.2.3 Porträt 2: Passiv und einsam (Frau Augustin)

Beschreibung der Interviewsituation:
Ort des Interviews ist das Wohnzimmer von Frau Augustin. Im Vorfeld des Gespräches hatte sie Bedenken geäußert, ob sie genügend Kraft für das Interview habe, da sie gerade durch mehrere Termine beansprucht sei. Von Anfang an wirkt sie ein wenig erschöpft. Dies scheint aber ihr derzeit alltäglicher Zustand zu sein. Sie spricht ruhig und bedächtig. Ich empfinde Frau Augustin als aufgeschlossen und die Interviewatmosphäre als entspannt.

Inhaltlicher Überblick und Interpretation:
Frau Augustin beantwortet meine Fragen, jedoch ist bei ihr kontrastierend zu anderen Interviewpartnern kein Erzählzwang spürbar. Überwiegende Textsorte ist die Erzählung. Sie erwähnt einschneidende biografische Erfahrungen. Im Verlauf des Interviews wird ihr Erzählstil abgehackter (lamentierend).

Es gibt einen roten Faden, der sich durch das Interview zieht: Sie vergifte sich. Ihre Anfangsnarration etwa beginnt sie mit: „Ja gut, wo fange ich an. Im Grunde habe ich mich das erste Mal schon als Kind vergiftet". Wie sie ausführt, habe sie in der ehemaligen DDR gemeinsam mit ihrem Mann selbständig gearbeitet, und da diese Form der Tätigkeit nicht erwünscht gewesen wäre, hätte es

4 Der umweltmedizinische Versorgungsprozess (Ergebnisse/Interpretation) 115

für sie auch keinen Arbeitsschutz gegeben. Aus diesem Grund habe sie sich 10 Jahre lang mit Arbeitschemikalien vergiftet. Bei ihrem Mann seien andere Symptome als bei ihr aufgetreten. Da er mittlerweile bereits verstorben sei, wäre es unklar, ob seine Krankheitszeichen im Zusammenhang mit den Expositionen am Arbeitsplatz gestanden hätten.

Von Freunden berichtet sie auch auf Nachfrage nicht, sondern stattdessen von beruflich initiierten Kontakten in ihrer Freizeit während ihrer Berufstätigkeit zu Zeiten der ehemaligen DDR.

Der Eindruck von Frau Augustin ist der einer passiven Frau. Sie wirkt auf eine hilflose Art resignativ, als habe sie sich in ihrem Leiden eingerichtet. Vorwiegend erzählt sie in der passiven Form. Etwa berichtet sie davon, zur Kur geschickt worden zu sein oder dass auf einmal ganz viele Probleme da gewesen wären. Wechselt sie in die aktive Form, so folgt darauf mehrfach die Beschreibung eines Scheiterns. Aktiv habe sie einen Antrag bei der Berufsgenossenschaft eingereicht – er würde abgelehnt. Sie gehe zu einer Ärztin – und würde nicht behandelt. Dies knüpft an den roten Faden an: Etwas Schlimmes geschieht mit ihr. Schon als Kind hätte sie Missbrauchserfahrungen gemacht, welche sich im Laufe ihres Lebens wiederholt hätten. Neben der Erfahrung von körperlichem Missbrauch sollte sie „für eine Straftat missbraucht werden".

Frau Augustin berichtet von Multimorbidität und einer stark verminderten Leistungsfähigkeit. Sowohl die an die Berufsgenossenschaft als auch an den Rentenversicherungsträger gestellten Anträge seien abgelehnt worden. Während einer Kurmaßnahme seien die Akten über sie verschwunden, was sie dahingehend interpretiert, dass sie als gesund hätte entlassen werden sollen.

In ihrer Rückschau scheint ihr ganzes bisheriges Leben für sie eine Gesundheitsgefährdung zu sein, der sie viel Raum gewährt hat und es auch heute noch tut. Ihrer Erkrankung opfert sie nach und nach die Dinge und Tätigkeiten, die ihr Freude bereiten, wie etwa den Beruf und ihre Hobbys. Nicht zu erkennen ist ein eigener Handlungsspielraum bezogen auf ihre Lebensgestaltung.

Charakteristisch für Frau Augustin erscheinen folgende Zuschreibungen:

- Passiv.
- Jammernd.
- Einsam.
- Opfer.
- Unwissend.
- Enttäuschte Hoffnungen.

116   4 Der umweltmedizinische Versorgungsprozess (Ergebnisse/Interpretation)

Versorgungswege innerhalb des (Gesundheits-)Systems:
Allgemeinmediziner (als Kind).
Notarzt (nach akuter Schadstoff-Emission).
Allgemeinmediziner (als Erwachsene).
Arbeits- und Umweltmediziner.
Neurologe.
Kur.
Landesversicherungsanstalt (heute Deutsche Rentenversicherung).
Berufsgenossenschaft (Unfallversicherung).
Klinikum (Charité).
Rheumatologe.
Orthopäde.
Hautarzt.
Hals-Nasen-Ohrenarzt.

4.2.4 Porträt 3: Suche nach Halt (Frau Ebersbach)

Beschreibung der Interviewsituation:
Das Interview findet auf Wunsch von Frau Ebersbach in einem Café statt und verläuft sehr angenehm und entspannt. Frau Ebersbach leitet mit „Soll ich jetzt einfach mal so anfangen, was bei mir so war?" ein. Sie strukturiert mit dieser Vorgehensweise das Interview. Ihre Erzählung eröffnet sie argumentativ mit „weil" und beginnt dann sehr stringent ihre ausführliche Anfangsnarration.

Inhaltlicher Überblick und Interpretation:
Als Startpunkt wählt Frau Ebersbach eine berufliche Situation aus dem Jahr 1993, von wo aus sie ihre Geschichte bis in die Gegenwart entwickelt. Das Interview endet mit der sehr knappen Erwähnung des Umganges ihres Freundes mit ihrer Erkrankung und der Feststellung, dass sie die Erkrankung „wohnungsmäßig wenigstens so im Griff" habe.

Für den ersten Kontakt mit dem Versorgungssystem sucht sie sich kein niederschwelliges Angebot heraus, sondern wählt das Klinikum. Dort hätten „Spezialuntersuchungen" durchgeführt werden sollen, die ihr dann zu „kompliziert" gewesen seien. Sie hätte „das Gefühl gehabt, es führt absolut in den Wald", woraufhin sie „das da dann fallen lässt und sich nicht mehr groß etwas dabei denkt". Wiederholt zeigt sich dieses Schema: Sie beginnt einen Weg, eine Grenze taucht auf, sie bagatellisiert und verdrängt das bisher Geschehene und geht den eingeschlagenen Weg nicht weiter.

4 Der umweltmedizinische Versorgungsprozess (Ergebnisse/Interpretation) 117

Angaben über Kontakte mit Versorgungsdienstleistern sind mitunter unpräzise: Bei dem von ihr genannten Umweltinstitut etwa ist sie sich nicht sicher, es kann sich auch um ein Umweltamt handeln. Und sie kann sich nicht erinnern, ob sie persönlich dort war oder ob ihr die Broschüre nur zugeschickt wurde.

Frau Ebersbach berichtet, dass sie erst seit 2 ½ Monaten in Berlin lebe und schildert in dem Gespräch bereits vier Kontakte mit dem gesundheitlichen Versorgungssystem in der Stadt. „Aus Verzweiflung" habe sie sich schnell ein Hilfsnetzwerk wie in ihrer Heimatstadt aufgebaut. An ihrem Heimatort habe sie eine Broschüre mit deutschlandweiten Kontaktadressen erhalten. Nachdem sie nach Berlin umgezogen war und auch dort Gesundheitsstörungen mit Umweltbezug auftraten, habe sie sich an das Berliner Institut BAUCH gewendet.

Frau Ebersbach ist nicht verwurzelt. Sie ist auf der Suche, „immer noch auf dieser Reise". Etwas soll in ihr Leben treten und ihr Halt geben. Den von ihr gewählten Worten liegt eine emotionale Wucht inne (z. B. Panik, Horror, Ekel). Sie verwendet plastische Metaphern wie „man sucht konkret Hilfe und gerät in so ein phosphoriesierendes bodenloses Reich". Überhaupt ist „*Boden*" ein Thema für sie. Der Begriff taucht immer wieder auf: sie streiche einen Boden (beruflich), sie patiniere einen Fußboden (beruflich), der Freund streiche/lackiere die Böden in der neuen Wohnung, sie gäbe einen Boden auf und der neue Boden sei plötzlich auch kein Boden mehr. Eine Behandlung habe ergeben, dass bei ihr die Kombination aus „Umweltgiften" und „chaotischen Umständen" eine psychische Reaktion hervorrufe, die dann grundsätzlich eine Bodenlosigkeit verursache, bei der sie „kippe".

Sie sucht Erklärungen. „Es" habe nichts mit ihr zu tun, sie habe keinen Einfluss. Ambivalent habe sie einerseits „Wahnsinnskopfweh", andererseits findet sie als Erklärung für ihre Beschwerden das Wetter. Klar zieht sie Grenzen, bis wohin sie Empfehlungen befolgt und wo für sie Schluss ist. Natur ist für sie ein Bezugs- und Interpretationspunkt. So würden etwa komplizierte Spezialuntersuchungen „absolut in den Wald" führen. Mitunter verfällt sie ins Kindliche und hat Untersuchungen „brav" gemacht und „fröhlich" mit Lacken gearbeitet.

Den sie behandelnden Ärzten setzt sie ihr Laienwissen gegenüber: „Ich habe aber so ein Ärztebuch und ich beschäftige mich ja auch […] dann habe ich gesagt, dass kann es nicht sein, weil […]." Aufgrund der Angst in eine „Maschinerie" zu geraten, die sie nicht aufhalten könne, glaubt sie, ständig mitdenken zu müssen.

Von ihrem Lebensgefährten und seinem Umgang mit ihrer Erkrankung erzählt sie kurz, wohingegen die Haltung ihrer Tochter (18 Jahre) diesbezüglich von ihr nicht erwähnt wird.

Charakteristisch für Frau Ebersbach erscheinen folgende Zuschreibungen:

- Instabil.
- Selbstbewusst und gleichzeitig schwach.
- Erklärungsmodelle haben ihre Wurzeln häufig in der Natur.
- Bagatellisierend.
- Externalisierend.
- Auf der Suche.
- Verlustangst.

Versorgungswege innerhalb des (Gesundheits-)Systems:
Klinikum Köln, Toxikologische Abteilung
Umweltinstitut (tel. Kontakt, Zusendung Broschüre)
Allergologe, Zusatzbezeichnung Umweltmedizin
Umweltmediziner (nur angerufen)
Kinesiologe
BAUCH (Institut, Labor)
Gesundheitsamt Charlottenburg/Wilmersdorf
Gesundheitsamt Steglitz/Zehlendorf
Heterodoxer Mediziner, Homöopath
Neurologe

Weitere Versorgungskontakte:
Bruder
Onkel (Kinderarzt)

Geplante Versorgungskontakte:
Neurologe

4.2.5 Porträt 4: Stellvertretend und in Allianz (Frau Heise)

Beschreibung der Interviewsituation:
Betroffen von den umweltbezogenen Gesundheitsstörungen ist Leon, der Sohn von Frau Heise. Er ist 2 ½ Jahre alt und der zweitgeborene ihrer drei Söhne. Stellvertretend für Leon interviewe ich seine Mutter.

In der Wohnung von Frau Heise findet das Interview auf ihren Vorschlag hin im Kinderzimmer statt, weil während des Interviews der jüngere Bruder (1 Jahr) von Leon anwesend ist. Wir setzen uns auf den Teppichboden. Frau Heise geht sehr geübt mit der Situation um und lässt sich durch die Anwesenheit des

4 Der umweltmedizinische Versorgungsprozess (Ergebnisse/Interpretation) 119

Kindes so gut wie nicht vom Interview ablenken. Auf mein Angebot, ihr vor dem Interview nähere Informationen über die Untersuchung zu geben, geht sie nicht ein. Sie will lieber sofort mit dem Interview anfangen und beginnt strukturiert die Geschichte von Leon zu erzählen. Unablässig rechnet sie mit einem Anruf der Kindertagesstätte, in dem ihr mitgeteilt würde, sie solle Leon abholen, weil es ihm nicht so gut gehe. Dies trifft dann nicht ein und wir können das Interview ohne Störungen durchführen.

Noch bevor ich meine Fragen zu Ende formuliert habe, fällt mir Frau Heise ins Wort und beginnt mit ihren Antworten.

Inhaltlicher Überblick und Interpretation:
Seit seinem zweiten Lebensmonat leide Leon unter Atemwegserkrankungen. Jeden Monat durchlebe er vier fieberhafte Infekte. Nach dem Abklingen eines Infektes sei er nur einen Tag beschwerdefrei, bevor ein erneuter Infekt auftrete: „dauerhaft Infekte". Beständig habe er einen roten Hals und müsse Asthmaspray nehmen. Als das Kind ein halbes Jahr alt war, hätten sie mit einer Cortison-Therapie angefangen, um es „in den Griff zu kriegen". Abhilfe hätten nur zwei Rehabilitationsmaßnahmen im Abstand von einem Jahr gebracht, in deren Anschluss Leon zu Hause zwar noch vier Wochen gehustet habe, danach allerdings jedes Mal sechs bis acht Wochen beschwerdefrei gewesen sei. Die behandelnden Ärzte in Berlin würden nichts mehr machen, weil die „normalen Testverfahren" abgeschlossen seien und es nichts mehr weiter zu tun gäbe. Als Leon wiederholt „Beinausfälle" gehabt habe (er könne nicht laufen, „das Bein knallt weg"), hätten die behandelnden Ärzte im Krankenhaus erklärt, dass Leon simuliere.

Alle Familienmitglieder, die sich ständig in der Wohnung aufhielten, würden zu einer Infektanfälligkeit neigen. Wenn Frau Heise den ganzen Tag in der Wohnung sei, habe sie sofort Probleme mit den Nasennebenhöhlen. Der Gesundheitszustand des älteren Bruders von Leon habe sich gebessert, als er in die KiTa gekommen sei. Ihr Mann sei nicht in dem Maße gesundheitlich betroffen wie sie und die Kinder, da er sich aus beruflichen Gründen viel außerhalb der Wohnung aufhalte.

Eine Begehung der Wohnung durch einen Mitarbeiter vom Gesundheitsamt (Ambiente-Monitoring) hätte die Annahme aufgeworfen, dass in den Fußboden Heizkraftwerks-Schlacken verfüllt worden seien, die emittieren würden und dadurch das Immunsystem schwächen würden. Da der Fußboden nicht von Tischlern im Auftrag des Bezirksamtes geöffnet wurde (die internen Mitarbeiter dürften es nicht, und externen Tischlern sei der Auftrag zu klein) „war die Sache dann auch aus der Welt". Aber sie würden „sowieso" ausziehen, weil sie in der Wohnung nicht mehr genug Platz hätten.

120   4 Der umweltmedizinische Versorgungsprozess (Ergebnisse/Interpretation)

Von der Haltung ihres Mannes zu der Erkrankung von Leon erzählt Frau Heise nichts. Symbiotisch erscheint ihre Verbindung mit ihrem Sohn; sie ist „dauerhaft" mit ihm verbunden. Gemeinsam bilden sie ein Bündnis, eine Allianz gegen die Umwelt. Sie geht stellvertretend für ihn die Wege durch das (Gesundheits-) System.

Charakteristisch für Frau Heise erscheinen folgende Zuschreibungen:

- Rastlos.
- Nicht ich, ihr sollt euch verändern/etwas verändern.
- Zielstrebig.
- Behält den Überblick.

Versorgungswege innerhalb des (Gesundheits-)Systems:
Lungenarzt
Kinderarzt
Atemtherapie (vom Bezirksamt)
Robert-Koch-Institut (Teilnahme an Studie)
Umweltbundesamt
Rehabilitationsmaßnahmen (2x zur Kur an die See)
Gesundheitsamt (Umweltmedizinische Ambulanz)

4.2.6   Porträt 5: Verharren in der Opferrolle (Frau Kalkbrenner)

Beschreibung der Interviewsituation:
Auf Wunsch von Frau Kalkbrenner findet das Interview in einem Cafe statt, da ihre Wohnung aufgrund eines Schimmelbefalles nicht bewohnbar sei und sie mit ihrem Lebensgefährten in einem Hotel wohne. Mich strengt das Interview an. Frau Kalkbrenner redet ohne Pause, atemlos.

Inhaltlicher Überblick und Interpretation:
Bevor ich meine Eingangsfrage stelle, erkundigt sie sich noch einmal, wofür das Interview eigentlich genau ist und was ich nach Abschluss dieser Untersuchung so machen würde. Dann erwähnt sie lobend die Qualifikation ihres behandelnden Arztes, der den Kontakt zwischen uns hergestellt hat.

Dominierende Textsorte des Interviews ist die Argumentation. Die Erzählsegmente sind die ‚Träger' der argumentativen Teile.

Das gesamte Interview über redet sie nur von ihrer mit Schimmel belasteten Wohnung. Zusammen mit ihrem Mann hat sie acht Jahre in der Wohnung ge-

4 Der umweltmedizinische Versorgungsprozess (Ergebnisse/Interpretation)

wohnt und nimmt an, dass der Schimmelbefall zwei Jahre nach ihrem Einzug einsetzt, bevor er nach weiteren vier Jahren sichtbar wurde. Seitdem würden sie in einem Hotel leben. Zwischenzeitlich habe die Wohnungsverwaltung die Sanierung der Wohnung veranlasst und sie wären wieder eingezogen. Nachdem die Gesundheitsprobleme wieder aufgetreten seien, seien sie wieder ins Hotel gezogen. Frau Kalkbrenner habe ihre Wohnung seitdem (2 Jahre) nur ein einziges Mal mit Mundschutz (Kohlefilter) zum Begehungstermin des gerichtlich bestellten Gutachters betreten. Herr Ka. gehe nur noch in die Wohnung, um zu lüften und die Post zu sichten, welche allerdings draußen geöffnet und weggeschmissen werden müsse, weil Frau Kalkbrenner sonst sofort Atemprobleme bekäme. Sie schildert massive Gesundheitsprobleme nach jedem Kontakt mit irgendwelchen Gegenständen aus der Wohnung. Schwer nachvollziehbar erscheinen mir die Aussagen in den anschließende Passagen, in denen sie beispielsweise mit Bedauern schildert, dass sie ein Buch habe wegschmeißen müssen.

Die gesamte Anfangsnarration ist eine Aneinanderreihung von „Katastrophen" bezüglich ihrer Wohnung und dem jahrelangen Bemühen, diese schimmelfrei und wieder bewohnbar zu machen. Mit der Aufgabe ihrer Wohnung würden sie „die Beweise aus der Hand geben". Außerdem hätten sie die Wohnung total saniert und wollten dort nie mehr auszuziehen. Frau Kalkbrenner befürchtet, dass die Wohnung nach ihrem Auszug ohne fachgerechte Beseitigung des Schimmelbefalls an den nächsten Mieter weitervermietet werde, der dann Gesundheitsprobleme bekommen würde.

Frau Kalkbrenner spricht während des Interviews wiederholt von „man", wenn sie von sich und ihrer Situation erzählt. Die ganze Situation ist für sie ein „Drama". Ein trauriges, aber auch erregendes Geschehen, welches sie sich von außen ansieht und distanziert schildert. Ihre gesamte Lebensenergie wird auf den Umstand der mit Schimmel belasteten Wohnung gerichtet. Es ist ihr nicht möglich, sich aus diesem Zustand zu befreien, in eine andere Wohnung zu ziehen und sich mit anderen Dingen in ihrem Leben zu beschäftigen. „Wie ein Alptraum sozusagen", aus dem sie nicht aufwacht.

Ihr Augenmerk wird nicht primär auf ihre gesundheitlichen Probleme gerichtet, sondern auf den „bösen" Auslöser, der bekämpft wird – jedoch nicht bis zur letzten Konsequenz (Kündigung der Wohnung und Neuanfang).

Als einzige Interviewpartnerin verweigert sie bei der Abfrage der soziodemografischen Daten im Anschluss an das Interview die Angabe des Haushaltsnettoeinkommens (in Kategorien, es wurde nicht der konkrete Betrag erfragt).

122   4 Der umweltmedizinische Versorgungsprozess (Ergebnisse/Interpretation)

Charakteristisch für Frau Kalkbrenner erscheinen folgende Zuschreibungen:

- Verharren in der Opferrolle, ohne zu jammern.
- Konsequent. Mit den Ausprägungen: a) Am Ball bleibend. b) Nicht loslassen können.
- Verantwortung abgebend.
- Fremdbestimmt.

Versorgungswege innerhalb des (Gesundheits-)Systems:
Gutachter (Ambiente-Monitoring)
Hausverwaltung
Hautarzt
Orthopäde
Rheumatologe
Lungenfacharzt (Lungen- und Bronchialkunde, Allergologie, Umweltmedizin)
Gesundheitsamt
Bauaufsicht
Umweltbundesamt
Mieterverein
Gutachter der Hausverwaltung
Gutachter mit Spürhund
Gerichtlich bestellter Gutachter
Gericht (mehrere Prozesse)
Presse

4.2.7   Porträt 6: Umdeuten und somatisieren (Frau Blum)

Beschreibung der Interviewsituation:
Ort des Interviews ist die Wohnung von Frau Blum. Der Termin wurde von ihr so gelegt, dass ihr Mann zur Spätschicht und deshalb während des Interviews nicht anwesend ist. Da sie in einem Neubaugebiet wohnt, ist ihr Wohnviertel noch nicht im Stadtplan eingezeichnet. Obwohl sie seit sieben Monaten dort wohnt, ist es ihr nicht möglich, mir den Weg zu ihrer Wohnung zu beschreiben. Zu Beginn des Interviews ist Frau Blum etwas unsicher, aber sehr nett. Die Atmosphäre ist angenehm und offen.

Inhaltlicher Überblick und Interpretation:
Überwiegende Textsorte des Interviews sind die Beschreibung und die Argumentation. Ausgewogen erzählt Frau Blum sowohl von den beruflichen als auch

4 Der umweltmedizinische Versorgungsprozess (Ergebnisse/Interpretation) 123

von den privaten Implikationen aufgrund ihrer umweltbezogenen Gesundheitsstörungen und wie sich diese entwickelt haben. Auf ihre Versorgungswege geht sie von sich aus kaum ein, jedoch erzählt sie hiervon bereitwillig auf Nachfrage.

Nach zehn Jahren Berufstätigkeit an einem Arbeitsplatz ohne Fenster und Frischluft bekomme sie Probleme mit der Innenraumluft; insbesondere machten ihr die dortigen Gerüche zu schaffen. Die ersten gesundheitlichen Beschwerden äußerten sich: Lungenbeschwerden, Grippe, Erkältungen, „ständig irgendwie krank", „also (..) alles". Auf irgendetwas reagiere sie allergisch. Die Ätiologie würde von ihrem behandelnden Arzt als komplex eingestuft. Gemeinsam würden sie versuchen, sowohl die Art und Menge der Exposition, die Expositionsdauer, aber auch den Umgang von Frau Blum damit zu verändern. Am Arbeitsplatz habe sie den „Gang", auf dem sie arbeite, gewechselt. Sie versuche, bereits am Anfang der Erkrankung die Weichen zu stellen und sich „nicht reinzusteigern", damit ihr Körper nicht immer heftiger reagiere und sie keine MCS ausbilde. Nach einer Phase der Krankschreibung habe sie wieder die Räumlichkeiten ihres Arbeitsplatzes und diesmal auch ihre berufliche „Position" gewechselt. Auf den Rat eines Arztes, den sie in der „Notsprechstunde" aufsuchte, zu einem Arbeitsplatzwechsel, reagiert sie empört. Besser behandelt fühlt sie sich von einem Arzt, der ihr ein Spray zum Inhalieren verschreibt, wodurch sich ihre Lunge „erst einmal beruhigt" und dessen Dosierung sie langsam herabsetzen könne.

Im Anschluss an das Interview berichtet sie mir von ihren Ängsten im Vorfeld des Interviews, dass ich ihre Erkrankung nicht ernst nehmen würde, da die bisherigen Rückmeldungen ihres Umfeldes auf ihre Geruchsempfindlichkeit und ihre Gesundheitsstörungen häufig von Unverständnis geprägt gewesen seien.

Charakteristisch für Frau Blum erscheinen folgende Zuschreibungen:

- Ignorieren (sie hat für sich eine (die?) Ursache ihrer Beschwerden gefunden, will oder kann diese aber nicht beseitigen).
- Ausweichen.
- Kontrollieren des Körpers.
- Pragmatisch.
- Arrangiert sich.
- Zwischen den Polen Unsicherheit bis Panik und Pragmatismus.

Versorgungswege innerhalb des (Gesundheits-)Systems:
Arbeitgeber
Lungenarzt
Rechtsberatung (anlässlich des Umgangs mit einer Belastung am Arbeitsplatz)
„Rennerei zu Ärzten"

Allgemeinmediziner
Bereitschaftsdienst (Wochenende)
Allgemeinmediziner, Allergologe
(anderer) Lungenarzt (Lungen- und Bronchialkunde, Allergologie, Umweltmedizin)
Sicherheitsingenieur
Betriebsarzt

4.2.8 Porträt 7: Empowerment – von der Abhängigkeit in die Selbstbestimmung (Frau Uhlig)

Frau Uhlig erfüllt meine Einschlusskriterien zur Teilnahme an dieser Untersuchung nur bedingt (siehe Abschnitt 3.6). Sie persönlich hat aufgrund ihrer umweltbezogenen Gesundheitsstörungen nur zwei Kontakte mit Versorgungseinrichtungen gehabt. Sie beschreibt aber auch die (Versorgungs-)Wege einer Kollegin, die wie weitere Kollegen unter der Situation am Arbeitsplatz leiden würde.

Beschreibung der Interviewsituation:
Der Lebensgefährte von Frau Uhlig wollte nach ihrer Aussage nicht, dass wir das Interview bei ihnen zu Hause führten und deshalb verabreden wir uns in einem Cafe. Frau Uhlig wirkte nervös und unruhig, etwas gehetzt, ferner zog sie ihre Jacke nicht aus und behielt ihre Mütze auf. Dennoch nahm ich die Atmosphäre als entspannt wahr. Nach Ende des Interviews zeigte sie mir einen Bildband ihres letzten Fotoprojektes.

Inhaltlicher Überblick und Interpretation:
Die Ausführungen von Frau Uhlig bezogen sich auf ihren Arbeitsplatz, der für sie in direkter Verbindung mit ihren Gesundheitsstörungen steht, d.h. ihre Symptome sind aus ihrer Sicht räumlich und zeitlich mit ihrem Arbeitsplatz gekoppelt. Sie zeigte sich enttäuscht von ihren Kollegen, die zu einem großen Teil unter ähnlichen oder den gleichen Gesundheitsstörungen wie sie leiden würden, jedoch nichts unternähmen. Da es sich um eine zeitlich befristete Weiterbildungsmaßnahme handeln würde, hätte sie keine Verbündete gefunden. Ihre Kollegen seien frustriert von den vorherrschenden Bedingungen, würden aber keine Energie und kein Geld (z.B. Praxisgebühr) investieren wollen, um an der Situation etwas zu ändern. Der Träger der Maßnahme zeige kein Interesse an ihren Problemen, da er einen möglichst störungsfreien Ablauf der Maßnahme wünsche, um die Zuweisung von Folgemaßnahmen sicherzustellen.

4 Der umweltmedizinische Versorgungsprozess (Ergebnisse/Interpretation) 125

Frau Uhlig vermittelte mir den Eindruck von hoher Selbstbestimmtheit, welche ihr ausgesprochen wichtig zu sein scheint. Die geschilderten Gesundheitsstörungen muten wie ein Mittel an, um die am (nicht frei gewählten) Arbeitsplatz herrschende Fremdbestimmung in Selbstbestimmung umzuwandeln: So gelingt es ihr, durch ihre Gesundheitsstörungen ihren Arbeitsplatz bzw. ihre Arbeitsbedingungen (Ort und Zeit) unter Bezugnahme auf ihre spezifische Berufsausbildung und in Abgrenzung zu ihren Arbeitskollegen zu gestalten. Als Fotografin müsse sie nur 2 Stunden pro Tag beim Träger der Maßnahme anwesend sein. Die übrige Arbeitszeit könne sie außerhalb der Büroräume verbringen.

In weiten Teilen des Interviews geht es neben ihren Gesundheitsstörungen um ihre Arbeitsplatzsituation. Frau Uhlig reflektiert den gesamten Kontext. In Abgrenzung zu anderen Interviewpartnern kreist sie nicht nur um sich selbst und ihre Erkrankung. So scheint ihr Lebensmittelpunkt ihr eigenes Fotoprojekt und nicht ihre Leidensgeschichte zu sein. Ihre Beschreibungen gestaltet sie emotionslos: sie sind kaum bis gar nicht wertend oder klagend und kontrastieren damit Darstellungen in anderen Patienteninterviews. Von sich aus erzählt sie nichts aus ihrem Privatleben oder der Reaktion ihres privaten Umfeldes auf ihre gesundheitlichen Probleme.

Berichte über aktive und passive Verhaltensweisen wechseln sich in ihrer Erzählung ab: zum einen sagt sie, dass sie Impulse setzte, um Angelegenheiten zu initiieren, andererseits tut sie nichts, wenn diese versanden oder nicht weiterlaufen. Dies kann eine Strategie sein, um mit dem geringsten Energieaufwand den größten Nutzen zu erzielen. Scheint ihr ein Weg nicht gangbar oder ein Ziel nur unter großem Aufwand zu erreichen, sieht sie nach eigener Aussage davon ab, weiter Ressourcen hineinzugeben.

Charakteristisch für Frau Uhlig erscheinen folgende Zuschreibungen:

- Selbstinitiativ, sucht Bündnispartner.
- Keine Opferrolle. Handelndes Subjekt.
- Als Patientin kooperativ.
- Analytisch.
- Auf dem Sprung.
- Keine emotionale Betroffenheit (unpersönlich).

Versorgungswege innerhalb des (Gesundheits-)Systems:
Hausarzt
Klinikum

126 4 Der umweltmedizinische Versorgungsprozess (Ergebnisse/Interpretation)

Parallel geht ihre Kollegin folgende Wege:
Allergieärztin
Arbeitgeber
Umweltamt

4.3 „Ich brauche eine Anlaufstelle" – die Patienten

Dieser Abschnitt zeigt die Ergebnisse der Auswertung der Patienteninterviews. Die Grundlage bilden die im Material gefundenen Codes und Kategorien mit den diesen zugeordneten Textstellen.

4.3.1 Bedürfnisse, Erwartungen, Wünsche und Wirklichkeit

Bedarfsgerechtheit der Versorgung
„Haben Sie bisher das Gefühl gehabt, dass Ihnen entsprechend Ihren Bedürfnissen geholfen wurde?" habe ich meine Interviewpartner im Nachfrageteil gefragt, um die Bedarfsgerechtheit der Versorgung zu ermitteln. Zu diesem Aspekt haben sich die Patienten auch schon im narrativen Teil des Interviews geäußert, jedoch lag mir daran, eine konkrete Antwort auf diese Frage zu erhalten.

Ihre Versorgung empfinden die interviewten Patienten in Ansätzen als bedarfsgerecht. Nicht allen Interviewpartnern ist klar, welchen Anspruch sie letztlich an das Versorgungssystem haben und sie wissen deshalb auch nicht, ob ihnen geholfen wurde. Zum Teil empfinden sie Erlebtes deshalb als zufrieden stellend, weil sie nichts anderes erwartet haben. Niemand gibt an, sein Problem sei durch das gesundheitliche Versorgungssystem gelöst worden. Ärzte nehmen in den Antworten zur Bedarfsgerechtheit eine prominente Stellung ein. Die Versorgung durch sie wird nicht durchweg positiv bewertet, jedoch sind sie erste Anlaufstelle und werden als Autorität erlebt. Sie spielen eine große Rolle bei der Vermittlung von Zuversicht und emotionalem Beistand.

> „Ja. Eben von Dr. C.. Da hatte ich zum ersten Mal das Gefühl, jemand kennt den ganzen Bereich und kennt auch diese Problematik, dass man das nicht fest pinnen kann. Das hat schon mal ein sehr gutes Gefühl gemacht. Und - nicht meinen Wünschen entsprechend, weil dann hätte ich gerne so ein ganz konkretes: Die 3 Sachen meiden oder da kann man das und das nehmen." [Frau Ebersbach, Absatz 90]

Die Patientin hat für sich erkannt, dass man das nicht fest pinnen kann. Die Erkrankung hat für sie keinen Namen, sie ist „das nicht Benennbare" und „das nicht Greifbare". Alles verschwimmt und entzieht sich damit ihrer Kontrolle.

4 Der umweltmedizinische Versorgungsprozess (Ergebnisse/Interpretation) 127

Deshalb tut es ihr gut, dass der Arzt ihre Situation und Erwartungen kennt und vor allem anerkennt. Die Vielschichtigkeit der Erkrankungen überfordert oft sowohl Ärzte als auch Patienten. Für die Betroffenen sind die Strukturen zu komplex, unübersichtlich und mit zu hohen Zugangsbarrieren ausgestattet:

> „Toll, die Ärzte wissen im Grunde genommen auch nicht viel mehr als ich. Und um überhaupt an diese Telefonnummern und Adressen zu kommen, habe ich so hier meine erste Zeit in Berlin verbracht, quasi mit irgendwie: Wo könnte ich anrufen, wo? Da hat man, wenn man normalerweise mit den Bereichen nichts zu tun hat, auch keine Ahnung. Ich wusste eigentlich auch gar nicht richtig, was ein Gesundheitsamt ist. Also - man filzt sich selber da so durch. Das ist so." [Frau Ebersbach, Absatz 90]

Den angebotenen Versorgungsstrukturen fehlt es an einer niederschwellig zu erreichenden Kompetenzbündelung. Dies belegt auch die Aussage von Frau Kalkbrenner:

> „Zum Teil ja, zum Teil nein. Also bei Frau Dr. K., gesundheitlich fühle ich mich gut aufgehoben. Sie kontrolliert das auch in regelmäßigen Abständen, also da fühle ich mich sehr gut aufgehoben." [Frau Kalkbrenner, Absatz 143]

Zunächst bewertet Frau Kalkbrenner ihre Betreuung positiv, auf den zweiten Blick nimmt sie eine Einschränkung vor. Gesundheitlich fühlt sie sich gut aufgehoben, aber anschließend benennt sie die fehlende Bereitstellung von Informationsmaterial als ein Defizit. Eine Hürde scheint bei ihr in den unterschiedlichen Wegen zu liegen, die zur Lösung ihres Problems zu gehen sind.

Die Antworten auf meine Frage nach der Bedarfsgerechtheit der umweltmedizinischen Versorgung veranschaulichen auch, dass die Patienten individuelle Bewältigungsstrategien entwickelt haben. Diese lassen sich zwischen **internalisierend** und **externalisierend** einordnen:

> „Also ich sage mal, Ärzte kann man nur als Hilfestütze nehmen, nicht? Und viel muss man auch selber machen und gucken. Und, na ja, man kann seine Freundin bombardieren „Was würdest Du machen in der Situation?", dass man da so ein bisschen sich seinen Rat da holt. Aber mehr kann man auch nicht machen. Weil ich bin halt noch nicht die Stufe weitergegangen, dass ich jetzt irgendwie psychologische Hilfe in Anspruch nehme, dass ich jetzt sage, jetzt will ich es aber noch mal wissen, was kann ich noch besser machen." [Frau Blum, Absatz 90]

Frau Blum hat verschiedene Strategien zur individuellen Bewältigung ihrer Probleme entwickelt und nimmt die existierenden Angebote als Hilfe zur Selbsthilfe wahr. Ärzte sind eine („Hilfe"-)Stütze ihres Systems. Momentan ist sie mit den Maßnahmen zur Lösung ihrer Schwierigkeiten ausgelastet, doch das Wissen über das Vorhandensein der nächsten Stufe ihres Bewältigungsprozesses vermittelt ihr ein Gefühl von Sicherheit. Sie bedient sich des professionellen Versorgungssystems bewusst, indem sie sich ein Stück weit emanzipiert. Sie arbeitet aktiv an ihrer Heilung und übernimmt Verantwortung für Entlastungsstrategien.

Demgegenüber steht die Resignation mancher Patienten. Scharf ist die Antwort von Frau Neubert auf meine Frage, ob sie bisher das Gefühl gehabt habe, dass ihr entsprechend ihren Bedürfnissen geholfen wurde. Sie lautet:

„Eigentlich nicht. Ne. Kann man nicht sagen." [Frau Neubert, Absatz 233]

Sehr ausführlich hat sie mir bis zu diesem Zeitpunkt im Interview ihre Krankengeschichte mit den unzähligen Kontakten zu dem Versorgungssystem erzählt, um dann auf meiner Frage nach der Bedarfsgerechtheit lediglich mit nein zu antworten. Keiner ihrer Versuche, Hilfe zu bekommen, scheint entsprechend ihren Bedürfnissen geglückt zu sein. Die Geschichte von Frau Neubert ist ein Beispiel für Externalisierung; sie sucht sowohl Ursache als auch Lösung ihres Problems ausschließlich im Außen. Sie geht auf der Suche nach Hilfe zwar bis zur stationären neurologischen Behandlung, ist jedoch auf keinem Schritt ihres Weges bereit, einen Teil der Lösung bei sich zu suchen. Gibt es für sie überhaupt Bedarfsgerechtheit?

Zusammenfassend lässt sich sagen, dass die vorhandenen Versorgungsstrukturen nicht der Breite der Bedürfnisse der Patienten entsprechen. Sie sind nicht niederschwellig konzipiert und zu komplex. Nur einzelne Komponenten erfüllen die Bedarfe der betroffenen Menschen. In Ihren Augen fehlt jedoch die Bündelung der Hilfsangebote durch einen als kompetent anerkannten und akzeptierten Gesprächspartner.

Erwartungen und Wünsche der Patienten
Die Patienten erwarten, in der Beratungssituation konkrete Tipps zur Veränderung ihres Lebens oder Verhaltens zu bekommen. Häufig erwarten sie eine Antwort auf die Frage: „Was soll ich tun?". Diese Erwartung kann durch fehlende Informationen über den Ablauf oder das Ziel der Beratung auch zu Ängsten führen. Manche Patienten befürchten etwa Anweisungen zur Veränderung ihrer Umgebungsbedingungen oder ihres Verhaltens zu bekommen oder gar manipuliert zu werden. Gegenmodell hierzu ist der Beratungsansatz von Rogers (1942, 1951), der die Beratung als gemeinsamen Weg sieht und für den der Berater jemand ist, der den Klienten auf dem gemeinsamen Weg der Erkenntnis begleitet (siehe auch Seiten 215 und 233).

4 Der umweltmedizinische Versorgungsprozess (Ergebnisse/Interpretation) 129

Eine Patientin benannte spontan ihre Wünsche bezüglich der umweltmedizinischen Versorgungssituation, die anderen Patientinnen habe ich danach gefragt. Die Antwort einer Interviewpartnerin auf meine Frage nach ihren Wünschen bezogen auf ihre umweltmedizinische Versorgung lautet knapp: „Gar keine mehr!". Ihre Erwiderung beinhaltet, dass sie zu einem früheren Zeitpunkt noch Wünsche hatte und deutet weiter darauf hin, dass ihre Erwartungen wiederholt enttäuscht wurden und sie sich desillusioniert zurückgezogen hat. Sie erwartet bezogen auf ihre Erkrankung gar nichts mehr vom Gesundheitssystem und ist in die Opposition gegangen.

Die Antworten der anderen Interviewpartnerinnen bezeichnen sehr eindeutig dieselbe Richtung, in die ihre Wünsche gehen. Mehrere von ihnen benutzen sogar unabhängig voneinander dasselbe Wort zur Beschreibung ihrer Wünsche: Sie wünschen sich eine **Anlaufstelle**.

„Also so eine Anlaufstelle wäre sehr gut." [Frau Uhlig, Absatz 157]

„Ich würde eigentlich schon sagen, dass es irgendwie eine Anlaufstelle geben müsste für Bürger, wo die sich wirklich informieren können, wo wirklich irgendwelche Fachleute sitzen, auch Ärzte, wo man also weiß, okay, wenn ich dahin gehe und habe diese Probleme oder schildere das, dass die sich diesen Fällen annehmen, nicht? Und dass da dann auch von diesen Ämtern irgendwie weitergeholfen wird oder von dieser Stelle, so dass auch irgendwas bewegt werden kann auf dem Gebiet, nicht?" [Frau Kalkbrenner, Absatz 147]

„Was für Angebote? Ja, ich weiß nicht, ob es irgendwelche Stellen gibt, die halt in solchen Fällen einem zur Seite stehen, denn es wäre dann halt wünschenswert, wenn es so etwas geben sollte, dass dann halt gewisse Kinderärzte informiert werden, die es dann an bestimmte Personen weiterleiten können. Dass man eine Anlaufstelle hat. Weil, die hat man nicht." [Frau Heise, Absatz 110]

Das Wort ‚anlaufen' hat etwas von ankommen, man läuft einen Hafen an. Es erscheint mir, als wünschten die interviewten Patienten sich einen Ort, an dem ihre Odyssee durchs Versorgungssystem ein Ende hat, sie sich erwünscht fühlen, empfangen werden und auf kompetente Ansprechpartner treffen, wie eine Patientin es bei rheumatischen Erkrankungen erlebt hat.

Niederschwellig solle das Angebot sein und insbesondere für den medizinischen Laien anhand eines griffigen Wortes leicht zu finden. Umweltmedizin ist kein Begriff, der einer breiten Bevölkerung bekannt ist und deshalb fällt es vielen betroffenen Menschen schwer, herauszufinden, wonach sie eigentlich suchen müssten, wie folgender Interviewausschnitt belegt:

"Und dann vielleicht, ich weiß nicht wo man das klarer, dass das vielleicht im Telefonbuch, da wo auch Ärztlicher Notdienst, wo das dann da auch richtig steht: Umweltgifte. Oder so. Wo man auch so ein Wort, wo man sich gleich ganz gut das einordnen kann." [Frau Ebersbach, Absatz 92]

Von den Mitarbeitern einer umweltmedizinischen Anlaufstelle wird erwartet, dass sie aktuelle und umfassende Informationen in verständlicher Formulierung anbieten können.

4.3.2 Verschiedene Arten von Hilfe und Unterstützung

Zunächst zeige ich für jeden Interviewpartner aus der Gruppe der Patienten auf, welche Umstände und Gegebenheiten und auch welche Akteure ich als helfend identifiziert habe. Daran anschließend gebe ich Beispiele, wann Hilfe und Unterstützung als gelungen empfunden werden und wann nicht. Abschließend beschreibe ich die (wenigen) von den Patientinnen im Zusammenhang mit ihren umweltbezogenen Gesundheitsstörungen als positiv wahrgenommenen Erlebnisse.

Was bzw. wer hilft den Patienten?
Sehr vielfältig sind die im Material entdeckten Personen, Institutionen und Umstände, die als hilfreich für die Interviewpartner benannt werden können.

Frau Neubert:

- Sabbatjahr. Nicht arbeiten zu müssen.
- Ernst genommen zu werden.
- Medikamente. (z.B. Enzympräparate, pflanzliche Darmpräparate)
- Eigene Erfahrungen weitergeben zu können.

Frau Augustin:

- Scheidung von ihrem Mann.
- Medikamentöse Behandlung (Cortison)
- Reden. Einen Ansprechpartner haben oder z.B. eine ausführliche Erstanamnese.
- Zeit. (Siehe Reden)
- Kurze Wege.
- Nicht mehr körperlich arbeiten müssen.

4 Der umweltmedizinische Versorgungsprozess (Ergebnisse/Interpretation) 131

- Opferhilfe. Hilft ihr, als sie Opfer einer Straftat wird. Sie kann Gespräche führen, bekommt Hilfestellung bei der Suche nach einer anderen Wohnung.
- Endlich eine Ursache für ihre körperlichen Beschwerden gefunden zu haben.

Frau Ebersbach:

- Gesundheitsamt. Zum ersten Mal fühlt sie sich ernst genommen und hat das Gefühl, das ihr geholfen wird. Sie fühlt sich gut betreut, weil der Mitarbeiter ganzheitlich und differenziert mit ihrem Anliegen umgeht und ihr Erklärungen und Informationen bietet.
- Familienangehörige. Ihr Bruder nimmt sie in seiner Wohnung auf, ihr Freund reißt den Fußboden in ihrer Wohnung heraus und ihr Onkel (Kinderarzt) interessiert sich für ihre Beschwerden und gibt ihr Hinweise.

Frau Heise:

- Kinderarzt. Er unterstützt, ermöglicht die Rehabilitations-Maßnahmen für ihr Kind und kooperiert mit dem Mitarbeiter der Umweltambulanz.
- Bezirksamt. Bietet ihr wichtige Anlaufstellen, wie etwa die Atemtherapie und die umweltmedizinische Beratungsstelle.
- Strukturen bereits kennen. Die zweite Rehamaßnahme in der gleichen Einrichtung erleichtert es ihr, sich zurechtzufinden.

Frau Kalkbrenner:

- Umweltbundesamt. Die Mitarbeiter sind nett, sie wird ernst genommen und erhält hilfreiche Hinweise sowie konkret eine Bescheinigung.
- Ihr Mann. Steht zu ihr und ihren Beschwerden.

Frau Blum:

- Privates Umfeld. Hat Verständnis für ihre Situation.
- Ihr Mann. Hat Verständnis für seine Frau und ihre Einschränkungen durch die Gesundheitsstörungen. Beispielsweise übernimmt er es, die Wohnung zu putzen, weil seine Frau auf den Geruch der Reinigungsmittel reagiert (praktische Hilfe).
- Ärzte. Helfen ihr und beruhigen sie.
- Wissen (haben bzw. erlangen). Sie findet z.B. heraus, welches Reinigungsmittel/Waschmittel sie trotz Erkrankung nutzen kann.

- Vermeiden von belastenden Situationen.
- Medikamente.
- Sozialer Abwärtsvergleich. Das Leben von Menschen mit anderen Allergien ist noch eingeschränkter als ihres.

Frau Uhlig:

- Soziale Kompetenz. Sie sucht sich Bündnispartner.
- Ihr Berufsbild. In einer schwierigen beruflichen Situation, in der umweltbezogene Gesundheitsstörungen auftreten, hilft ihr ihre Einstellung zu ihrem Beruf dabei, ihr Selbstbild aufrecht zu erhalten.
- Ihre Kollegin. Ist ebenfalls betroffen und sucht Hilfe; dadurch erfährt sie Unterstützung.
- Die Leitung ihres Projektes. Durch kooperatives Verhalten der Projektleitung gelingt es ihr, viel auswärts arbeiten zu können.
- Arzt. Jede „greifbare" Maßnahme wie Kortisonspray oder ein Peak Flow Meter helfen ihr, sich und ihre Beschwerden ernst genommen zu fühlen. Mit der Einschränkung, dass die Diagnose in ihr Selbstbild passen muss.

Unterstützung durch Versorgungsdienstleister
Die Hilfe durch Ärzte und Institutionen wird von den Patienten als gelungen geschildert, wenn sie als Merkmale sowohl vorhandenes Wissen als auch Empathie der Anbieter aufweist. Je nach Bedürfnislage variiert die Schwerpunktsetzung der Patienten.

Empathie rückt als Kriterium für gelungene Hilfe und Unterstützung in den Vordergrund, wenn die Patienten Zeit, Zuwendung und Gespräche benötigen. Geradezu ins Schwärmen gerät Frau Ebersbach, als sie von dem sie behandelndem Homöopathen berichtet. Sie benutzt Adjektive wie wahnsinnig und total, welche Superlative kennzeichnen.

„Der ist auch total interessant als Gesprächspartner abgesehen davon. Also, dass ist so, total gebildet. Also so auf so einer geistigen Ebene unterwegs. Eine wahnsinnig interessante Persönlichkeit. Allein deswegen habe ich mich schon beim Herrn Dr. C. für diesen Kontakt bedankt." [Frau Ebersbach, Absatz 110]

Wichtig ist ihr die Funktion des Arztes als Gesprächspartner. Sein für sie nützliches Angebot umfasst also in erster Linie Gespräche auf partnerschaftlicher Ebene.

Ist der Gesprächspartner mit der Symptomatik und den Reaktionen der Patienten vertraut und zeigt ihnen das auch, fühlen sich die Patienten angenommen und von Druck befreit. Wurde die ganze Situation vorher als „uferlos" erlebt und war mit der Furcht vor der Reaktion der Umwelt besetzt, dann löst die Begegnung etwas aus, „das es wieder zurück in Originalgröße tut".

> „[...] sobald man spürt, da gibt es schon mal ein ganz klares Wissen, eine ganz klare Kenntnis von z.B. Kopfweh, Übelkeit und auch dieses Weinerliche oder so etwas, das hat mir im ersten Moment geholfen [...]. Dass die das kennen ist schon mal ein gutes Gefühl." [Frau Ebersbach, Absatz 106]

Als geradezu erlösend erleben es die Patienten, dass auch andere Menschen unter ähnlichen Symptomen leiden und sie nicht alleine stehen. Erleichtert registrieren sie alle Hinweise darauf, wie etwa die gezielten Fragen in einem umweltmedizinischen Anamnese-Fragebogen. Auch eine übereinstimmende Einschätzung der Situation kann hilfreich sein. Frau Neubert beschreibt in ihrer Rückschau nur diejenigen Präparate als helfend, die ihr von jemand empfohlen wurden, der auch „mächtig wütend" auf das Gesundheitssystem ist. Mit ihm teilt sie etwas, er ist auf ihrer Seite, folglich kann sie von ihm auch etwas annehmen.

Fühlen sich die Patienten hinreichend verstanden, liegt ihr Hauptaugenmerk auf dem Fachwissen. Es reicht ihnen dann nicht aus, wenn der Ansprechpartner sympathisch ist und sich auf die Bedürfnisse des Patienten einstellt.

> „Weil die anderen sind zwar auch alle sehr nett, aber geben offen und ehrlich natürlich auch zu, dass sie nicht allzu viel Ahnung haben auf dem Gebiet, nicht?" [Frau Kalkbrenner, Absatz 17]

Fehlt auf Seiten der Gesundheitsdienstleister die Kenntnis über die eigene Symptomatik bzw. ein für den Patienten schlüssiges Handlungskonzept, wird das Handeln nicht als Unterstützung, sondern vielmehr als ein Vorenthalten dieser wahrgenommen. Lediglich mit „Pillen abgespeist zu werden" reicht den betroffenen Patienten nicht aus. Frau Augustin etwa schildert Gespräche mit ihrem Arzt und anderen professionellen Akteuren zwar als positiv, allerdings bettet sie diese Schilderung in Anklagen über unterlassene Hilfe ein.

> „Man wollte mich eben gesund entlassen aus der Kur. Was eben nicht funktioniert hat. Aber ich auch nicht wirklich Hilfe kriegte. Es ging mir danach viel, viel schlechter. Na ja, und da hatte ich dann eigentlich, wollte auch überhaupt nicht mehr zum Arzt gehen. weil ich gesagt habe: Es schadet mir eher, als das es mir hilft." [Frau Augustin, Absatz 7]

Positive Erfahrungen
Während des narrativen Teils des Interviews wurden von den Patienten nur wenige positive Ereignisse im Zusammenhang mit ihrer Erkrankung benannt. Mei-

ne Nachfrage hinsichtlich positiver Aspekte in der zweiten Interviewphase (Nachfrageteil) verneinten drei der Interviewpartnerinnen. Eine dieser Frauen nutzt stattdessen die Frage, um ausführlich darzustellen, welche negativen Erlebnisse sie mit ihrer Erkrankung verknüpft.

Als unterstützend bewertet wurden Gespräche und gelungene Beratungen. Positiv erwähnt wird es, wenn sich daraus ein Zugang zu weiteren Versorgungsstrukturen ergibt, weil dieser dann nicht mühevoll von den Patienten selber aufgebaut werden muss. Bewegung und Wandel im Außen werden als zufrieden stellend und förderlich bewertet. Genannt werden der Hausmeister, der ein anderes Reinigungsmittel und einen extra Scheuerlappen benutzt oder die Mitarbeiterin einer Behörde, die vorbeikommt, um eine Begehung durchzuführen. Menschen, die aktiv agieren, wecken bei den Patienten die Zuversicht auf eine Veränderung ihrer Situation.

Aufbauend empfindet z.B. Frau Kalkbrenner es zu erleben, wie sich auf ihre Initiative hin etwas verändert. Wie der Mieterverein aktiv wird und unter anderem im Vereinsmagazin einen großen Bericht über Schimmelpilzbelastung abdruckt oder auch wie von behördlicher Seite ein Leitfaden erstellt wird.

> „Positiv fand ich in der Hinsicht, dass man anscheinend eine ganze Menge bewegt hat. Also dass ich jetzt schon gesehen habe, der Mieterverein wird in dieser Sache sehr tätig. [...] Zu sehen, man kann da irgendwas helfen, oder wenn man mit mehreren ist, dass man da vielleicht irgendwas bewegen kann, dass wenigstens anderen Leuten es besser geht, nicht?" [Frau Kalkbrenner, Absätze 135-138]

Selbst wenn ihr diese Veränderungen nicht mehr viel helfen, so könnte doch vielleicht anderen damit geholfen werden.

Vermittels des Umweltbezuges eine Erklärung für die „ganzen körperlichen Dinge" zu erhalten, hilft den Patienten, „von der Psyche her besser damit umgehen zu können". Diese Aussage kann so interpretiert werden, dass eine umweltbezogene Begründung für die Symptome den Patienten beim kognitiven Umgang mit ihrer Erkrankung hilft.

4.3.3 Erlebte Akzeptanz

Die umweltbezogene Erkrankung bestimmt einen erheblichen Teil des beruflichen und privaten Alltages der Betroffenen. Ihr wird von den Interviewpartnerinnen viel Raum und Lebenszeit gegeben. Dies erscheint natürlich, schließlich wollen sie wieder gesund werden. Weitere Motivationen hierfür sind:

- Sie wollen „Recht" bekommen. Durch äußere Prüfung soll nachgewiesen und bestätigt werden, dass sie mit ihrer Erkrankung nicht persönlich versagt haben.
- Die eigene Integrität soll (wieder) hergestellt werden.

Unterstützende Reaktionen, die zu für den Patienten als hilfreich empfundener Förderung führen, und subjektive Zuschreibungen sind die ungleichen Reaktionen auf die Erkrankung der Betroffenen. Diese wiederum sind emotional ausgesprochen abhängig von den Einstellungen und Ansichten ihres Umfeldes, die ihnen gespiegelt werden und die die Grundlagen ihres Handelns bilden. Ständig werden sie mit den Zweifeln des Familiensystems und der sozialen Umwelt konfrontiert: Sind sie nicht vielleicht hypersensibel und wehleidig oder psychisch labil und unausgeglichen? Häufig wird infrage gestellt, ob es sich bei ihren Beschwerden wirklich um umweltbezogene Gesundheitsstörungen handelt.

Die Reaktion des Umfeldes aus Sicht der betroffenen Patienten lässt sich wie in Abbildung 8 dargestellt skalieren:

Abbildung 8: Bandbreite der von den Patienten erlebten Reaktionen des Umfeldes

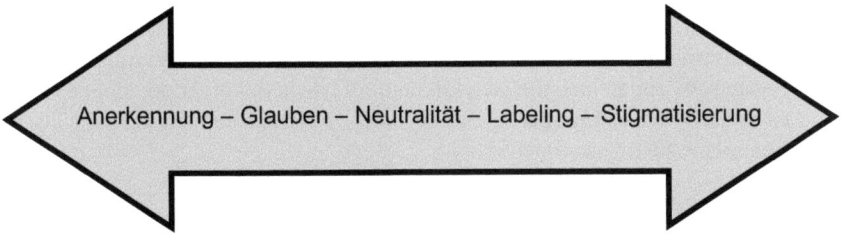

Auf der einen Seite wird die Erkrankung vom Umfeld der Patienten, dem Familiensystem und der übrigen sozialen Umwelt angenommen und dadurch in den Augen der Betroffenen legitimiert. Verständnis, Interesse, Unterstützung und Glauben sind kennzeichnende Erfahrungen für Patienten, die sich akzeptiert fühlen. Frau Kalkbrenner schildert:

„Also eigentlich sehr verständnisvoll, muss ich sagen, ja? Also dadurch, dass sie ja nun sowieso wussten, dass ich schon vorbelastet bin, und sie ja auch wissen, also Freunde wissen ja nun, ob man einen Hang zum Übertreiben hat oder man sie mal angesponnen hat. Und da sie ja eigentlich wissen, dass man immer das, was man sagt, dass das auch stimmt, haben sie einem das natürlich auch abgenommen und waren eigentlich super hilfsbereit gewesen." [Frau Kalkbrenner, Absatz 71]

Auch Frau Blum berichtet von einer verständnisvollen Umgebung:

„Ich habe keinen so gehabt, der gesagt hat: Na, das bildest Du Dir aber ein." [Frau Blum, Absatz 50]

Durch die **erlebte Akzeptanz** können die Patienten ihre Ressourcen für einen gewinnbringenden Umgang mit ihren Beschwerden nutzen, anstatt ihre Energien in den Versuch zu stecken, die Reaktionen ihres sozialen Umfeldes entsprechend ihren Bedürfnissen zu verändern.

Am negativen Endpunkt der Kategorie ‚erlebte Akzeptanz' werden die Beschwerden vom Umfeld in Frage gestellt. Ständig befinden sich die betroffenen Patienten in Erklärungsnot ihrer Umwelt gegenüber. Vielfach leben sie in einer Umwelt, in der andere auch leben ohne zu erkranken, also Symptome auszubilden. Die Akzeptanz des sozialen Umfeldes ist hierfür jedoch längst nicht so ausgeprägt wie beispielsweise dafür, dass einige Mitbürger jedes Frühjahr eine Pollenallergie bekommen, wohingegen die meisten Menschen sich einfach nur über den Frühling freuen.

Alltagserklärungen, wie „dann lüftest du halt ´mal kurz und dann ist das weg" [Frau Ebersbach, Absatz 82] und Sprachlosigkeit kennzeichnen die Reaktionen der sozialen Umwelt. Zuschreibungen, wie „das ist psychisch", „du musst dich nur zusammenreißen" sind erlebte Reaktionen von Freunden oder dem Familiensystem. Wenden sich die Betroffenen hilfesuchend an Ärzte, kann es auch dort zu negativen Erfahrungen kommen. Die beschriebenen Situationen lassen sich folgendermaßen zusammenfassen:

- Herunterspielen.   „Ich habe das auch."
- Erwartungen dämpfen.   „Das wird schwierig."
- Distanzieren.   „Ob das so alles stimmt?"

Stark ist das Verlangen der Patienten nach einem *normalen* Leben, nicht ständig Medikamente nehmen zu müssen oder einen Arzt zu konsultieren. Sie erleben durch ihre Krankheit Einschränkungen ihrer Bewegungs- und Entfaltungsmöglichkeiten, z.B. wenn sie für jedermann sichtbare Symptome haben. Dies ist ihnen unangenehm und führt bis zu dem Gefühl von Exklusionsprozessen.

„Ja, dass ich halt (..) die Augen immer rot sind und mich die Leute angucken und mir das schon langsam peinlich wird, weil gerötete Augen kann ja auch was anderes sein." [Frau Uhlig, Absatz 84]

4 Der umweltmedizinische Versorgungsprozess (Ergebnisse/Interpretation) 137

„Von Leuten schief angeguckt zu werden. Auf der Strasse, entfernen sich, wenn mein hustendes Kind in der Nähe ist. Weil, wenn man ihn husten hört, es ist abartig. Es geht ja bis zum (..) und es ist halt dauerhaft. Vom Sommer bis Winter, von Winter bis Sommer. Man wird echt ausgegrenzt. Also man wird echt ausgegrenzt." [Frau Heise, Absatz 88]

Andere Folgen der Erkrankung können auch die Unfähigkeit zum Ausüben von Hobbys oder gar Arbeitsunfähigkeit sein.

Die Erkrankung erfordert auch vom sozialen Umfeld der Patienten eine mitunter erhebliche Neuorientierung und einer Anpassung an die veränderten Gegebenheiten, wozu nicht alle in der Lage oder bereit sind. Häufig erwähnen die Patienten Unverständnis des Umfeldes über Veränderungen im eigenen Verhalten aufgrund ihrer Erkrankung.

„Die konnten das anfangs gar nicht verstehen. Weil - ich vorher immer alles gemacht habe, alles beschafft habe und urplötzlich; was heißt urplötzlich, es kam ja schleichend, das ging ja wirklich Jahr für Jahr." [Frau Augustin, Absatz 36]

Die Arbeitgeber reagieren oft unentschlossen auf die diffusen Beschwerden ihrer Mitarbeiter. Die Konsequenzen einer Anerkennung dieser Beschwerden führen zu Verunsicherung. Möglicherweise ist der betroffene Mitarbeiter nicht mehr voll arbeitsfähig oder die Ursache für die Beschwerden liegt im Arbeitsplatz selbst. Nachfolgendes Zitat illustriert dies sehr anschaulich:

„Als ich dann der stellvertretenden Leitung gesagt habe: Ja, und wenn das hier wirklich alles vergiftet ist? Da sagte die: Da müssen wir doch umziehen. Wie sollen wir denn das machen? Da habe ich gesagt: Das kann doch nicht wahr sein, dass Ihnen die Gesundheit von den Menschen so scheißegal ist. Sie selber hat rote Augen. Sie sagt: Ich habe das ja auch." [Frau Uhlig, Absatz 157]

Schematisch lässt sich das Spannungsfeld, das aufgebaut wird aus den subjektiven Empfindungen und Erwartungen der Patienten und den Reaktionen des Umfeldes, folgendermaßen darstellen (Abbildung 9):

138   4 Der umweltmedizinische Versorgungsprozess (Ergebnisse/Interpretation)

Abbildung 9:   Spannungsfeld zwischen den Empfindungen der Patienten und den Reaktionen des Umfeldes

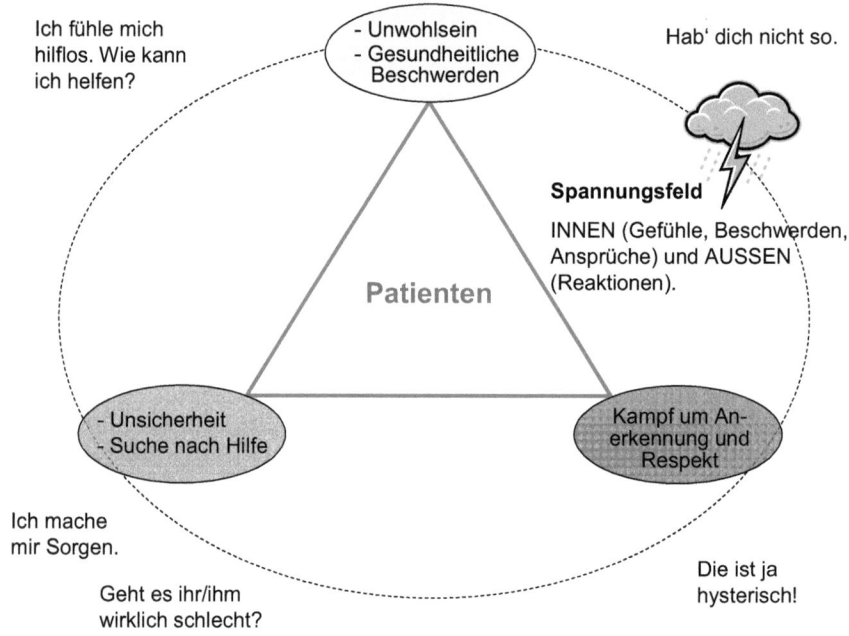

Fehlende Akzeptanz setzt die Patienten unter einen ständigen Rechtfertigungsdruck und führt bei den Betroffenen zu zusätzlichen Belastungen neben den bereits bestehenden Belastungen durch die Erkrankung. Wechselwirkend beeinflussen sich die genannten Parameter gegenseitig: Haben die Betroffenen das Gefühl, nicht anerkannt zu werden und nicht dazu zu gehören, leiden sie darunter. Dies verstärkt ihre Beschwerden und kann im schlechtesten Fall zu einem Spiraleffekt führen, bei dem die Beschwerden sich so sehr verstärken, dass es zu einer Chronifizierung kommt. Für die Betroffenen ist es äußerst schwierig, ohne Hilfe von außen aus der Spirale herauszufinden.

4.3.4 Schwierigkeiten und Restriktionen

In diesem Abschnitt beleuchte ich zuerst anhand von kennzeichnenden Stichwörtern und Darstellungen für jeden Interviewpartner aus der Gruppe der Patienten, welche Faktoren und welche Akteure ich in den Daten als beeinträchtigend für die einzelnen Interviewpartner erkannt habe. Daran anschließend beschreibe ich, gestützt auf Textstellen aus den Interviews, welche Schwierigkeiten und Restriktionen von meinen Interviewpartnern benannt werden.
Was bzw. wer behindert die Patienten?

Die Auflistung der von den Patienten als hinderlich erachteten Aspekte zeigt eine große Bandbreite, die sowohl Personen und Institutionen als auch die Umstände umfasst. Als erschwerend und nachteilig zeigt sich immer wieder die fehlende Zuwendung durch die professionellen Akteure sowie die eigene Einstellung der Patienten zu ihrer Situation.

Frau Neubert:

- Ärzte. Würden nicht die Untersuchungen durchführen, die sie sich wünscht und für richtig hält.
- Kosten. Sie verzichtet auf eine (medikamentöse) Weiterbehandlung, weil sie diese privat bezahlen müsste.
- Sie selbst. Sei erscheint beratungsresistent und nicht bereit, andere Gedanken und alternative Vorgehensweisen an sich heran zu lassen.
- Privates Umfeld. Sie fühlt sich nicht unterstützt und allein gelassen.
- Keine Diagnose. Sie sucht verzweifelt nach der Ursache ihrer Beschwerden und erhält nur unauffällige Befunde.

Frau Augustin:

- Erwartungsdruck (ärztlich/gesellschaftlich). Scheidung wird als negativ für ihre Gesundheit konnotiert.
- Institutionen. Beispielsweise lehnt die Berufsgenossenschaft Rentenzahlung ab und stempelt sie als Simulantin ab.
- Fokus auf somatischen Anteil ihrer Erkrankung.
- Gesundheitssystem. Ihre Erwartungen hinsichtlich der Lösung ihrer Probleme werden nicht erfüllt.
- Rheumatologe. Nimmt sich keine Zeit, überweist nicht an Kollegen und gibt keine Impulse.

140   4 Der umweltmedizinische Versorgungsprozess (Ergebnisse/Interpretation)

Frau Ebersbach:

- Gesundheitsamt (Evtl. auch das Umweltamt; das ist nicht ganz klar. Sie nennt es Umweltamt, von der Beschreibung her meint sie höchstwahrscheinlich das Gesundheitsamt). Der Mitarbeiter fühlt sich nicht zuständig, da Frau Ebersbach in einem anderen Bezirk wohnt. Auf ihr Insistieren hin gibt er die Auskunft, dass eine Messung vorgenommen werden müsse, welche allerdings aufgrund des vorhandenen Grundrauschens an Umweltschadstoffen kaum aussagekräftig sei.
- Weiterbildungsstätte. Messungen in frisch renovierten Räumlichkeiten werden abgelehnt.
- Sie selber. Lässt sich beim Allergologen/Umweltmediziner an der Anmeldung „abdrängen" und „vergisst es dann auch ein bisschen".
- Sie selber. Blendet Facetten ihrer Erkrankung (psychosomatische Komponente) aus.

Frau Heise:

- Von niemand bzw. erst sehr spät wurde ein möglicher Zusammenhang zwischen den Gesundheitsstörungen und der Umwelt hergestellt.
- Ärzte. Sie sind „untätig".
- Sparmaßnahmen. Durch Einsparungen kann ihr Kind nur noch selten an atemtherapeutischen Maßnahmen teilnehmen.
- Soziale Ausgrenzung. Durch den chronischen Husten ihres Kindes fühlt sie sich von gesellschaftlichen Aktivitäten ausgeschlossen.
- Leistungserbringer. Wirft ihr bzw. dem Kind Simulation vor.
- Fehlende Perspektive. Von den professionellen Akteuren wird ihr keine Lösung angeboten.

Frau Kalkbrenner:

- Sie selber. Durch Unselbständigkeit und Fremdbestimmung gibt sie die Verantwortung für ihre Situation und ihre Handlungsfähigkeit ab.
- Soziales Umfeld. Es behindern sie auch diejenigen, die ihr helfen wollen und damit zur Manifestation des „Dramas" beitragen (beispielsweise dadurch, dass sie ihre Wohnung aus Gründen der Beweissicherung nicht kündigen soll).
- Vermieter. Die Verantwortung für die Schimmelbelastung in der Wohnung wird auf den Mieter abgeschoben.

4 Der umweltmedizinische Versorgungsprozess (Ergebnisse/Interpretation) 141

- Fehlender Nachweis der Kausalität. Es bestehen Probleme, die Schimmelbelastung von einem Baumangel abzuleiten und die bestehenden Gesundheitsstörungen kausal darauf zurückzuführen.

Frau Blum:

- Chefin. Stempelt sie als nicht belastbar ab.
- Kollegen. Haben Angst um ihren eigenen Arbeitsplatz und halten nicht zu ihr.
- Ärzte. Haben nicht genügend Zeit.
- Industrie. Mengt ihren Produkten zu viele und zu stark riechende Zusätze bei.
- Eigene Prioritätensetzung. Hält an Arbeitsplatz fest, da zukünftige Anschaffungen und Ausgaben (Urlaub, Fernseher, Auto) bereits fest eingeplant sind.

Frau Uhlig:

- Umweltamt. Der Leiter nimmt ihre Anfrage nicht ernst und verharmlost ihr Anliegen, indem er pauschalisierend sagt, sie solle lüften
- Kollegen. Passivität der Kollegen und mangelnde Kommunikation. Frau Uhlig fühlt sich benutzt als eine Art Vorzeigebetroffene. Sie wird als Beispiel vorgeführt und die Kollegen würden lieber persönlich nicht involviert sein.
- Bürokratie. Die Verantwortlichkeiten (beispielsweise für Raumluftmessungen) werden hin und her geschoben und nichts passiert.
- Fehlende Bedürfnisorientierung der Leistungserbringer. Bekommt nicht die Behandlungsmethoden, die sie sich wünscht. Keiner erklärt ihr, welche Vorgehensweise Sinn macht und zielführend ist. Wird nicht aufgeklärt über die Vorgehensweise der handelnden Akteure.

Probleme und Schwierigkeiten
Durch alle Interviews zieht sich das Problem der **fehlenden Diagnose bzw. Ätiologie**. Verzweifelt suchen die Patienten nach einem Namen für ihre Gesundheitsstörungen, nach etwas, das für sie greifbar ist.

„Dann dachte ich: Och, jetzt geht das schon wieder los, dass es wieder keinen Namen hat." [Frau Ebersbach, Absatz 12]

Das obige Zitat verdeutlicht, wie sehr die Patienten sich daran festhalten, wenn es eine Verdachtsdiagnose gibt und wie es sie entmutigt, wenn diese sich nicht bestätigt. Sie wünschen sich eine Eingrenzung, da sie unter der Vielfältigkeit und der Namenlosigkeit ihrer Beschwerden leiden. Sie suchen etwas „Konkretes", stattdessen „sagt einem jeder Arzt irgendwas anderes". Von den Patienten wird ihre Gesundheitsstörung mit anderen Erkrankungen verglichen, etwa mit einer Grippe:

> „Wenn man eine Grippe hat, sagt man, ja gut da kommt es her. Man hat Fieber und legt sich ins Bett und dann ist es wieder gut." [Frau Augustin, Absatz 36]

Das von Frau Augustin gewählte Beispiel einer Grippe veranschaulicht, was den Patienten fehlt. Es gibt ein Symptom (Fieber), das bekannt ist und das einer Erkrankung zugeordnet wird (Grippe). Weiterhin existiert eine Therapie (ins Bett legen) und die Erkrankung ist zeitlich begrenzt. Bei ihrer Erkrankung erleben die interviewten Patienten eher einen Stillstand.

> „Aber, es geht nicht weiter. Es kommt nichts raus. Es geht halt nicht voran. Wir drehen uns alle im Kreis und es kommt nichts raus. [...] Ich sag mir immer: egal was jemand hat, für ne Krankheit oder was ist, wenn man weiß, was es ist, dann kann man auch helfen, aber wenn man nicht weiß, was es ist, dann kann man auch nichts tun. Und dann bleibt der Zustand." [Frau Heise, Absatz 104]

Wie das folgende Zitat zeigt, würde Frau Heise in ihrer Verzweiflung selbst „abartig hohe Bleiwerte" in den Human-Biomonitoring-Proben ihres Sohnes akzeptieren, um endlich eine Ätiologie für die gesundheitlichen Probleme ihres Kindes zu bekommen.

> „Aber: nichts! Irgendwas Neurologisches. Aber was? Wäre es beim Bio-Screening besser raus (..) was anderes rausgekommen, dass die Bleiwerte abartig hoch wären, dann hätte man sagen können, aha, es liegt an dem hohen Bleiwert. Weil das dann halt Ausfälle sind, die durchs Blei entstehen, aber: ist nicht rausgekommen."
> [Frau Heise, Absatz 152]

Da Diagnose bzw. Ätiologie der Erkrankung der Patienten fehlen würden, könnte keine geeignete Therapie erfolgen und folglich würde sich ihre Situation nicht verändern.

Es gibt bei den umweltmedizinischen Patienten ein starkes Bedürfnis danach, dass ihre Erkrankung bzw. die Heilung davon „klassisch biomedizinisch" erfolgt. In einer Art und Weise, wie sie es gewohnt sind, wie sie aufgewachsen und sozialisiert sind.

> „Also dass ist dieser Part, der sozusagen wie so bisschen verrückt macht. Also, weil man nicht einfach sich selbst ohne dass mit groß mit anderen darüber reden muss,

einfach: Ich habe das, gehe zu dem Arzt und nehme etwas oder homöopathisch oder normal und es geht wieder weg. Das franst sich so aus [...] Man sucht konkret Hilfe und gerät in so ein phosphorisierendes bodenloses Reich." [Frau Ebersbach, Absatz 60].

Die Diagnose nimmt wie geschildert eine prominente Stellung ein. Wird jedoch eine Diagnose gestellt, die nicht den Vorstellungen der Patienten entspricht, falle es ihnen schwer, diese anzunehmen:

„[...] weil ich konnte das nicht so akzeptieren, dass nun diese ganzen Sachen die ich habe, angefangen von Schwäche, von Schwindel, von ich kann das gar nicht alles aufzählen, sämtliche körperlichen Probleme, dass das alles damit zusammenhängen könnte." [Frau Augustin, Absatz 7]

Und nur mit einer Diagnose ist vielen Patienten auch nicht geholfen ist, wenn im Anschluss an die Diagnosestellung keine Therapie bzw. Therapieempfehlungen folgen oder die Patienten in irgendeiner anderen Form das Gefühl haben, ihre Erkrankung habe nun einen Namen und aufgrund dessen könne auch etwas zu ihrer Heilung unternommen werden.

Die Patienten berichten von ausgeprägten Beeinträchtigungen in bestimmten Situationen. Schwierigkeiten bereitet ihnen das Gesellschaftssystem, das auf den (in der Regel gesunden) Normalbürger abgestimmt ist. So berichtet eine Patientin von ihren Sorgen, im bevorstehenden Winter aufgrund ihrer Erkrankung nicht U-Bahn fahren zu können bzw. zu wollen. Ein weiteres Problem sehen die Patienten darin, dass die Zeit ihrer Ansprechpartner limitiert ist. Der folgende Interviewausschnitt zeigt dies sehr anschaulich.

„Und hier an der Ecke ist eigentlich ein ziemlich guter Allergologe, also der hat eigentlich auch also super reagiert und auch sich Zeit genommen, obwohl er echt hier fast der einzige Arzt ist. Genauso wie bei Herr Dr. Schlüter, da sitzt man 4 Stunden, bis man dran ist. Also die Lungen-Praxen sind voll mit irgendwas und warum die Leute darauf oder darauf reagieren. Und Herr Dr. Schlüter, also die nimmt sich dann trotzdem die halbe Stunde Zeit für einen. Ich will nicht wissen, wann die nach Hause geht, also (..). Und der erste Lungenarzt, den ich hatte [...] war halt auch irgendwie so ein Chefarzt von so einer Klinik, da hat man ein halbes Jahr gebraucht für einen Termin. Auch 3, 4 Stunden sitzen trotz Termin. Das war: Hauruck und der Nächste bitte. Der Nächste bitte. Der Nächste bitte." [Frau Blum, Absatz 34]

Ärzte, die sich viel Zeit nehmen, empfindet die Patientin als hilfreich („super"). Schlecht bewertet sie indessen einen Arzt, bei dem sie trotz Termin stundenlang warten musste. Die Ablehnung wird dadurch deutlich, dass weder der Arzt noch sein Arbeitgeber es für sie wert sind, dass sie sich ihren Namen merkt.

Auch die eigene Unwissenheit wird von den Patienten als kritisch benannt. Eine Patientin, die sich lange einer gefährlichen Schadstoffexposition ausgesetzt hatte, erklärte dies durch Unkenntnis:

> „Und ich habe jetzt 3 Jahre einen Garten gehabt, wo eine Laube drauf stand, die aus Bahnschwellen gebaut war. Das wusste ich aber ja nicht. Ich habe nur immer gemerkt wenn ich rein kam, ich kriegte gar keine Luft." [Frau Augustin, Absatz 27]

> „Ich denke schon aus Unwissenheit, das hat man dann immer erst später erfahren. Wie z.B. diesen Unterwasser--, als der dann nicht mehr zu kaufen war und es hieß, weil er gesundheitsschädlich ist, gibt es den nicht mehr. Ja, erst dann wurde man ja darauf aufmerksam. Vorher wusste man das in dem Sinne gar nicht."
> [Frau Augustin, Absatz 27]

Die Patienten erwarten rechtzeitige Aufklärung, insbesondere über Umweltschadstoffe und deren Wirkungen, um Gefahren für ihre Gesundheit erkennen und diese Stoffe bzw. Bedingungen meiden zu können. Wenn es bereits zu einer Belastung gekommen ist, infolge dessen sich gesundheitliche Beeinträchtigungen manifestierten, denken zunächst häufig weder Patient noch Leistungsanbieter an einen möglichen Zusammenhang.

> „Das Schlimmste ist, erst einmal herauszufinden, dass es etwas Umweltmäßiges ist."
> [Frau Heise, 142]

Erschreckend wirkt auf die Patienten die Vielzahl der möglichen Ursachen für die Gesundheitsstörungen und die bestehende Schwierigkeit, einen Kausalnachweis über einen Zusammenhang zu führen:

> „Es könnte so vieles sein." An die Umwelt als möglicher Auslöser wird oft erst zuletzt gedacht. Wenn endlich eine Verknüpfung in Erwägung gezogen wird, wissen die Betroffenen nicht, wo sie Hilfe bekommen: „Keiner hat davon großartig Ahnung" [Frau Heise, Absatz 142].

Viele Interviewpartner postulieren eine gravierende fachliche Unkenntnis auf Seiten der professionellen Akteure auf dem Gebiet der Umweltmedizin. Für die Patienten stellt sich der Bereich Gesundheit und Umwelt als „Neuland" oder „Pionierland" mit hohem Forschungsbedarf dar. Einige Gesprächspartner betonen, dass beispielsweise in den Vereinigten Staaten der Kenntnisstand viel weiter fortgeschritten sei als in der Bundesrepublik Deutschland und umweltbezogene Gesundheitsstörungen dort auch anerkannt würden. Bei Frau Neubert gipfelt die Unzufriedenheit, ausgelöst durch die wiederholte Erfahrung von mangelnder Unterstützung und Hilfeleistung, in der verallgemeinernden Aussage:

4 Der umweltmedizinische Versorgungsprozess (Ergebnisse/Interpretation) 145

„Dass einfach die ganze Medizin, also in der jetzigen Form, also ist eigentlich nicht mehr, in keinem Bereich eigentlich sinnvoll. Muss geändert werden."
[Frau Neubert, Absatz 241]

Empfundene Hilflosigkeit.
Um Hilfe zu bekommen, müssen die Patienten eigene Ressourcen mitbringen. Beispielsweise müssen sie über genügend Zeit verfügen, um immer wieder Kontakt mit Anbietern von Versorgungsdienstleistungen aufnehmen zu können. Im Spannungsfeld zwischen sich nicht gesund fühlen, sich nicht sicher sein, ob die Beschwerden umweltbedingt sind oder eher andere Ursachen haben und dem beständigen Kampf um Anerkennung und Respekt gegenüber der eigenen Person und der Gesundheitsstörungen durch Freunde, Familie, Kollegen und dem übrigen sozialem Umfeld versuchen die Patienten, sich einen Weg durch den Versorgungsdschungel zu bahnen. Häufig treffen sie dabei auf Hindernisse oder geraten in Sackgassen. Problematisch wird es, wenn die zur Verfügung stehenden Möglichkeiten keine Wege oder Pfade mehr sind, die begangen werden können. Genannt werden in diesem Zusammenhang etwa die Begriffe Schiene und Ecke. Auf diese metaphorischen Begriffe möchte in kurz eingehen:
SCHIENE: Eine Schiene stellt einen vorgezeichneten Ablauf dar. Ist man einmal auf der Schiene unterwegs, kann man nicht mehr abbiegen. Es geht nur auf diesem Weg weiter. In dem im Interview genannten Beispiel kommt hinzu, dass der Patient nicht aktiv auf den vorgezeichneten Weg geht, sondern von außen darauf gebracht wird.
ECKE: In einer Ecke zu sein ist beengend. Aus ihr kann man nicht mehr leicht hinaus, man fühlt sich gefangen. In der Geometrie ist die Ecke der Punkt, an dem die begrenzenden Linien aufeinander treffen. Auf die Situation der Patienten übertragen bedeutet dies, von ihrer Umwelt an einen Ort gestellt zu werden, wo alle Begrenzungen zusammenlaufen.
Eine weitere Metapher, die genutzt wird, ist der Boden. Der folgende Abschnitt zeigt einen der Konflikte auf, in dem die Patienten sich häufig befinden: sie suchen Hilfe, wenden sich an das Gesundheitssystem und haben dann plötzlich das Gefühl, ihnen würde der Boden unter den Füßen weggerissen. Und das Problem wird nicht kleiner, sondern es wird im Gegenteil noch größer. Die Erkrankung wird als anders, als nicht normal erlebt. Sie entzieht der Patientin den Boden.

„Und dann habe ich einfach plötzlich gemerkt: Nein. Das ist schon wieder dies. Und dann war es totale Panik. Meinen Boden aufgegeben, plötzlich ist der neue Boden auch kein Boden, dann bin ich wirklich richtig in so Panik geraten."
[Frau Ebersbach, Absatz 8]

146   4 Der umweltmedizinische Versorgungsprozess (Ergebnisse/Interpretation)

> „Das ist eine Kombination von Faktoren, die bei mir auch dieses psychische auslösen. Also erstens so umweltgiftmäßig. Wenn das gekoppelt auf irgendwie chaotische Umstände, dass das dann so grundsätzlich so eine Bodenlosigkeit gibt."
> [Frau Ebersbach, Absatz 10]

Auch bei den geschilderten Gesundheitsstörungen von Frau Ebersbach geht es viel um Boden. Sie reagiert mit Kopfschmerzen und Übelkeit auf die Böden bzw. die Farben auf den Böden in ihrer neuen Wohnung in Berlin, in die sie mit ihrem Freund einzieht.

4.3.5 Kosten als Motivationsbremse

Den finanziellen Aspekt der umweltbezogenen Gesundheitsstörungen kennzeichnen aus Patientensicht zwei Ebenen: private Aufwendungen und Kostenübernahme bzw. -erstattung durch Dritte. Wie die Patienten mit den im Zusammenhang mit ihrer Erkrankung auftretenden Kosten umgehen, kann als Wertentscheidung auf der individuellen Ebene gefasst werden. Im nachfolgenden Zitat schildert Frau Uhlig eindrucksvoll den finanziellen Druck, den sie selbst erlebt und auch bei ihren Kollegen beobachtet. Es entsteht ein Abwägen zwischen dem zur Verfügung stehendem Geld und gesundheitlichen Belangen. Sie hat sich in dieser Frage klar für ihre Gesundheit entschieden und ist auch bereit, sich an den entstehenden Unkosten zu beteiligen.

> „Mich wundert nur, dass so wenige Leute was unternehmen, zum Arzt gehen. Die haben kein Geld. Ich musste auch zehn Euro Praxisgebühr bezahlen, ich muss jedes Mal die Fahrt zur Klinik bezahlen. Und es ist sicher auch ein Geldproblem für die Leute. Aber mir ist meine Gesundheit wichtiger." [Frau Uhlig, Absatz 8]

Deutlich grenzt sie sich von den anderen Betroffenen ab, die nichts unternehmen, nicht zum Arzt gehen. Ihre eigene Bewertung und daraus resultierende Entscheidung stellt sie klar heraus: von ihr werden finanzielle Belastungen in Kauf genommen, und sie lässt anklingen, auch andere Anstrengungen zum Wohle ihrer Gesundheit nicht zu scheuen. Sie ist hoch motiviert.

Individuelle Gewichtungen lassen die Patienten sehr unterschiedlich mit dem finanziellen Aspekt ihrer Erkrankung umgehen. Eine Möglichkeit ist, die entstehenden Kosten dem gesundheitlichen Nutzen unterzuordnen und daneben bei der Wahl des Behandelnden wählerisch zu sein:

> „Also dieser Homöopath ist eine Bereicherung. Wie ich das bezahlt kriege, ist wiederum mein Problem." [Frau Ebersbach, Absatz 111]

4 Der umweltmedizinische Versorgungsprozess (Ergebnisse/Interpretation) 147

„Ich bin nicht jemand, der, ich bin auch total kritisch, wenn ich merke das Gegenüber ist überhaupt niemand (.) die einem nur irgendwas verordnen. Das nehme ich dann auch nicht einfach, also nur weil es die Kasse bezahlt. Das könnte schon sein, dass man so eine Odyssee bis man, dass das auch mit Kosten dann verbunden ist." [Frau Ebersbach, Absatz 111]

Das finanzielle Risiko kann anstatt der Praxisgebühr auch andere Dimensionen erreichen. Wie bei Frau Kalkbrenner, die aufgrund eines Gutachtens ins Hotel zieht, die Mietzahlung für ihre Wohnung einstellt und befürchtet, dass das Gericht zu dem Schluss kommt, die Wohnung wäre bewohnbar gewesen und sie zur Nachzahlung der Miete für zwei Jahre verurteilt.

Für viele Patienten liegen private Aufwendungen jedoch außerhalb ihrer (wahrgenommenen) Möglichkeiten.

„Dann habe ich angefangen zu recherchieren, hatte auch einen Menschen, der so Messungen in Wohnungen macht, direkt privat, und der hatte halt zu mir gesagt, dass halt zwei Messungen 750,- Euro kosten würden und ganz ehrlich: kann ich nicht. Kann ich nicht zahlen." [Frau Heise, Absatz 90]

Damit sind sie auf öffentlich oder solidarisch finanzierte Angebote angewiesen, welche die zweite Ebene kennzeichnen. Hier kann es zu finanziellen Restriktionen kommen. Gründe hierfür sind beispielsweise die Einschätzung der Situation als nicht gefährlich oder im Vergleich zu anderen Risiken nicht so bedeutend. Eine Strategie ist auch das Bagatellisieren, damit erst gar keine Arbeit und Kosten entstehen. So hat eine Patientin sich ans zuständige Umweltamt gewandt und die Auskunft bekommen, sie sollte „sich nicht so anstellen". Oder die Verantwortung wird zwischen den Akteuren hin und her geschoben. Mitunter mutet dieses Verhalten wie ein Machtkampf an, mit der Frage, wer länger durchhält. Um ihre Ansprüche geltend zu machen, müssen die Patienten sich oftmals durchsetzen. So berichtet eine Interviewteilnehmerin, dass sie die Kostenübernahme für spezielle Untersuchungen durch ihren Versicherungsträger erreichen konnte, weil vor ihr schon ein anderer Patient diesen Weg beschritten hatte. Unklare und diffuse Regelungen hinsichtlich der Kostenübernahme führen zu Einzelfallentscheidungen und sind ein Beleg für das Agieren der Patienten als Einzelkämpfer. Für die Betroffenen bedeutet dies einen großen Aufwand, weil sie viele Wege gehen müssen, um sich sachkundig zu machen. Sofern sie hierfür nicht genügend Kraft haben, können die finanziellen Folgen immens sein:

„[...] und da hatte ich dann echt keine Kraft mehr, da noch mal was zu beantragen [...] und somit stehe ich eigentlich ohne Rente, ohne alles da." [Frau Augustin, Absatz 38]

Auch auf Seiten der sozialen Umwelt des Patienten kann der Kostenfaktor zu einem Hemmnis werden. Das folgende Beispiel zeigt, dass die gesundheitlichen Belange der betroffenen Menschen gegenüber den Kostenaspekten für eine Hausverwaltung eine frappant untergeordnete Rolle spielen:

> „Und sie hat uns mehr oder weniger nachher durch die Blume gesagt, also dass die Hausverwaltung natürlich nicht alles hat rausnehmen lassen, sondern gesagt: Es wird ja nachher sowieso wieder zugemacht und da ist es ja nicht weiter schlimm, wenn die Hälfte halt drin bleibt. Es ist ganz einfach eben preiswerter." [Frau Kalkbrenner, Absatz 23]

Aus gesundheitlicher Sicht ist das Handeln der Hausverwaltung unverantwortlich. Die Mieterin hat massive gesundheitliche Einschränkungen, kann die betroffene Wohnung aufgrund einer Schadstoffbelastung nicht mehr bewohnen und bekommt von ihrer Hausverwaltung vorgegaukelt, in eine sanierte Wohnung zurückziehen zu können.

4.3.6 Psychische Komponente und Stellvertreterfunktion der Erkrankung

Psychische Komponente umweltbezogener Gesundheitsstörungen
In allen Interviews schwingt der **psychische Anteil** der geschilderten Symptomatik mit, jedoch wird er kaum, oder wenn doch, eher ungern thematisiert. Wird er benannt, dann folgt üblicherweise eine Beschwichtigung oder er wird von sich gewiesen.

Psychische Beschwerden werden von einer Gesprächspartnerin damit verbunden, dass man bemitleidet wird. Dies ist ein interessanter Aspekt, da sich die Interviewpartner gewöhnlich Aufmerksamkeit für ihr(e) Leiden wünschen, dies jedoch (fast) immer mit dem Fokus auf somatische Beschwerden.

„Psychische Sachen" wollen die Patienten bei ihren Versorgungskontakten nicht zur Sprache bringen. Die erfahrene Symptomatik wird gezielt mit einer umweltmedizinisch relevanten stofflichen Belastung in Verbindung gebracht. Kommt es von Seiten der Leistungserbringer doch zu einer Thematisierung, reagieren die Patienten verwundert und finden diesen Zusammenhang seltsam.

> „Bei mit kommt man anscheinend immer leicht und gerne in diese andere Ecke, das ist so komisch und dann aber so bei einer Anamnese oder wie das heißt von zwei Stunden ist das klar, dass ich da rein kam" [Frau Ebersbach, Absatz 56].

Deutlich zeigt dieses Zitat eine Zweiteilung: auf der einen Seite (in der einen Ecke) die stoffliche Belastung mit einer somatischen Reaktion. Hierüber können die Patienten auch unproblematisch sprechen. Auf der anderen Seite (in dieser anderen Ecke) befindet sich der gebranntmarkte psychische Anteil ihrer Erkrankung. Über ihn wird nicht gerne gesprochen – er wird ungern wahrgenommen? Mitunter wird jeglicher gesundheitsförderlicher Aspekt von Gesprächen oder anderen ganzheitlichen Ansätzen negiert:

> „[...] geholfen hätte die sowieso nicht. Die sperren die Leute halt vier Wochen in irgendeinen Raum, da sollen die sich unterhalten und sich wohl fühlen oder was. Aber davon wird man nicht gesünder." [Frau Neubert, Absatz 319]

Anders als bei anderen Patienten mit umweltbezogenen Gesundheitsstörungen ist Frau Neubert eine psychotherapeutische Behandlung angeboten worden, sie ist sogar schon stationär auf einer neurologischen Abteilung aufgenommen worden, hat die dort angebotenen Hilfestellungen, unter anderem eine neuroleptische medikamentöse Behandlung, jedoch abgelehnt. Weit von sich weist sie die gestellte Diagnose, an einer Paranoia mit hypochondrischem Wahn erkrankt zu sein.

Gehen die Interviewpartner auf einen möglichen psychischen Anteil ihres Krankheitsbildes ein, legen Veränderungen im Interview nahe, dass hier etwas angesprochen wird, dass sich von anderen Stellen im Interview unterscheidet. Möglicherweise sind sie hier nahe an einem wichtigen Aspekt, der aber (noch) nicht zugelassen wird bzw. werden kann. Eine Patientin beispielsweise hat ansonsten auf einem auffallend hohen sprachlichen Niveau und zeitlich betrachtet sehr geordnet erzählt. Als sie zu dem psychischen Aspekt gelangt, wird ihre Formulierung fahrig.

> „Also es war der reinste Horror. Und da dachten wir erst auch, Gott, vielleicht sind die Augen und so, das ist vielleicht alles psychisch. Aber es ist nicht psychisch, weil ich habe da bestimmt nichts psychisch." [Frau Uhlig, Absatz 36]

Frau Uhlig beginnt den zitierten Absatz mit einem Lachen. Bei ihr fällt auf, dass sie diejenigen Passagen mit einem ironischen Lachen begleitet, an denen sie etwas unglaublich findet und nicht mehr weiter weiß.

Erfolgt die Thematisierung eingebettet in ein geschlossenes Konzept, das neben anderen Aspekten auch den psychischen Anteil an der Gesundheitsstörung benennt, erscheint eine Öffnung des Patienten für diesen Teil seiner Erkrankung eher möglich zu sein.

„Und er meint, wenn Kopf eh schon ein Thema ist, das käme so dazu, wenn das immer so der Punkt wäre. Und eben auch auf der psychischen Ebene. So eine Labilität oder auch so unterschwellig vielleicht so eine Depressionsneigung. Das gibt es auch bei uns in der Familie. Ich hatte auch mal Therapie eine Zeit lang und dass das unter bestimmten Umständen auch so rauskommen kann. Also dann fühlte ich mich aber erst einmal ganz gut betreut, weil er so differenziert damit umgegangen ist." [Frau Ebersbach, Absatz 11]

Wichtig ist der zitierten Patientin, dass der Anbieter von Versorgungsleistungen „differenziert" mit ihr und ihrer Gesundheitsstörung umgeht. Er denkt über ihre ganz spezielle Konstellation nach, schert nicht alle umweltmedizinischen Patienten über einen Kamm und bietet ihr auf sie persönlich zugeschnittene Lösungsmöglichkeiten an. Dies bedeutet nicht, dass er ihr Angebote macht, die er sonst keinem Patienten macht, sondern er entscheidet ganz individuell, dass in diesem Fall beispielsweise ein spezieller Homöopath oder Neurologe ein weiteres sinnvolles Versorgungsangebot für sie sein könnte. Diese Angebote werden von der Patientin dankend angenommen. Dieses subjektbezogene Vorgehen erscheint mir insbesondere in Abgrenzung zu einem rein naturwissenschaftlichen Zugang, in dem prinzipiell auf den vermuteten Schadstoff AB die Messung FG folgt, hilfreich.[4]

Undenkbar scheint den Patienten der Gedanke zu sein, initiativ Hilfe bei einem Psychiater oder Psychologen zu suchen. Als einzige Interviewpartnerin hat Frau Blum sich schon ganz konkret damit beschäftigt, psychologische Hilfe in Anspruch zu nehmen.

„Ja, also ich habe mir so die Grenze gesetzt und habe gesagt, also einmal habe ich eine Freundin, die Psychologie studiert hat und jetzt noch irgendwas in einer anderen Richtung macht, da habe ich mir eigentlich so gedacht, wenn ich wirklich merke, ich kriege es selber nicht in den Griff [...] dann hätte ich sie gefragt. (..) Was ja eigentlich gar nichts Schlimmes ist, also es ist eigentlich in Ordnung, weil jemand kann ja vielleicht sagen, in welche Denkrichtung Du eingehen musst, auf die Du vielleicht doch gar nicht gekommen bist, und wie Du vielleicht Dein Unterbewusstsein beeinflussen kannst." [Frau N, Absatz 30]

---

[4] Mir ist bewusst, dass auch naturwissenschaftliche Methoden differenzierte Zugänge bieten und die von mir gewählte Darstellung als verkürzt empfunden werden kann. Es geht mir mit der gewählten Darstellung um die Veranschaulichung der Wichtigkeit des Subjektbezuges bei der Versorgung von Patienten mit umweltbezogenen Gesundheitsstörungen.

4 Der umweltmedizinische Versorgungsprozess (Ergebnisse/Interpretation)

Sie war auch schon auf der Internetseite ihrer Krankenkasse und hat sich im Hinblick auf die Kostenübernahme erkundigt. Bemängelnd fügt sie hinzu, von ihrem behandelnden Arzt keine Überweisung bekommen zu haben. Derzeit hält sie eine Psychotherapie nicht für notwendig, da sie alle von ihr derzeit bewusst beeinflussbaren Faktoren umgestaltet hat und die Situation aus ihrer Sicht „gut im Griff hat".

Stellvertreterfunktion der Erkrankung
Nimmt man die Aussagen der Patienten wörtlich, ist die Erkrankung oftmals wie ein Indikator für die Lebenssituation oder Dinge bzw. Umstände, die sie eigentlich gerne ändern möchten und wofür sie **stellvertretend** den Weg über die Gesundheitsstörung wählen. Die Beschwerden geben ihnen eine Legitimation für ein bestimmtes Handeln, wie etwa die Veränderung belastender Lebensumstände. Durch die **Funktion der Erkrankung** wird ein der Gesundheitsstörung zugrunde liegender oder auch innewohnender Bedarf sichtbar.
Diese These veranschauliche ich anhand mehrerer Beispiele.

„Ich will ja arbeiten, bloß irgendwas reizt mich da" [Frau Blum, Absatz 6].

Von Frau Blum wird als Verursacher ihrer Erkrankungen eine medizinische Creme ausgemacht, die ihre Vorgesetzte benutzt:

„Und das die irgendwie so eine Zusammensetzung hat, wo irgendwas drin ist, was ich nicht vertrage." [Frau Blum, Absatz 22]

Hört man sich das gesamte Interview an, drängt sich eine andere Bedeutung für das „die" auf: Frau Blum meint möglicherweise nicht die Creme ihrer Chefin, sondern ihre Chefin als Person. Eine Erklärung für die gesundheitlichen Probleme von Frau Blum an ihrer Arbeitsstelle kann ihre Unzufriedenheit mit ihrer Arbeitssituation, speziell mit ihrer Vorgesetzten, sein. Frau Blum grenzt sich von ihr ab („Workaholic-Frau") und wählt hierzu den Weg über den Geruch, der von ihrer Vorgesetzten ausgeht. Unklar bleibt, ob die Chefin unzufrieden mit Frau Blum ist/war und diese darauf mit Unverträglichkeit reagiert, oder ob Frau Blum enttäuscht ist und einen Weg aus der unmittelbaren Umgebung ihrer Vorgesetzten gesucht hat. Sie berichtet davon, sich „in die Nesseln" gesetzt zu haben:

„Alle wissen es, alle nehmen es wahr, aber keiner hält zu einem und sagt: Ja, tut mir leid, wir können das bestätigen, Frau Blum hat dieses Problem. Also wir sind vielleicht 300 Leute, wir haben keinen Betriebsrat, wir haben keinen Personalrat, die Personalchefin arbeitete meiner Chefin zu, also auch keine richtige Unterstützung, wo ich eigentlich eine gegen tausend war und wo man nachher auch so Spießrutenlaufen hatte oder, ja, die Leute denken, weil meine Chefin gesagt hat, na ja, ist nicht belastbar, ist doch klar. Ist nicht klar! Ein Chef will halt, dass man funktioniert, man darf keine Schwächen zeigen, man darf nicht wegen einem Schnupfen ausfallen oder irgendwie eine Reaktion zeigen. Und da fand ich eigentlich schon, dass ich eigentlich schon eigentlich die Dumme war, wo ich gesagt habe, was heißt Dumme, eigentlich hätte keiner geholfen, weil sie alle Angst hatten, ihren Arbeitsplatz zu verlieren, keiner wollte auch sagen: Ja; das stimmt, das riecht komisch, aber wir sitzen da nicht, also interessiert es uns nicht. [Frau Blum, Absatz 26]

In dem Zitat spricht Frau Blum von *es*, ohne zu präzisieren, was sie meint. Es kann eine Beschreibung der Reaktion ihres Arbeitumfeldes auf ihre Erkrankung sein; eine andere Lesart ist die Darstellung ihrer Probleme am Arbeitsplatz, die zu ihren umweltbezogenen Gesundheitsstörungen geführt haben.

An Briefen, die sich kurz in einer mit Schimmel befallenen Wohnung oder möglicherweise auch nur in deren Briefkasten befunden haben, sind sehr wahrscheinlich keine Schimmelpilzsporen in einer Konzentration nachzuweisen, dass es sofort zu Atemproblemen kommt. Dieser Zusammenhang wird von Frau Kalkbrenner geschildert und lässt vermuten, dass die Briefe für etwas stehen, was *ihr den Atem verschlägt*. Sollten die Atemprobleme von den Briefen hervorgerufen werden, die an einem anderen Ort geöffnet werden, stellt sich die Frage, warum von der Patientin an der sie so belastenden Wohnung festgehalten wird. Warum will sie nicht loslassen? Als rationalen Grund nennt sie: „Wir dürfen diese Wohnung praktisch nicht aufgeben, weil wir dann die Beweise aus der Hand geben würden". Will sie tatsächlich in diese „verseuchte" Wohnung zurückkehren, die sie „dauerhaft geschädigt" hat? Die belastete Wohnung und ihr Festhalten an ihr scheinen für sie eine Funktion zu haben.

Frau Heise verbündet sich mit ihrem Sohn gegen ihre Umwelt. Möglicherweise symbolisiert die stoffliche Umwelt ihre soziale Umwelt. Sie schildert, dass etwas in dem Leben ihrer Familie aus dem Gleichgewicht gekommen sei. Das sich alles nur noch um die Erkrankung ihres Sohnes drehen würde und dadurch andere Bereiche ihres Familienlebens zu kurz kommen würden. Dauerhaft habe sie fast täglich Arztkontakte.

„Und ich kann nur sagen, wir waren im letzten Jahr zum Beispiel Spitzenreiter beim Kinderarzt, [...] wir sind Spitzenreiter gewesen! Wir waren die, die am meisten da waren!" [Frau Heise, Absatz 100]

„Und dann zu Professor Münzer. Aber irgendwie, ja, mit dem begnügt man sich nicht unbedingt und dann ging es also weiter. Weiter zu Professor Ring in die Lungenklinik." [Frau Heise, Absatz 9]

4 Der umweltmedizinische Versorgungsprozess (Ergebnisse/Interpretation) 153

Diese Aussage evoziert die Frage, warum und wodurch Professor Münzer nicht *genügt*. Weshalb er ihr nicht gefalle, führt sie nicht weiter aus, dafür erklärt sie, dass Professor Ring einen „totalen Abcheck" mache. Sie führt auf: „Röntgen, Schweißtest, alles, was eigentlich bei Lunge gemacht wird". Wie es scheint, ist es ihr wichtig, dass alle biomedizinisch möglichen und in Frage kommenden Heilungsmöglichkeiten ausgeschöpft werden. Und offenbar treibt sie etwas von einem Arztbesuch zum nächsten. Die ständigen Arztkontakte muten an, als hätten sie neben der medizinischen Fragestellung einen weiteren Sinn. Als würde Frau Heise ständig eine Rückversicherung brauchen. Alles in allem erweckt ihre Schilderung den Eindruck, als wäre die Erkrankung ein Versuch, Aufmerksamkeit zu bekommen.

Frau Neubert ist Lehrerin und im Sabbatjahr, als ihre Krankengeschichte beginnt. Nach Ablauf des Jahres kehrt sie nicht in den Schuldienst zurück, sondern bezieht eine temporäre Rente wegen Erwerbsunfähigkeit. Sie hat Zeit, sich ihrer Gesundheitsstörung zu widmen und entwickelt sich nach eigenen Aussagen zur ‚Expertin in eigener Sache'. Sie gründet eine Selbsthilfegruppe, die rasch Zulauf erhält. Immer öfter wehrt sie Behandlungsansätze ab, weil diese nach ihrem Erachten nicht ‚richtig' sind. Sie vermittelt das Bild, dass die Aussicht auf Heilung ihr die Grundlage für ihre (sehr engagierte) Tätigkeit entziehen würde, die sie an Berufes statt ausübt. Vergleichbar zu Menschen, die sich allein über ihren Beruf definieren, fokussiert sie ihr Leben auf ihre Erkrankung. Auch sprachlich findet man dafür Belege; im Interview hat die Patientin ihre Krankenvita geschildert wie andere einen beruflichen Lebenslauf:

> „I: Also, dass Sie praktisch fast 2 Jahre immer irgendwo anders ...
> Frau N.: ... weiterbeschäftigt, ja. Ich war 2-mal in der Grundabteilung erst, und von da wurde ich dann immer weitergeschickt [Frau Neubert, Absätze 52, 53]

Der oben geschilderte Eindruck wird gestützt durch diskrepante Aussagen bezüglich ihrer Erwerbsarbeit. Sie ist Lehrerin und zum einen gibt sie an, unbedingt wieder arbeiten zu wollen, lediglich ihre gesundheitlichen Probleme würden sie daran hindern.

> „Das hat sich immer hingezogen (..) ich wollte ja immer wieder arbeiten gehen, ich wollte mich ja nicht Verberenten lassen, da habe ich dann immer versucht, hinauszuschieben, zu ziehen, mit Sabbatjahr und allem möglichen Kram. Hab das auch eine ganze Weile geschafft, ja, bis ich dann in die Schulräume kam und da ging nichts mehr, ich bin kaum die Treppen hoch gekommen." [Frau Neubert, Absatz 147]

Hier gibt es einen Widerspruch in ihrer Erzählung. Stimmig würde das Bild, wenn man ihre Aussage, arbeiten zu wollen, als ganz allgemeine Angabe wertet:

Generell möchte sie arbeiten, jedoch nicht als Lehrerin, zumindest nicht in dieser Schule. Dazu passt auch der Umstand, dass sie eine Selbsthilfegruppe gründet und sich diesbezüglich sehr engagiert. Letztendlich übergibt sie ihrer Erkrankung die Aufgabe einer Tätigkeit, einer quasiberuflichen Beschäftigung.

4.3.7 Strategien und Reaktionsmuster der Patienten

Die Strategien der Patienten im Umgang mit ihren umweltbezogenen Gesundheitsstörungen sind vielfältig. Emotionale Irritationen bedingt durch das Auftreten von unspezifischen Symptomen führen bei den interviewten Patienten zu unterschiedlichen Reaktionsmustern.

Zunächst stelle ich die gefundenen Strategien anhand von Stichpunkten dar, um im Folgenden auf einzelne prägnante Reaktionsmuster näher einzugehen. Eigene Reaktionen der Patienten auf ihre gesundheitlichen Beschwerden waren:

- Panik (Was geschieht mit mir?).
- Professionelle Hilfsangebote in Anspruch nehmen.
- Hilfen des Laiensystems nutzen.
- Vermeidung der auslösenden Situation.
- Ausschalten von Störfaktoren.
- Beeinflussende Bedingungen „suchen" (z.B. rauchen).
- Unterdrückung der Symptome, Medikalisierung.
- Identifikation mit Erkrankung.
- Bündnispartner suchen.
- Messungen veranlassen (Schadstoffgehalte in Umweltmedien und/oder Human-Biomonitoring).
- Messungen nicht durchführen lassen (in der Regel aus finanziellen Erwägungen oder in dem Bewusstsein, dadurch keine Hilfe zu bekommen).
- Bleiben (z.B. in einer Wohnung oder an einem Arbeitsplatz, die schadstoffbelastet sind).
- Gehen (z. B. Wegziehen aus Wohnung. Wird oft nicht als Lösung betrachtet, etwa weil die Belastung den Nachmieter trifft).
- Sich mit anderen vergleichen.

Die Dimensionen **internalisieren** und **externalisieren** als Reaktionsmuster der interviewten Patienten wurde bereits in Abschnitt 4.3.1 dargestellt.

Als weitere wichtige Strategie wurde herausgearbeitet:
Ein Teil der Betroffenen agiert **ressourcengeleitet**, andere handeln **barrierengeleitet** (siehe Abbildung 10). Verharren die einen passiv in emotionaler

4 Der umweltmedizinische Versorgungsprozess (Ergebnisse/Interpretation) 155

Betroffenheit, zeichnet sich die andere Gruppe durch eine im Vergleich ausgeprägtere Problemlösekompetenz aus. Dieser Teil, die ‚Aktiven', nimmt sowohl professionelle Hilfe als auch Angebote seines sozialen Umfeldes in Anspruch und setzt sich eigenverantwortlich mit den personalen und externen Bedingungen in seinem Leben auseinander. Kennzeichnend für die ‚Passiven' ist das Gefühl, nicht ernst genommen zu werden; sie verhalten sich nicht fordernd und verstecken sich eher. Ihre Strategie ist eine Vermeidung der Situation, die in Verdacht steht, ihre Gesundheitsprobleme zu verursachen. Unbestritten ist es immer anzuraten, solche Situationen zu meiden, jedoch erschöpft sich das Handeln bei den beschriebenen Menschen damit. Auch die ‚Aktiven' versuchen, auslösende Ereignisse auszuschließen, jedoch sehen sie noch weitere Handlungsoptionen, die sie auch nutzen. Insbesondere diese Gruppe der Patienten tendiert dazu, weitere Versorgungsangebote in Anspruch zu nehmen, wenn die Diagnose oder die getroffene Aussage des konsultierten Leistungserbringers nicht in die Eigendeutung passt.

Abbildung 10: Ein Reaktionsmuster (ressourcengeleitet bzw. barrierengeleitet) der Patienten auf ihre Symptome bzw. gesundheitlichen Beschwerden

Emotionale Irritation aufgrund unspezifischer
Symptome mit Suche nach Deutungen

REAKTIONSMUSTER

↓ ↓

Ressourcengeleitet	Barrierengeleitet
Hilfen in Anspruch nehmen (professionelle und private)	Gefühl, nicht ernst genommen zu werden
Auseinandersetzung mit personalen und externen Bedingungen	Vermeidung der auslösenden Situation als alleinige Strategie
Kennzeichen: Aktivität	Kennzeichen: Passivität

In den untersuchten Interviews finden sich größtenteils beide Ansätze, mit einer Fokussierung auf einen der beiden Aspekte.

Als weitere Dimension der Reaktionsmuster der interviewten Patienten konnte **verharmlosen** und **hypochondrisch** herausgearbeitet werden. Diejenigen Patienten, die ihre Gesundheitsstörung oder die von ihrer Umwelt ausgehende Gesundheitsgefahr eher verharmlosen, bagatellisieren („Wetterumschwung") oder spielen diese herunter („Ach, wird schon nichts weiter sein").

Wird von den Patienten im Interview eine eher hypochondrische Verhaltensweise gezeigt, gelingt es ihnen nicht, ihre Beschwerden differenziert darzustellen. So beginnt eine Interviewpartnerin ihre Erzählung beispielsweise mit der Aussage, sie sei gegen „alles" allergisch. Diagnostizieren die behandelnden Ärzte bei diesen Patienten keine Erkrankung, liegt dies aus deren Sicht an den „falschen" Untersuchungen und damit sie als gesund gelten, würden auch Akten bzw. Akteneinträge „verschwinden". Allerdings muss bei der Interpretation dieser Aussagen auch berücksichtigt werden, dass der Aspekt der fehlenden Diagnose (siehe Abschnitt 4.3.4) eine Rolle spielen kann.

Viele Patienten berichten zunächst von „totaler Panik". Alle Patienten reagieren verzweifelt, wenn ein Hoffnungsschimmer zerplatzt, z. B. wenn sich eine Diagnose oder der Fund eines „verbindenden Gliedes" zwischen den nur fragmentiert vorliegenden Informationen nicht bestätigt. Auf diese Weise stirbt häufig auch ihre Erwartung auf eine medikamentöse Behandlung. Damit verlieren die Patienten einen Halt in dem *Chaos* ihrer Erkrankung.

Immer wieder hinterfragen sie auch selbstkritisch, ob sie angemessen handeln, oder ob sie vielleicht übersensibel reagieren. Ihr eigenes Verhalten gleichen sie dabei mit dem Handeln ihres Umfeldes ab und stellen sich ihm gegenüber. Dieser Reaktion liegt der Wunsch der Patienten nach Anerkennung zugrunde (vgl. Abschnitt 4.3.3).

Wenn ihnen nicht geglaubt wird, überprüfen und hinterfragen sie ihr eigenes Verhalten. Eine weitere Funktion des Vergleiches mit anderen Betroffenen scheint es zu sein, die eigene Erkrankung als nicht so schlimm zu erleben, da es Menschen gibt, denen es schlechter geht.

> „Ja, meine eine Freundin, die ist auch schwer gebeutelt mit ihren Rückenschmerzen, wo ich halt wirklich sage, ist auch nicht zu beneiden, aber sie hat sich da so reingesteigert, sie kommt da nicht mehr raus. Sie ist für mich so ein Beispiel, wo ich sage, so möchte ich niemals werden." [Frau Blum, Absatz 50]

Frau Blum grenz sich in dem Zitat gegenüber ihrer Freundin ab und verleiht ihrem Wunsch Ausdruck, den Verlauf ihrer Erkrankung mitzusteuern bzw. mit zu beeinflussen.

4 Der umweltmedizinische Versorgungsprozess (Ergebnisse/Interpretation) 157

Eine häufige Strategie der Patienten ist das Vermeiden der auslösenden Situation bzw. *gehen*. Allerdings ist diese nur anwendbar, wenn Anhaltspunkte für den (Haupt)Auslöser der gesundheitlichen Beschwerden bekannt sind.

„Und, ja, man hat nur die Möglichkeit, dass auszuschalten." [Frau Blum, Absatz 6]

„Und da war es wieder. Und da war es wieder so schlimm, dass ich zu meinem Bruder gegangen bin und dort geschlafen habe." [Frau Ebersbach, Absatz 7]

Bleiben bildet den Gegenpol zu dem genannten Verhalten.

„ (..) und haben gesagt: Um Gottes Willen, Sie müssen sofort aus der Wohnung raus. Haben dann eben ein Attest geschrieben, dass sofort der Auszug aus der Wohnung gegeben ist. Und dann sind wir am nächsten Tag auch gleich aus der Wohnung ausgezogen." [Frau Kalkbrenner, Absatz 23]

Was wie *gehen* daherkommt, ist im Grunde genommen doch ein *Bleiben*. Obwohl der zitierten Patientin aufgrund massiver gesundheitlicher Beschwerden von verschiedenen professionellen Akteuren ein Auszug nahe gelegt wird, trennte sie sich nicht von der Wohnung. Sie zieht mit ihrem Mann ins Hotel, wo sie zum Zeitpunkt des Interviews bereits zwei Jahre gelebt hat. Als Gründe gibt sie an: Die Wohnung sollte Altersresidenz sein, bereits in die Wohnung investierte Umbauten und Renovierungsarbeiten, sie bekommt keine Mietschuldenfreiheits-Bescheinigung vom Vermieter, da sie ausstehende Mieten teilweise einbehalten hat und die Sorge, dass die Wohnung ohne ausreichende Sanierung weitervermietet wird und ihr Nachmieter Gesundheitsprobleme bekommt. Anstatt die Wohnung aufzugeben, investiert sie sämtliche ihr zur Verfügung stehenden Ressourcen (Kraft, Zeit und Geld) in das Bestreben, die Wohnung wieder bewohnbar zu machen.

Haben die Patienten sich zum Bleiben entschieden, ist dies nicht gleichbedeutend mit Stagnation, sondern eine angewandte Strategie beinhaltet das „Ausschalten" von Störfaktoren, sowohl im Umfeld als auch bei sich selbst.

Eine andere Vorgehensweise der Patienten beim Umgang mit ihrer Erkrankung ist ihre Sprachwahl. Auffällig ist die gehäufte Nutzung des Wortes *man* als Ersatz für *ich*. Die meisten Interviewpartner aus der Gruppe der Patienten benutzen das Wort *man* anstelle von *ich*, wenn sie Distanz zwischen der Schilderung und ihrer Person deutlich machen wollen. Sie beabsichtigen, die Schilderung unpersönlicher zu machen, nicht die Verantwortung zu übernehmen bzw. keinen zu engen Bezug zu dem Erzählten herzustellen. Im nachstehenden Beispiel erzählt die Gesprächspartnerin von sich und dann auf einmal von *man*, obwohl sie eindeutig weiter von sich erzählt.

„[...] also auch keine richtige Unterstützung, wo ich eigentlich eine gegen tausend war und wo man nachher auch so Spießrutenlaufen hatte oder, ja, die Leute denken, weil meine [...]" [Frau Blum, Absatz 26]

Sie beschreibt eine ihr unangenehme Situation. Wichtig ist es für sie, zu verdeutlichen, dass es anderen Personen in ihrer Situation ebenso ergangen wäre. Auch Frau Ebersbach im nächsten Beispiel wechselt von *ich* auf *man*, um hervorzuheben, dass andere sich in dieser Situation auch so verhalten hätten.

„Ich habe auch immer mit Farbe so nichts gemerkt. Und irgendwann musste ich mal, das war so ein Fußboden, den musste man auf Marmor patinieren. Da habe ich dann irgendwie mit Lacken glaube ich [...]" [Frau Ebersbach, Absatz 5]

Die interviewte Mutter identifiziert sich mit ihrem Kind. Sie spricht davon, dass *man* richtig atmen konnte.

„Also, Atemtherapie die ist ja Tonen, sprich Bewegungstherapie, damit halt die Lunge etwas freier wird und man richtig atmen konnte." [Frau Heise, Absatz 9]

Das Problem des Kindes wird zum Problem der Mutter. Später spricht sie davon, dass sie zur Atemtherapie gehe. Stellvertretend für ihr Kind geht sie durchs Versorgungssystem.

4.4 „Fragmentiert und nicht institutionalisiert" – die Versorgungseinrichtungen

In diesem Abschnitt werden die Ergebnisse der Auswertung der Interviews mit Vertretern von Versorgungseinrichtungen auf der Basis der im Material gefundenen Codes und Kategorien mit den diesen zugeordneten Textstellen vorgestellt.

4.4.1 Bedarf an umweltmedizinischer Versorgung im Wandel

Welcher Bedarf an umweltmedizinischen Angeboten besteht aus Sicht der Leistungserbringer in den Versorgungseinrichtungen? Erstaunlich nüchtern sehen sie ihre Rolle im Gesundheitssystem und den Bedarf an ihrer Dienstleistung. Auf

4 Der umweltmedizinische Versorgungsprozess (Ergebnisse/Interpretation) 159

eine Prävalenz[5] möchten sie sich nicht festlegen lassen. Ihre Schätzungen reichen von „unter zehn Prozent" bis zu 20-30 % bei zugrundeliegender Definition, als umweltbezogen auch Erkrankungen aufgrund inhalativer Allergene, Kontaktallergene und Nahrungsmittelallergene zu zählen.

Abbildung 11 skizziert die Bedingungen, die zur Entstehung und später zum Rückgang eines Bedarfes an umweltmedizinischen Versorgungsangeboten geführt haben.

Abbildung 11: Bedingungen des Auf- und Abbaus umweltmedizinischer Versorgungsangebote

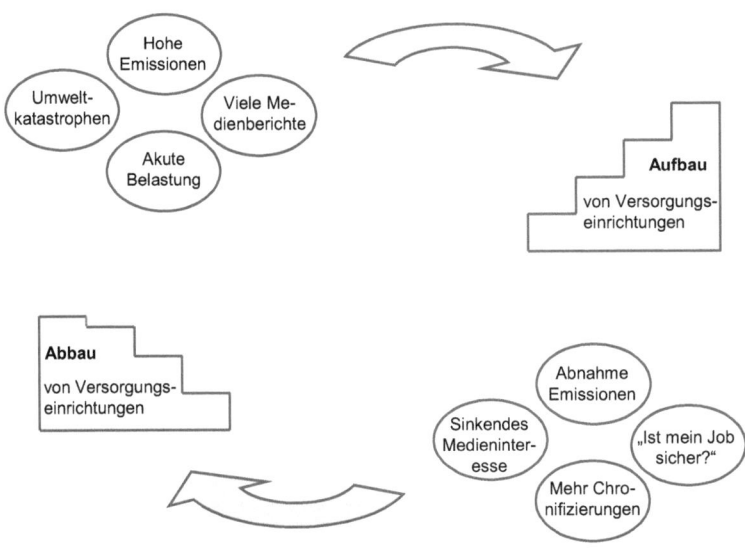

---

[5] Unklar ist, von welcher Risikopopulation in den Schätzungen ausgegangen wird, d.h. ob etwa die Gesamtbevölkerung oder alle Nutzer des Angebotes umweltmedizinischer Versorgungsleistungen als Risikopopulation betrachtet werden.

4 Der umweltmedizinische Versorgungsprozess (Ergebnisse/Interpretation)

Einer der Interviewpartner beschreibt die Entwicklung der Umweltmedizin in den letzten 20 Jahren:

> „In den 90er Jahren war ein sehr, sehr starker Bedarf da, weil viele der umweltmedizinischen Themen auf der Agenda ganz weit oben standen im Bewusstsein der Bevölkerung, mediengetriggert zum Teil auch, und von daher die Versorgungsstrukturen sehr stark in Anspruch genommen wurden. Das hat sich bis heute ein wenig verändert, dergestalt, dass die umweltmedizinischen Fragestellungen gerade für die niedergelassenen Mediziner nicht mehr so im Fokus stehen. Das hat einmal damit zu tun, dass die Erwartung, dass sich hier ein neues Teilgebiet eröffnet, ein Gebiet was man auch als Kassenarzt abrechnen kann, sich nicht erfüllt hat."
> [Herr Dr. Lück, Absatz 4]

Den Medien wird eine wichtige Rolle zugeschrieben: Sie können durch gezielte Information einen Bedarf in der Bevölkerung wecken und/oder forcieren:

> „Na, ich denke, damals, als die Umweltmedizin frisch war und das auch in den Medien entsprechend propagiert wurde, da (..) war es deutlich mehr. Und es ist jetzt eher weniger geworden, ja?" [Herr Dr. Schlüter, Absatz 82]

Aus Sicht der Leistungserbringer haben die Informationen in vielen Fällen Erwartungen geweckt, die nicht zu erfüllen oder zum Teil auch nicht adäquat waren:

> „Ich will es mal so sagen: In der Zeit, wo für die Medienlandschaft Belastungen aus der Umwelt ein ganz tolles Thema waren, sind natürlich auch Ängste geschürt und Bedarfe suggeriert worden, die so nicht berechtigt waren. Das hat dazu geführt, dass in manchen Ambulanzen, die mit viel Enthusiasmus angetreten sind, die Mitarbeiter gesagt haben, dass lohnt sich nicht." [Herr Dr. Lück, Absatz 94]

Einen weiteren Grund für den Rückgang des Bedarfs sehen die befragten Vertreter aus Versorgungseinrichtungen im Rückgang der tatsächlichen Umweltbelastung und in den geänderten individuellen Problemkonstellationen, die das Hauptaugenmerk der Menschen in der Bundesrepublik Deutschland mehr auf die Sorge um seinen bzw. einen Arbeitsplatz sowie auf ökonomische Fragen richtet. Im Folgenden wird der bereits überblicksartig abgebildete Weg von der Entwicklung eines Bedarfes bis heute dargestellt und mit Zitaten der Vertreter von Versorgungseinrichtungen unterlegt:

Zur Entstehung der klinischen Umweltmedizin im individualmedizinischen Zusammenhang haben Großereignisse wie Tschernobyl und Seveso beigetragen, weil:

4 Der umweltmedizinische Versorgungsprozess (Ergebnisse/Interpretation) 161

„Das sind Ereignisse, die den Menschen gezeigt haben, eine Politikebene oder auch eine Medizin ist nicht vorbereitet, auf Fragen bei solchen globalen Geschehnissen vernünftige Antworten zu geben und gesundheitliche Bewertungen zu machen und vieles mehr. Und das hat dazu geführt, dass eine ungeheuer starke Verunsicherung in der Bevölkerung war." [Herr Dr. Lück, Absatz 59]

Diese Verunsicherung der Menschen ist von Begebenheiten wie den medienwirksamen Prozessen um die Holzschutzmittelgeschädigten Ende der 80er Jahre noch verstärkt worden. Es ist ein enormer Beratungsbedarf entstanden, der damals auch von vielen professionellen Akteuren konstatiert wurde. Um auf diesen Bedarf zu reagieren, sind umweltmedizinische Ambulanzen und Beratungsstellen eingerichtet worden. Ab Mitte der 90er Jahre sind die Fragen umweltbezogener gesundheitlicher Gefahren immer mehr in den Hintergrund getreten. Heute beschäftigten andere Fragestellungen die Menschen: „Wie komme ich ins Berufsleben? Kriege ich einen Job?" [Herr Dr. Lück, Absatz 61]. Dadurch nehmen sie Gefahren durch ihre natürliche Umwelt nicht so sehr wahr oder verdrängen diese.

„Und dann kommt dazu natürlich, dass (..) wir sind im Moment in Deutschland in einer ganz schwierigen wirtschaftlichen Lage und ehrlich gesagt, in Zeiten, wo es den Leuten gut geht, denken sie nach. Im Moment sind primär bei der Bevölkerung die Versorgungsprobleme, den Job zu behalten und (..) ja, eher mit Sachen sich zurechtzufinden, als nun zu sehr in sich reinzuhören. Also ich habe schon das Gefühl, dass mit der schlechten wirtschaftlichen Lage, in die ja zunehmend Leute kommen, diese Problematik eher ignoriert wird, an die Seite gedrängt wird, habe ich das Gefühl. Eher im Abnehmen, würde ich sagen, obwohl die Probleme sicher nicht im Steigen (..) sicher nicht abnehmen, die Umweltprobleme, die nehmen nicht ab, aber die, die Erfahrungen, die der Einzelne damit macht, also die kognitive Leistung sozusagen, das gar nicht so sehr an sich ranlassen, sondern weil sie mit tausend anderen Sachen sind, eher wegdrängen. So würde ich sagen." [Herr Dr. Schlüter, Absatz 84]

Herr Dr. Schlüter sieht keinen Rückgang der umweltbezogenen Fragestellungen, obwohl sie sich interessanterweise *verspricht* und „sicher nicht im Steigen" sagt, bevor sie sich selbst korrigiert und „sicher nicht abnehmen" sagt. Eher sieht sie eine veränderte Informationsverarbeitung der Menschen aufgrund anderer Prioritätensetzungen als Ursache für die Abnahme des Bedarfes an umweltmedizinischen Versorgungsleistungen. Dagegen führt Herr Prof. Aderhold als Grund eine Revidierung der angenommenen Belastung und zusätzlich eine tatsächliche Abnahme der Schadstoffemissionen an. Umweltschutzmaßnahmen zeigten Wirkung und die Schadstoffbelastung ging zurück. So z. B. bei den „klassischen Noxen" wie Braunkohleemissionen und Stickoxidsmog.

"Ich denke, dass es zunehmend Untersuchungen auch gibt, die gezeigt haben, dass man eben doch gar nicht so stark exponiert ist, wie man vielleicht immer geglaubt hat und dann muss man sagen, dass natürlich auch die Belastung der Umwelt im Vergleich abgenommen hat auf bestimmten Ebenen." [Herr Prof. Aderhold, Absatz 33]

Auf anderen Ebenen wie dem Elektrosmog hat die Belastung hingegen zugenommen. In Deutschland sind mittlerweile viele Dinge geregelt, wodurch

"so diese klassischen Umweltgifte letztlich auch gar nicht so die Hauptbelastung mehr darstellen, plus man hat ja in der 70er, 80er Jahren gedacht Allergien werden ausgelöst durch Umweltbelastungen und die Studien haben aber gezeigt, dass das im Prinzip nicht der Fall ist." [Herr Prof. Aderhold, Absatz 33]

Ozon oder Tabakrauch zum Beispiel könnten zwar eine allergische Reaktion fördern, jedoch nicht auslösen. Einhergehend mit dem messbaren Rückgang[6] der Exposition mit Umweltschadstoffen fand auch eine Abnahme der subjektiv wahrgenommenen gesundheitlichen Gefährdung statt. Bestehende umweltmedizinische Versorgungseinrichtungen wurden aus diesen Gründen nicht mehr aus- und auch abgebaut. Versorgungsstrukturen im niedergelassenen Bereich konnten sich bedingt durch fehlende kassenärztliche Abrechnungsmöglichkeiten kaum etablieren. Hinzu kommt, dass der allgemein im Gesundheitssektor zu verzeichnende Wandel des Krankheitsbildes hin zu den chronischen Erkrankungen auch in der Umweltmedizin zu verzeichnen ist.

Tatsächlicher Bedarf
Nur ein Teil der Nutzer umweltmedizinischer Versorgungsangebote hat nach Einschätzung der Versorgungsdienstleister eine echte Umweltproblematik, daneben leiden viele an unerkannten Volkskrankheiten und werden von den Leistungserbringern „irgendwie ins Gesundheitssystem eingeschleust". Die herkömmliche umweltbedingte Erkrankung, wie sie in den Lehrbüchern zur Umweltmedizin steht, sei in den Versorgungseinrichtungen vor Ort selten anzutreffen. Vorherrschend sind andere Erkrankungen. Das belegen die beiden folgenden Zitate:

„[...] wenn ich Patienten gesehen habe, die medizinische Erkrankungen hatten, waren dass entweder [...] allergische Erkrankungen oder psychiatrische, psychosomatische Erkrankungen. Ich habe noch keinen Menschen gesehen, der eine Phyretroid-

---

[6] Explizit verweisen die professionellen Akteure darauf, dass dies nicht bedeutet, dass es keine Umweltprobleme mehr geben würde und im Bereich des Umweltschutzes nichts mehr zu tun sei. Im Gegenteil sei die Umweltbelastung weiterhin zu hoch.

4 Der umweltmedizinische Versorgungsprozess (Ergebnisse/Interpretation) 163

vergiftung oder Bleivergiftung oder was man so als klassische umweltbedingte Erkrankung ansieht gehabt hat." [Herr Dr. Borchert, Absatz 93]

„Je nachdem, wie ich das definiere, ist der kleiner als beispielsweise wenn Sie in eine Praxis gehen von Orthopäden oder Endokrinologen und da mal gucken wie viele Fragestellungen sind dann richtig orthopädisch, sind endokrinologisch, sind kardiologisch, das ist ein hohes Maß. Und das ist in der Umweltmedizin mitnichten ein hohes Maß!" [Herr Dr. Lück, Absatz 94]

Derselbe Interviewpartner macht auf eine weitere Problematik bezüglich des Bedarfes an umweltmedizinischen Versorgungsangeboten aufmerksam.

„Das Problem ist nicht, wie viele Fälle nachher streng umweltmedizinisch, nach welchen Kriterien auch immer, Patienten sind, die dort hingehören, sondern das Problem ist, wie verhindere ich, dass ein Projektionsfeld Umwelt entsteht, wo die Menschen versäumen, zu klären, dass bei Ihnen im Moment ein Tumor wächst. Zu klären, dass sie ganz wesentliche Erkrankungen haben, die übersehen werden. Diese Sortierfunktion, die ist für so ein Gebiet ungeheuer wichtig. Das jemand guckt, gibt es hier einen Zusammenhang? Welche Wertigkeit hat der? Und was hat der Patient noch?" [Herr Dr. Lück, Absatz 94]

Nach Aussage der Experten hat nur ein geringer Prozentsatz der Patienten umweltmedizinische Fragestellungen im engeren Sinne. Dies würde ihrer Ansicht nach die Frage aufwerfen, ob das vorgehaltene umweltmedizinische Angebot gesellschaftlich tragbar ist, oder ob hier Ressourcen eingesetzt werden, die an einer anderen (als bedeutender erachteten) Stelle fehlen. Wiederum haben die Beratungsstellen auf der anderen Seite auch für die nicht streng umweltmedizinischen Patienten eine wichtige Funktion. Hier erhalten die Patienten Kontakt mit professionellen Akteuren, die neben dem Blick auf einen möglichen Umweltbezug der Beschwerden auch an andere Ursachen denken und auf eine Abklärung dieser Möglichkeiten hinwirken können. Auch die Patienten ohne Umweltbezug im engeren Sinne müssen ernst genommen werden.

„Man muss allerdings sehen, wie das zu finanzieren ist, da es sich üblicherweise nicht um Regelleistungen handelt." [Frau Dr. Mahler, Absatz 17].

Weil diese Patienten nach Aussage der Interviewpartner das Geld auf jeden Fall kosten und sich bei der Inanspruchnahme anderer Angebote nur der Topf ändere, aus dem das Geld kommt:

„Wenn sie halt nicht innerhalb der Umweltmedizin zirkulieren, zirkulieren sie sonst wo. Also das Problem ist eher, wie unterbricht man diesen Zirkulus bei diesen Patienten, die oft allzu große Erwartungen an die Umweltmedizin haben oder sagen wir mal, sehr stark auf Hilfeleistungen aus sind." [Frau Dr. Mahler, Absatz 17]

Aufgabe eines adäquaten Versorgungsangebotes ist es also, bestehende zirkuläre Verbindungen zu durchbrechen. Die Menschen sollten dort abgeholt werden, wo sie sind bzw. wo sie in Kontakt mit Hilfsangeboten treten. Und wenn sie Kontakt mit umweltmedizinischen Einrichtungen aufnehmen, bietet es sich an, ihnen hier Angebote zu machen.

Schätzungsweise die Hälfte der Patienten in umweltmedizinischen Ambulanzen gehören zu der oben beschriebenen Gruppe der ‚verirrten' Patienten. Die übrigen Menschen, die sich Hilfe suchend an Ambulanzen wenden, haben umweltmedizinische Fragestellungen im engeren Sinne:

„Ein Teil der Patienten hegt allerdings keine überzogenen Hilfeerwartungen. Diese Menschen haben tatsächlich ein Schadstoffproblem, also da riecht es zum Beispiel in der Wohnung oder in der Wohnumgebung und es entsteht dadurch eine gewisse Verunsicherung." [Frau Dr. Mahler, Absatz 17]

Die Aufgabe umweltmedizinischer Einrichtungen besteht insbesondere auch darin, eine seriöse Untersuchung und Beratung anzubieten und die Patienten dadurch von unseriösen Anbietern abzuhalten. Dies gelingt nicht vollständig, aber so gibt es zumindest eine Alternative zu den „Kommerziellen, die wirklich alles machen". Nur wenige private Anbieter, wie Labore oder Messeinrichtungen, würden offen sagen, dass in vielen Fällen Messungen keinen adäquaten Erkenntnisgewinn bringen. Schließlich haben sie ein ökonomisches Interesse daran, Messungen und andere Untersuchungen durchzuführen.

Eine große Diskrepanz besteht zwischen den von den Laien einerseits und den von den professionellen Akteuren andererseits als umweltrelevant angesehenen Bereichen. Große Felder, von denen die professionellen Akteure sagen würden, die sind wirklich umweltrelevant, kämen in der umweltmedizinischen Praxis so gut wie nicht vor.

„Was wir ganz wenig sehen, sind beispielsweise Patienten, die wegen Lärmbelastung kommen. Die Diskussion um Lärm läuft auf einer ganz anderen Ebene. Aber dieser medizinische Aspekt spielt eine ganz kleine Rolle. Der Zusammenhang Kfz-Verkehr und Gesundheit ist ähnlich gelagert. Unter ferner liefen bei den Zahlen. Der Zusammenhang Tabakrauch und Gesundheit wird auch in dieses Feld nicht eingeordnet, auch wenn Menschen ganz unterschiedlicher Konstellation praktisch gezwungen sind permanent passiv zu rauchen." [Herr Dr. Lück, Absatz 45]

4 Der umweltmedizinische Versorgungsprozess (Ergebnisse/Interpretation)

Sehr verkürzt wird die Umweltmedizin in der öffentlichen Wahrnehmung auf Themen wie Schadstoffe, die bei Renovierungen freigesetzt würden oder Holzschutzmittel beschränkt, obwohl diese nur einen sehr kleinen Ausschnitt des Aufgabengebietes darstellten. Nur Einzelfälle kommen aus den von den professionellen Akteuren als sehr relevant angesehenen Feldern, wie beispielhaft dem Zusammenhang zwischen Passivrauchen und Gesundheit. Auf diesen Sachverhalt werde ich in Abschnitt 4.4.4 nochmals eingehen. Dort beleuchte ich die Folgen der Unterscheidung zwischen Umwelthygiene und Umweltmedizin, die dazu geführt hat, dass bevölkerungsbezogene Fragestellungen (Umwelthygiene) und individualmedizinischen Anfragen (Umweltmedizin) getrennt handelt werden, ohne dass es eine etablierte Verbindung der Erkenntnisse beider Fächer gibt.

4.4.2 Inanspruchnahme: Unterschiede nach sozioökonomischen Merkmalen

Im Nachfrageteil der Interviews mit den Vertretern aus Versorgungseinrichtungen habe ich meine Interviewpartner gefragt, ob sie hinsichtlich des Inanspruchnahmeverhaltens der angebotenen Leistungen bei ihren Patienten einen Unterschied nach sozioökonomischen Merkmalen sehen. Die Interviewpartner berichten von unterschiedlichen Inanspruchnahmeverhalten in Abhängigkeit von sozioökonomischen Faktoren, wobei **Geschlecht, Alter** und **Bildung** die wesentlichen Einflussfaktoren darstellen.

Es gibt einen geschlechtsspezifischen Umgang mit Umweltbelastungen und daraus resultierend Unterschiede in der Inanspruchnahme. Frauen nehmen umweltmedizinische Versorgungsleistungen häufiger als Männer in Anspruch. Das Verhältnis liegt etwa bei 2/3 Frauen und 1/3 Männer.

„Also es sind generell sehr viel mehr Frauen als Männer. Eine solche Verteilung haben alle Ambulanzen. Das Verhältnis beträgt etwa 2/3 zu 1/3."
[Herr Dr. Lück, Absatz 86]

„Also, da würde ich sagen, dass 60/40, also Frauen 60 und Männer 40., z. B. bei Nahrungsmittelunverträglichkeiten oder allgemein hier in der Sprechstunde ist es fast noch ein bisschen höher, also 70/30." [Herr Prof. Aderhold, Absatz 51]

„Also in meinem Patientengut würde ich (..) ist zwar nicht aussagekräftig, aber vom Gefühl her sagen, es waren überwiegend Frauen in meinem Patientengut. Überwiegend Frauen. [Herr Dr. Schlüter, Absatz 110]

Alle Interviewpartner, die einen Unterschied bei der Inanspruchnahme hinsichtlich des Geschlechtes sehen, nennen anschließend auch eine Begründung. Herr

Dr. Schlüter weist zwar ausdrücklich darauf hin, dass seine Deutung lediglich eine Hypothese darstelle, die es gelte, anhand von Studien zu untermauern oder zu entkräften. Er vermutet einen Zusammenhang zwischen dem höheren Anteil an Frauen, die umweltmedizinische Dienstleistungen in Anspruch nehmen mit einer besonderen Vulnerabilität, einer höheren Sensibilität der Frauen, möglicherweise beeinflusst von hormonellen Vorgängen, wodurch diese stärker betroffen seien. Gestützt wird diese These durch Herrn Prof. Aderhold, der aus eigenen Studienergebnissen berichtet, wonach bei Frauen die Schwelle zum Erleben und Wahrnehmen niedriger sei. Durch diese gesteigerte Empfindlichkeit nähmen sie Umweltreize früher als Männer wahr.

Eine weitere Erklärung für den hohen Anteil an Patientinnen bietet Herr Dr. Lück an: Frauen kommen oft als Stellvertreter für ihre Familien, insbesondere für ihre Kinder, in die Sprechstunde. Die von ihnen vertretenen Familienmitglieder würden deshalb in der Statistik und in der Wahrnehmung der Leistungserbringer weniger präsent sein als Frauen.

Auch bei der Altersgruppe sehen die von mir interviewten professionellen Akteure Unterschiede in der Inanspruchnahme umweltmedizinischer Versorgungsleistungen. Vermehrt würden Menschen im so genannten mittleren Alter Kontakt mit den Versorgungsdienstleistern aufnehmen.

„So in mittleren Alter, ja? Die Älteren eher gar nicht. So ab sechzig kommt kaum jemand." [Herr Dr. Schlüter, Absatz 110]

„Also zwischen 30 und 45 ist der absolute Schwerpunkt."
[Herr Dr. Lück, Absatz 90]

Hinsichtlich der Zugehörigkeit zu einer sozialen Schicht[7] divergieren die Aussagen über das Inanspruchnahmeverhalten. Von einem Teil der Interviewpartner werden keine Unterschiede gesehen:

„Für die umweltmedizinischen Patienten, was ich jetzt so bisher gesehen habe, würde ich eigentlich sagen, dass es alle Schichten gleich betrifft. Also sie finden hochintelligente Leute, sie finden auch Leute, die -- oder studiert, Akademiker, sie finden auch Arbeiter, also würde ich sagen, von meinen persönlichen Erfahrungen her, dass da kein besonderes Kollektiv zu identifizieren ist." [Herr Prof. Aderhold, Absatz 49]

---

[7] Den Interviewpartnern sind üblicherweise nicht alle zur Schichtbildung notwendigen soziodemografischen Merkmale ihrer Patienten bekannt. Deshalb ist davon auszugehen, dass sie eine grobe Zuordnung zu sozialen Schichten nach Berufsgruppenzugehörigkeit und Bildungsstand (evtl. geschätzt) vorgenommen haben.

4 Der umweltmedizinische Versorgungsprozess (Ergebnisse/Interpretation) 167

„Aus allen Bevölkerungsschichten. Von der allein stehenden Frau, die Angst hat vorm Handy oder vor der Mobilfunkantenne bis zu solchen Leuten, die also ein Haus erworben haben und festgestellt haben, dass in diesem Haus Fremdstoffe in unbekannter Menge ausgebracht worden sind." [Herr Dr. Borchert, Absatz 112]

Dagegen berichtet Herr Dr. Lück von einer in der Literatur beschriebenen verstärkten Inanspruchnahme durch die Mittelschicht, da die Auseinandersetzung mit umweltmedizinischen Fragestellungen eine entsprechende „Bewusstheit" voraussetzt. Bildung stellt das Hauptmerkmal dar, weil sie in der Regel einen besseren Zugang zu Informationen ermöglicht. Zudem erleichtert sie es den betroffenen Menschen, die gewonnenen Informationen mit persönlichen Erlebnissen zu verknüpfen.

„Bildung ist hier insofern ein Schlüssel, weil Bildung einen besseren Zugang zu Informationen ermöglicht. Und dieser Zugang ist in der Regel mit einer höheren Wachheit und auch der Fähigkeit Zusammenhänge zu erkennen verknüpft. Das heißt zum Beispiel, wenn ich bestimmte Berichte über die Schädlichkeit von irgendwelchen Schadstoffen lese, zu fragen, kann die Symptomkonstellation zu meiner Problematik passen? Was weiß ich darüber? Und ähnliches." [Herr Dr. Lück, Absatz 92]

Bei den nicht arbeitsplatzbezogenen Anfragen findet sich nach Aussage von Herr Dr. Lück auch bei ihm eine gehäufte Inanspruchnahme durch die Mittelschicht. Sein Versorgungsangebot wird allerdings viel häufiger von Menschen „aus dem Arbeiterbereich" in Anspruch genommen werden, was darin begründet liegt, dass er sehr viele arbeitsplatzbezogene Anfragen bearbeitet. Dies verdeutlicht einen Zusammenhang zwischen dem Arbeitsplatz und umweltbezogenen Gesundheitsstörungen bei Menschen, die aufgrund ihrer soziodemografischen Daten der Unterschicht zugeordnet werden.

Um schichtenspezifische Aussagen zur Belastungssituation der Bevölkerung machen zu können, fehlen die Daten. Jedoch ist zu vermuten, „dass bei Probanden, die aus ungünstigen sozialen Verhältnissen kommen, allein schon aufgrund häufig schlechterer Wohnverhältnisse relevantere Fragestellungen auftreten" [Herr Dr. Lück, Absatz 98]. Der Interviewpartner nimmt weiterhin an, dass eine Belastungssituation mit Umweltschadstoffen in der Unterschicht eher nur als „Belästigung" eingestuft und auch länger in Kauf genommen wird, wohingegen es in der Mittel- und Oberschicht eine „besondere Empfindlichkeit" geben würde, z. B. in Bezug auf aktuelle Themen. Menschen, die beispielsweise in stark mit Schadstoff- und Lärmemissionen belasteten Straßen wohnen würden, würden sich gerade nicht mit der Frage beschäftigen, ob dies gesundheitsverträglich sei. Diese Fragen müssten, meinte mein Interviewpartner, auf einer anderen Ebene mit einem bevölkerungsbezogenem Ansatz, wie etwa dem Sozialstrukturatlas, bearbeitet werden, denn „die Umweltmedizin hat kein Bringesystem, sondern entweder kommen die Menschen und es ist das Bewusstsein für ein Problem da oder sie kommen nicht" [Herr Dr. Lück, Absatz 111].

Zusammenfassend wird von den Leistungserbringern bei den Patienten ein Bewusstsein für ihre Erkrankung als Voraussetzung zur Inanspruchnahme ihrer Leistungen konstatiert. Dieses wird mit unterschiedlichen Faktoren wie dem Geschlecht oder der Bildung in Zusammenhang gebracht. Damit Menschen den Zugang zu umweltmedizinischen Versorgungsangeboten finden, müssen Zugang zu Informationen und eine Sensibilität für das Thema Umweltmedizin gegeben sein.

4.4.3 Unter- und Fehlversorgung hinterlässt Bedarfslücken

Die meisten der interviewten Leistungserbringer artikulieren eine **Unter- oder Fehlversorgung** mit umweltmedizinischen Versorgungsangeboten[8]. Eine Kernfrage im Bemühen um eine bedarfsgerechte Versorgung der Patienten sehen sie in der Überwindung der **Fragmentierung** der Versorgungsinfrastruktur im Bereich der Umweltmedizin.

„Das ist ein ganz wesentliches Problem. Das wird regional verschieden sein. Also je nach dem, wie stark auch Einrichtungen angenommen werden. Aber die Tendenz zu dieser Fragmentierung wird immer mehr verstärkt:" [Herr Dr. Lück, Absatz 21]

Ähnliches berichtet Herr Dr. Schlüter Das Versorgungsangebot sei

„nicht besonders groß und nicht besonders gut. Die Leute bleiben also auch zum großen Teil auf der Strecke und werden überwiesen von Institution zu Institution, weil keiner sich richtig zuständig fühlt, ja? Also es gibt richtig funktionierende Umweltambulanzen und solche Sachen, gut funktionierende, nur ganz wenige."
[Herr Dr. Schlüter, Absatz 9]

Er vertritt die Meinung, dass eine bedarfsgerechte Versorgung nur von einem Zentrum geleistet werden kann. Die umweltmedizinisch tätigen niedergelassenen Kollegen hätten in ihrem Praxisalltag viel zu selten Patienten mit entsprechender Problematik. Aufgrund der fehlenden Anwendung setzen sie ihr vorhandenes Wissen zu selten ein und können es auch kaum erweitern. Die Patienten werden

---

[8] Die Definition von Unter- und Fehlversorgung des Sachverständigenrates habe ich in Kapitel 2.1.1 vorgestellt.

4 Der umweltmedizinische Versorgungsprozess (Ergebnisse/Interpretation)

von einer Anlaufstelle zur nächsten geschickt werden oder müssen die existierenden Einzelangebote selber finden.
Ein weiterer Interviewpartner kommentiert die Versorgungssituation wie folgt:

> „Sie ist nicht bedarfsgerecht. Sie ist deshalb nicht bedarfsgerecht, weil sie ein ineffektives System darstellt. Also ineffektiv deshalb, weil es von sehr vielen willkürlichen Faktoren abhängt, ob ein Patient adäquat versorgt wird oder nicht. Es gibt im Grunde Leute, die Erfahrung damit haben, die gute Arbeit leisten, im klinischen Bereich, in Abteilungen, die sich damit beschäftigen, im niedergelassenen Bereich. Aber der Patient hat entweder das Glück oder er hat das Pech dorthin zu kommen oder dorthin nicht zu kommen. Insofern ist es nicht bedarfsgerecht. Denn zu bedarfsgerecht gehört auch, dass es transparente Strukturen gibt und man prüfen kann, wie viele Patienten gilt es, dort zu versorgen. Und: Werden sie dort versorgt? Das wissen wir im Moment gar nicht. Weil, so wie das System im Moment angelegt ist und der Mangel an Kommunikation zwischen den Akteuren besteht, wird ein Teil der Patienten wahrscheinlich völlig inadäquat versorgt." [Herr Dr. Lück, Absatz 63]

Mangel an Transparenz und Kommunikation sind demnach wesentliche Behinderungen auf dem Weg zu einer bedarfsgerechten und effektiven Versorgung. Zufall oder Glück könnten stattdessen zu den entscheidenden Faktoren werden, die bestimmen, ob der Patient eine adäquate Versorgung erhält. Durch fehlende Transparenz innerhalb des Versorgungssystems und ungenügende Kommunikation unter den professionellen Akteuren ist es derzeit gar nicht möglich, Aussagen darüber zu treffen, an welcher Stelle welcher Bedarf besteht. Infolgedessen sei es schwierig oder sogar unmöglich, die Patienten ‚dort abzuholen, wo sie sind'. Es fehlt eine auf umweltmedizinische Belange abgestimmte Kommunikationsform, die Auswirkungen sowohl von der psychosomatischen Seite her wie auch unter dem Blickwinkel auf organische Gesichtspunkte betrachtet, um eine bestehende Versorgungslücke zu schließen (siehe 4.4.5).

Eine große Schwierigkeit im medizinischen Versorgungsgeschehen ist nach Auskunft meiner Interviewpartner, dass Patienten auf Fragestellungen fokussiert werden, die für ihr Krankheitsgeschehen gar nicht relevant sind oder nicht die Kernfragestellung darstellen. Hier zeigt sich die Problematik der in der Regel fehlenden Diagnose. Erfolgt dagegen eine Diagnosestellung, kann es auch dann durch eine eindimensionale statt einer ganzheitlichen Betrachtung zu der geschilderten Fokussierung kommen. Die betroffenen Patienten beschäftigen sich jahrelang mit nur einem Teilaspekt ihrer Erkrankung, ohne die erforderlichen Fragen ihrer Krankheit zu bearbeiten. Dadurch verlieren sie oft wesentliche Lebenszeit und insbesondere Lebensqualität.

170   4 Der umweltmedizinische Versorgungsprozess (Ergebnisse/Interpretation)

„Dieses Problem einer sehr starken Fixierung kann man deutlich machen an vielen Patientenkarrieren, im Rahmen der Amalgamproblematik oder auch der MCS-Problematik. Es gibt nicht wenige Patienten, die jahrelang auf einen Platz in einem Spezialkrankenhaus warten, aber nach dem stationären Aufenthalt genauso krank sind, weil die wesentlichen krankmachenden Faktoren dort nicht behandelt werden, sondern ein spezielles Therapiekonzept zugrunde gelegt wird, was z. B. das weite Feld der Angststörungen bzw. der Somatisierungsstörungen, die wir in der Umweltmedizin ja sehr häufig sehen, nicht mit berücksichtigt."
[Herr Dr. Lück, Absatz 21]

Die derzeitige umweltmedizinische Versorgung ist aus Sicht des Interviewpartners eine Fehlversorgung: Die Menschen brauchen etwas anderes, als sie bekommen. Dieser fehlende Aspekt in der umweltmedizinischen Versorgung ist aus meiner Sicht der psychosoziale Anteil der Erkrankung. Dies wirft eine weitere Problematik auf: Unter anderem bedingt durch die unangemessene Versorgung durch die ‚konventionell' arbeitende Medizin suchen viele Patienten Antworten bei der ‚alternativen', ‚unkonventionellen' Medizin. Vertreter der Versorgungseinrichtungen sehen die Gefahr, dass es hierdurch bei den Patienten zu einer Fixierung auf ein Erklärungsmuster kommt, wodurch andere Ansätze zur Deutung der Beschwerden kaum noch vermittelbar sind.

„Man darf nicht vergessen, dass wir ja eine ganz erhebliche Auseinandersetzung auch mit Verfahren haben, die aus der unkonventionellen Medizin kommen. Bei unendlich vielen werden Befunde über Bioresonanz-Verfahren festgestellt. Dass man sagt, ihr habt Unverträglichkeiten gegen bestimmte Stoffe, ihr seid hochgradig auf Formaldehyd oder irgendwas empfindlich. Nun lässt sich das Verfahren der Bioresonanz nicht verifizieren, es hält Studien, die das versucht haben, nicht stand. Was ist mit diesen Menschen? Jetzt kommen da: Ich darf das und das nicht essen. Ich darf in den und den Räumen nicht sein usw., weil mit so einem Verfahren eine Fixierung auf ein Problem erfolgt ist." [Herr Dr. Lück, Absatz 63]

Die Ursachen für die von den Vertretern aus Versorgungseinrichtungen diagnostizierte Fehlversorgung lassen sich nicht durch einen Mangel an Fachkräften oder Einrichtungen begründen. Insbesondere an den Universitätskliniken seien genügend Versorgungseinrichtungen und Sachverstand vorhanden, jedoch nähmen diese Institutionen weniger einen bevölkerungsbezogenen Versorgungsauftrag wahr, als dass sie an einer Profilierung in Wissenschaft und Forschung interessiert seien.

„Ich glaube, dass wir gar nicht so eine starke Unterversorgung haben. Das stärker unser Problem ist, dass wir eine Fehlversorgung haben bzw. dass bestimmte Einrichtungen nicht klar genug ihren Auftrag formulieren. Weil, damit meine ich, es gibt

gerade in dem poliklinischen Bereich von Universitätskliniken Leute, die sehr viel von ihrem Gebiet verstehen, die sich mit Teilgebieten auch wissenschaftlich eben beschäftigen, die aber diese Frage, was ist sozusagen wissenschaftsbezogen und was ist versorgungsbezogen nicht klar beantworten. Also: wieweit formuliere ich einen richtigen, bevölkerungsbezogenen Auftrag oder ist dies praktisch eine Akquise, um Probanden für Studien zu kriegen. Wenn sie sagen, ich übernehme diesen bevölkerungsbezogenen Auftrag, dann gebe es Leute, die - in dieser Stadt hier auch - sehr, sehr gute Sachen machen. Wenn es nur das andere Element ist, dann erfolgt diese Versorgung nicht, die aber notwendig ist an dieser Stelle."
[Herr Dr. Lück, Absatz 65]

Herr Dr. Lück beschreibt im weiteren Verlauf des Interviews einen in seinen Augen sinnvollen Lösungsansatz auf der Basis von Transparenz und Kommunikation (siehe auch Abschnitt 4.4.5). Die einzelnen Anbieter von Versorgungsleistungen müssen miteinander kommunizieren, was bedeutet, sie müssen sich überhaupt erst einmal kennen, um abzustimmen zu können, wer welche Aufgabe innerhalb der bestehenden Versorgungsstruktur oder beim Aufbau einer neuen Versorgungsform übernehmen kann.

Kurative Maßnahmen stehen in der Umweltmedizin nicht im Mittelpunkt. Entscheidende Themen einer bedarfsgerechten Versorgung in diesem Handlungsfeld sind stattdessen beispielsweise Akzeptanz, Kommunikation, Begleitung, Beziehung. Auf ihrer Suche nach entsprechenden Angeboten werden die Patienten im klassischen bundesdeutschen Gesundheitssystem oft nicht fündig. Palliativen Maßnahmen wird ein hoher Stellenwert eingeräumt:

„Die Interventionsmöglichkeiten sind - zumal bei der zuerst genannten Personengruppe - sehr begrenzt. Gesundheitsförderliche Änderungen des Lebenswandels, der sozialen Bezüge, der Lebensverhältnisse, der Partnerbeziehungen gar (so überhaupt vorhanden), lassen sich oft nur schwer herbeiführen. Denn das sind alles Dinge, auf die man als Umweltmediziner nur begrenzten therapeutischen Einfluss hat. Also wenn sich sozusagen die sozialen Gegebenheiten ändern müssten, damit auch der Organismus in ein neues Gleichgewicht kommt und sich eine Besserung in gesundheitlicher Hinsicht abzeichnet." [Frau Dr. Mahler, Absatz 9]

Die Intention der palliativen Maßnahmen ist es, die Gesundheitsstörungen durch ganzheitliche, die gesamte Lebenswelt des Patienten einbeziehende Schritte zu lindern.

Eine Interviewpartnerin beruft sich bei der Bewertung der umweltmedizinischen Versorgungsstruktur auf einen internationalen Vergleich.

„Die Umweltmedizin ist in Deutschland letztendlich im Vergleich zu machen anderen Ländern recht gut entwickelt, aber wenn man es jetzt mal mit Skandinavien, mit

Schweden beispielsweise, oder mit Großbritannien und den USA vergleicht [...] dann ist der Zustand, wie er jetzt ist, unbefriedigend. Das würde ich schon so sehen." [Frau Dr. Mahler, Absatz 89]

4.4.4 Disziplinäre Verankerung der Umweltmedizin und ärztliches Selbstverständnis

Disziplinäre Verankerung der Umweltmedizin
Die Umwelthygiene ist patientenfern und befasst sich bevölkerungsbezogen mit der Erforschung, Verhütung und Früherkennung umweltbedingter Gesundheitsrisiken. Mit dem Ziel der Prävention interessieren sie umweltassoziierte Aspekte der Gesundheitsförderung. Neben kollektiven Fragestellungen arbeitet das Fach auch zu individuellen Themen. Die Umweltmedizin hingegen umfasst die medizinische Betreuung von Einzelpersonen mit gesundheitlichen Beschwerden, die von ihnen selbst oder einem professionellen Akteur (i. d. R. Arzt) mit Umweltfaktoren assoziiert werden (siehe Abschnitt 2.2.1). Gleichermaßen wie die Umwelthygiene beansprucht sie die Zuständigkeit für die Prävention umweltbedingter Gesundheitsrisiken. Historisch ist die Umweltmedizin als Teilgebiet der Umwelthygiene entstanden, heute stehen die beiden Fächer nebeneinander und sind schwer voneinander abzugrenzen.

In Abbildung 12 habe ich das in diesem Abschnitt beschriebene Verhältnis zwischen den Fächern Umwelthygiene und Umweltmedizin mit den Herausforderungen an der Schnittstelle visualisiert.

Abbildung 12: Beziehung zwischen Umwelthygiene und Umweltmedizin. Herausforderungen an der Schnittstelle

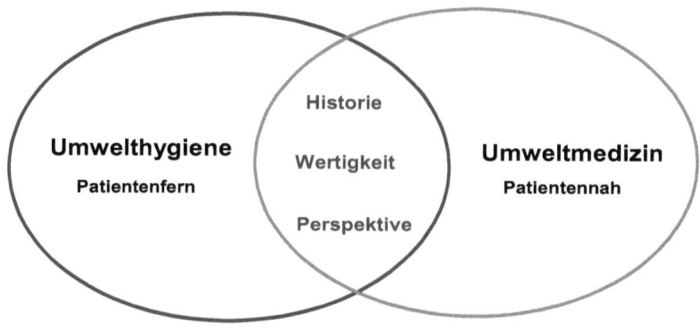

4 Der umweltmedizinische Versorgungsprozess (Ergebnisse/Interpretation) 173

Die Trennung von Umwelthygiene und Umweltmedizin ist ein Aspekt, der aus Sicht der Vertreter von Versorgungseinrichtungen zu einer ungenügenden Versorgungssituation führt.

„Aber ich meine, im Grundsatz ist es schon eigentlich traurig, dass in einem Industrieland, welches viele Umweltprobleme hat und auf Dauer haben wird, die Umweltmedizin so einen geringen Stellenwert hat. Und das meine ich jetzt nicht nur im individualmedizinischen Sinne, sondern vorwiegend unter Environmental- bzw. Public-Health-Gesichtspunkten. Die patientenorientierte oder so genannte klinische Umweltmedizin ist ja nur ein Segment des Fachgebietes. Da viele Leute mit Medizin immer Patienten verbinden [...] gewinnt das dann oft so eine Eigendynamik [...] obwohl das Fach eigentlich insgesamt eher präventivmedizinisch orientiert ist und sich historisch auch aus der Umweltepidemiologie, -toxikologie und –hygiene entwickelt hat." [Frau Dr. Mahler, Absatz 55]

Dieser Interviewausschnitt macht deutlich, dass aus der Sicht dieses professionellen Akteurs die Aufgaben der klassischen Umwelthygiene hinsichtlich ihrer gesundheitlichen Relevanz und Auswirkungen höher einzustufen ist. Durch die Bearbeitung umwelthygienischer Themen wird überhaupt erst die Voraussetzung für die Auseinandersetzung mit umweltmedizinischen Fragestellungen geschaffen.

Die disziplinäre Verankerung des Faches Umweltmedizin ist nach Aussage eines Interviewpartners eher schwach. Universitär ist die Situation sehr heterogen, mit einigen sehr leistungsfähigen Einrichtungen, „aber insgesamt ist der Abbau der Umweltmedizin klar zu sehen". Zwar werde überall abgebaut, das Fach Umweltmedizin ist jedoch so klein, dass bei Unterschreitung einer „kritischen Masse" die Gefahr einer völligen Auflösung besteht. Solle das Fach gestärkt werden, so ist eine konzertierte Aktion notwendig.

Die Umweltmedizin könnte z. B. an der Umwelthygiene angesiedelt sein. Für Berlin nennt ein Interviewpartner beispielhaft, wie so eine Konstellation aussehen könnte: An einem universitären Institut, an dem bereits die Krankenhaushygiene institutionalisiert ist, solle auch die Umweltmedizin angesiedelt sein. Voraussetzung sei die Bereitschaft und die Möglichkeit, das genannte Institut mehr zur Umweltmedizin hin zu öffnen. So eine Bereitwilligkeit wird gesehen, sofern es hierfür einen Rückhalt von Seiten der Universität gäbe. Jedoch erwartet er auch Kontroversen und sieht historisch gewachsene Abgrenzungsmechanismen. Die beschriebenen Probleme sind teilweise „hausgemacht", etwa durch „Gerangel mit den Hygienikern" oder Streitigkeiten zwischen einzelnen Fachgesellschaften.

Die Hygiene hat eine lange Tradition. An den Hygieneinstituten der Universitäten ist der Fokus stark auf die Krankenhaushygiene gerichtet, wodurch die

Umwelthygiene und insbesondere die Umweltmedizin in der Wertigkeit oft erst an zweiter Stelle stehen. Die Wertigkeit der Umweltmedizin wird neben der Abgrenzung zur Umwelthygiene auch generell thematisiert.

Als ungenügend werden die spezifischen behördlichen Strukturen in der Bundesrepublik Deutschland eingestuft, sowohl personell als auch finanziell entsprechen sie nicht dem Standard anderer Industrienationen. Explizit genannt wird die Situation an den Bundesoberbehörden (RKI, Bundesinstitut für Risikobewertung und Umweltbundesamt).

Auch in der ärztlichen Ausbildung hat die Umweltmedizin eine geringe Bedeutung, wodurch in der späteren Berufspraxis kaum eine Sensibilität für diesen Bereich existiert:

> „Ein Hemmnis ist, dass die Umweltmedizin nur begrenzt in der ärztlichen Ausbildung verankert ist. [...] Und es prägt im Grunde die Menschen sehr stark, was sie von der Ausbildung her mitnehmen. Und wenn dass schwach ist, ist ein solches Fach, oder das Denken, das solche Zusammenhänge eine Rolle spielen können, nur rudimentär angelegt." [Herr Dr. Lück, Absatz 72]

Eine berufliche Perspektive ist insbesondere für die wissenschaftlichen Mitarbeiter vielfach nicht gegeben, da Stellen häufig aus Projektmitteln finanziert werden und nach Beendigung des jeweiligen Projektes wegfallen. Damit geht oftmals auch die Erfahrung der Mitarbeiter verloren. Mit einer hohen Quote an Drittmittelfinanzierung kann keine kontinuierliche Versorgung von Patienten mit umweltbezogenen Gesundheitsstörungen sichergestellt werden.

Eine andere Auslegung der disziplinären Verankerung der Umweltmedizin sieht in der Einführung des Begriffes Umweltmedizin den Versuch, überkommene Begriffe zu ersetzen, das Wissen zu überführen und das Fach interdisziplinärer zu gestalten. Als Beispiel wird das Handbuch Umweltmedizin genannt, in dem unter dem Titel ‚Umweltmedizin' die gesamte klassische Stoffpalette der Umwelthygiene abgedeckt wird (z.B. Umwelttoxikologie, Umweltepidemiologie). Für diesen Bereich wird eine Perspektive für die Zukunft gesehen - sowohl hinsichtlich der Forschungskompetenz als auch bezüglich der gesellschaftlichen Relevanz:

> „Die Umweltmedizin ist so vielfältig und auch auf Dauer, denke ich, so bedeutend, weil es in einem Industrieland immer Umweltprobleme geben wird und es wird immer die Frage im Raum stehen: Was bedeutet diese oder jene Umweltbelastung eigentlich für die menschliche Gesundheit?" [Frau Dr. Mahler, Absatz 57]

Ärztliches Selbstverständnis

Von den in Frage kommenden Versorgungsdienstleistern habe ich nur Mediziner interviewt. Die Auswertung der Sicht dieser professionellen Akteure auf die Versorgungssituation der von ihnen behandelten Patienten legt den Blick auf ihr Selbstverständnis als Umweltmediziner frei, was sich als bedeutend hinsichtlich der Wahrnehmung ihres Auftrages herausstellt. Unter anderem zeigt sich, wofür sie sich zuständig und kompetent fühlen und wogegen sie sich abgrenzen.

Berichten sie von den Gesundheitsproblemen der Patienten, so tun sie dies entweder ursachenbezogen (z. B. Schimmelpilzbelastung in der Wohnung), oder auf den Wirkort bzw. auf die Symptome bezogen (z. B. die Atemwege betreffend). Hinsichtlich ihrer eigenen Position ist ihnen die Beschreibung ihres Selbstbildes wichtig und ihres Verständnisses davon, was Umweltmedizin ist und was nicht.

Niedergelassene Fachärzte mit der Zusatzbezeichnung Umweltmedizin wollen sich mit Symptomen auseinandersetzen, die ihrer Facharztausbildung entsprechen.

„Aber (..) aber im Grunde genommen möchte ich primär nur Sachen machen, die die Atemwege betreffen, Umwelt und Atemwege, und nicht Umwelt und irgendwelche unklaren Missempfindungen." [Herr Dr. Schlüter, Absatz 34]

Die Beschreibung „Unklare Missempfindung" wirkt abwertend: der Patient fühlt also etwas, das den Arzt nicht interessiert. Er wird nicht ganzheitlich als Person in seiner individuellen Situation mit den dazugehörenden subjektiven Empfindungen ernst genommen; den Mediziner interessieren nur die eindeutigen Symptome. Auch in anderen Interviews bin ich immer wieder auf Aussagen gestoßen, in denen die Anbieter von Versorgungsleistungen sich abwertend über die Patienten äußern. So seien ihnen schwierige Zusammenhänge nicht zu vermitteln oder Bedürfnisse des Patienten werden als unwichtig dargestellt. Auch sprachlich distanzieren sich die Ärzte in diesen Interviewstellen von ihren Patienten deutlich wird es durch Redewendungen wie „die" oder man „gibt sich mit denen ab". Betrachtet man Sprache als definitorische Macht der Rollenzuweisung und des Selbstverständnisses, so weist ein Interviewpartner seinen Patienten mit der Nutzung des Wortes „Patientengut" den Part von Objekten zu.

Teilweise ist das sich in den Interviews zeigende Selbstverständnis der umweltmedizinisch tätigen Ärzte auch gebunden an systemische Rahmenbedingungen. Etwa bei der Vorgehensweise, Krankheitsbilder, die nicht mit der eigenen Fachausbildung übereinstimmen, zu entsprechenden Fachärzten zu verweisen. Für einen Teil der Patienten mit umweltbezogenen Gesundheitsstörungen kann dies die geeignete Versorgungsform darstellen. Ein nicht unerheblicher Anteil passt mit seinem Beschwerdebild jedoch nicht zu einem Aufbau des Gesundheitssystems, in dem ambulant tätige Ärzte, die üblicherweise spezialisiert sind, eine Schlüsselposition innehaben und eine erste Anlaufstelle darstellen. Zur bedarfsgerechten Versorgung umweltmedizinischer Patienten mit multifaktoriellen Erkrankungen sollte der Ansatz des Arztes jedoch möglichst ganzheitlich angelegt sein. Wünschenswert wäre ein settingbezogener Ansatz, wie beispielsweise in der Arbeitsmedizin, einem Fach, welches viele Überschneidungen mit der Umweltmedizin aufweist. Ansatz der Arbeitsmedizin ist eine ganzheitliche Betrachtung des arbeitenden Menschen unter Einbeziehung somatischer, psychischer und sozialer Aspekte und deren Wechselwirkungen (DGAUM 2007) (siehe Abschnitt 5.2). In der Umweltmedizin scheint dieser Ansatz zwar vorhanden zu sein, jedoch noch keine Etablierung erfahren zu haben. Die Interviews mit den Vertretern umweltmedizinischer Versorgungseinrichtungen zeigen hier eher eine Abwehrhaltung, insbesondere gegen die Einbeziehung des psychischen Aspektes der Gesundheitsstörungen in ein umweltmedizinisches Versorgungsangebot. Aus dem Interview mit Herr Dr. Schlüter stelle ich nachfolgend illustrierend eine längere Passage dar.

„Ja. Hm. Das ist ein anderes Krankheitsbild, das hat eigentlich mit Umweltmedizin nichts mehr zu tun. Sie wissen ja, ein großer Teil unserer Krankheiten sind ja auch psychisch. Man kann ja auch ein Asthma psychisch kriegen und genauso steigern die sich dann in irgendwelche Problematiken rein. Und ich denke mir, denen kann man ganz gut helfen, weil wenn die wirklich einen Leidensdruck haben und dann zu den entsprechenden Psychotherapeuten oder Psychiatern oder wie auch immer gehen oder (..) dann (..) dann (..) dann kann der vielleicht mit einer Gesprächstherapie was erreichen. Aber ich würde sagen, die Leute (..) ich (..) ich setze mich mit denen nicht sehr gerne und nicht sehr viel auseinander, nicht? Also wenn die Leute überempfindlich sind und glauben, überall eine Emission zu sehen und zu hören oder eine Belästigung zu finden, die werden (..) immer irgendetwas finden. Und dann kann man dem wirklich nur mit einer Gesprächstherapie entgegenwirken, wenn überhaupt. Das liegt in dem Wesen der Leute. Also zumindest sind sie in unserem Gebiet falsch. […] Aber das sind ja nicht Umweltpatienten. Und das geht dann auch fließend über, es gibt ja dann die reinen psychiatrischen Krankheitsbilder, wo die Leute wirklich glauben, da sind Strahlen oder so, diese Halluzinationen, diese Psychosen, die die Leute haben. Aber (..) ich denke mir, das kann man relativ rasch sehen, wenn das in die Richtung geht. Aber es sind eher die psychosomatischen Patienten. Die Magenbeschwerden haben und nichts haben. Aber das geht nicht in die Umweltmedizin. Und ich meine, die (..) Kopfschmerzen immer haben und es ist nichts zu finden. Dann glauben sie, die Kopfschmerzen kommen von dem Lackanstrich, den sie im Wohnzimmer haben. Das ist ein frustrierendes Thema, ja? Da kann man nur messen und sagen: Da ist nichts, Ihre Kopfschmerzen können nicht davon kommen. Und dann muss man sehen, in welche Fachrichtung sie gehen, ob sie dann zum Neurolo-

4 Der umweltmedizinische Versorgungsprozess (Ergebnisse/Interpretation)

gen gehen und das behandeln lassen. Das muss dann individuell entschieden werden, da gibt's kein allgemeines Rezept. [Herr Dr. Schlüter, Absätze 127-131]

Nach seiner Einteilung gibt es drei verschiedene Patiententypen: a) Umweltpatienten und b) Leute, die sich dafür halten, die aber etwas Psychisches haben und c) die rein psychiatrischen Krankheitsbilder. Patienten mit psychischen Problemen, die er abwertend „die Psycho" nennt, sind nach seiner Ansicht keine umweltmedizinischen Patienten (mehr), da diese ein anderes Krankheitsbild zeigen und somit abgekoppelt vom umweltmedizinischen Geschehens sind. Durch den Zusatz des Wortes „eigentlich" in Absatz 127 schränkt der Interviewpartner seine Aussage ein: Also im Prinzip sei dies kein Teil der Umweltmedizin, aber keine Regel ohne Ausnahme, d. h. es gibt also doch den Fall, wo die Einbeziehung psychischer Fragestellungen zur umweltmedizinischen Versorgung dazugehört. Rückversichernd bezieht er mich als Expertin mit „sie wissen ja" in seine Schilderung ein, was auf eine Unsicherheit in der Akzeptanz seiner Darstellung hindeutet (siehe 3.7.1) und seine Aussage als allgemein gültig darstellen soll.

Das Zitat verdeutlicht dazu die Hilflosigkeit der Leistungserbringer: Auch Herr Dr. Schlüter als professioneller Akteur kennt die Wege innerhalb des Gesundheitssystems nicht gut genug, um seine Patienten entsprechend ihrer Bedürfnisse weiterleiten zu können. Er kann nicht genau sagen, wo und von wem den betroffenen Patienten geholfen werden könnte. Von den entsprechenden Psychotherapeuten vielleicht oder von Psychiatern oder „wie auch immer"? Damit weist er die Verantwortung von sich weg.

Aus meiner Sicht sachlicher ist der Umgang von Herr Prof. Aderhold mit dem psychischen Anteil umweltmedizinischer Erkrankungen, da ihm mehr Handlungsmöglichkeiten zur Verfügung stehen.

„Wir haben darüber hinaus noch eine umweltmedizinische Sprechstunde, wo wir Patienten eben betreuen, die von vornherein sagen, es wären umweltbezogene Beschwerden. Die Erfahrung zeigt, dass hier immer wieder natürlich Patienten auch mit allergischen Erkrankungen sich darunter befinden. Ein Teil von Patienten sich aber auch befindet mit psychosomatischen, psychiatrischen Hintergrund. Wir haben aber durch die Anbindung der Klinik für Psychosomatik hier auch die Möglichkeit die Patienten dann entsprechend weiterzuleiten." [Herr Prof. Aderhold, Absatz 3]

Die dem Bereich der Umweltmedizin innewohnende „diffuse" Ursache-Wirkungs-Beziehung macht auch den Vertretern von Versorgungseinrichtungen zu schaffen. Sie wünschen sich, ebenso wie die Patienten, dass eine bekannte Ursache zu einer definierten Wirkung führt, sie wollen „ein allgemeines Rezept" (siehe Abschnitt 4.3.4).

4.4.5 Untersuchungsgang: Anamnese, körperliche Untersuchung, Messung

In diesem Abschnitt stelle ich die von den interviewten Leistungserbringern geschilderten Versorgungsangebote an ihre Patienten dar. Eine Anamnese und eine körperliche Untersuchung sind grundlegende Versorgungsangebote meiner Interviewpartner. Als Hilfsmittel wird zum Teil ein umweltmedizinischer Fragebogen genannt.

Ein beispielhafter Untersuchungsgang ist in folgendem Zitat detailliert und anschaulich beschrieben:

"Also der klassische Weg ist, dass entweder ein niedergelassener Arzt anruft und sagt, ich hab einen Patienten, da hab ich die und die Fragestellung, kann der zu Ihnen kommen? und dann sage ich: Das kann er. Er möge mich aber bitte anrufen und wir versuchen in einem Vorgespräch, ich mach das zusammen mit einer Kollegin die auch die Zusatzbezeichnung Umweltmedizin hat. Und versuchen im Vorgespräch kurz zu klären, was ist bisher gemacht worden, um uns ein Bild der Fragestellung zu machen. Das machen wir deshalb, weil wir den Patienten, bevor sie hierher kommen, einen sehr umfangreichen Fragebogen schicken. Weil wir die Erfahrung gemacht haben, das sie in einem Gespräch, wenn sie dann sehr konkret werden, was setzen sie ein in ihrem Wohnbereich, was nehmen sie als Kosmetika, was nehmen sie als Reinigungsmittel usw. das wüsste keiner von uns. Und wir wollen ein bestimmtes Informationsinventar, um weiter planen zu können, bekommen. Und daher machen wir dieses Vorgespräch, besprechen mit dem Patienten dabei auch, um welche Vorberichte wir ihn bitten. Also, wenn wir erfahren, es sind bestimmte Untersuchungen gemacht, damit keine Doppeluntersuchungen gemacht werden und wir das, was ich vorhin versucht habe zu beschreiben eine erste Planung mit ihm machen können und zwar sehr früh. Wenn sie diese Dinge nicht haben und sagen, ich habe bisher diesen Eindruck aber bitte schicken sie mir erst mal alle Befunde dann fragmentieren sie dieses Gespräch auch schon wieder. Das ist eigentlich das, was wir als Ziel haben, das das oft nicht klappt ist völlig klar. Aber die Regel ist, wir führen ein Telefongespräch, wir schicken dem Patienten einen Fragebogen und er kommt mit dem Fragebogen und idealtypisch mit Vorbefunden hierher. Dann passiert etwas ganz normales, wir machen ein ärztliches Gespräch wie in jeder anderen Praxis auch, versuchen uns ein Bild von der medizinischen Situation zu machen, versuchen uns ein Bild zu machen von der arbeitsmedizinischen Situation, von den sozialmedizinischen Bezügen, versuchen uns auch ein Bild von seiner psychischen Situation zu machen. Also ein Teil unserer Überlegungen ist auch immer ein Stück psychiatrisch, weil dieses ein wesentliches Feld ist. Wenn sie durch Deutschland fahren, werden sie sehen, dass sie in den Ambulanzen mit unterschiedlichen Prägnanztyp gesagt kriegen: 30, 40 % ist eigentlich eher ein psychosomatisches psychiatrisches Geschehen. Wie auch immer. Und dann versuchen wir in einem zweiten Teil dieses Erstgespräches in Verbindung mit einer körperlichen Untersuchung, von dem

4 Der umweltmedizinische Versorgungsprozess (Ergebnisse/Interpretation) 179

was als Symptom also als Fragestellung, warum der Patient kommt uns angeboten wird, dorthin zu kommen. Praktisch ein erstes Bild und eine erste Ordnung zu bekommen. Welche Zusammenhänge werden vermutet? Was vermutet der Patient selber? Was muss ich dann abklären? Erklärungsmuster. Seit der Renovierung in dem Haus geht es mir schlecht. Oder: Ich habe den Eindruck, hier ist eine Gastherme, die ist undicht, ich hab Kopfschmerzen. Kann das daher kommen? Oder Frage Bewegungsstörungen durch Kohlenmonoxid. Oder wie auch immer. Es ist ein ganz vielfältiges Bild und wir stellen ans Ende eines Erstgespräches dann einen Vorschlag für einen Untersuchungsgang. Es könnte sein, dass wir sagen, wir empfehlen Ihnen dies und dieses Institut. Oder mit eigenen Kräften, dass jemand die Wohnung begeht, dass eine Messung gemacht wird oder wir sagen: Wir wollen im ersten Zugriff ein Bio-Monitoring machen oder ergänzende Laboruntersuchungen hier in unserem eigenen Bereich. Wie auch immer. Dann werden praktisch die einzelnen Schritte mit ihm besprochen. Das kann dann dazu führen, das man sagt: Wir brauchen auch noch ergänzende Diagnostik und über den zuweisenden Arzt bespricht: Wir stellen ihn einer universitären Einrichtung vor, um eine erweiterte Analytik durchführen zu lassen. Gerade wenn es um die Lunge geht oder andere Dinge, wo man Diagnostik, Allergologie o. ä., mehr Befunde braucht als es in der Praxis gemacht worden sind. Oder mit Verfahren, die eine höhere Aussagekraft haben als ein simpler Hauttest beispielsweise. Und wenn wir diese Befunde haben, dann führen wir sie zusammen zu einer Gesamtschau und führen ein weiteres Gespräch mit dem Patienten. Daraus ergibt sich ja jetzt im Grunde dass, was umweltmedizinische Therapie ist. Was würden wir dir vorschlagen, zu verändern? Was würden wir dir vorschlagen beispielsweise auch medikamentös oder mit anderen Verfahren zu machen? Und welche Bedeutung hat unser Fachgebiet und dann geht eben, wie in jedem anderen Bereich, eine Rückkoppelung an den überweisenden Arzt. Dass wäre so mit wenigen Worten mal, was Untersuchungsgang, wie ein Patient kommt und wie ihn ein Patient ihn auch wieder verlässt. Davon gibt es gerade in der Umweltmedizin enorm viele Abweichungen. Also typische Abweichungen sind: Jemand möchte nur partiell eine Bewertung von Befunden die schon vorliegen. Ich hab bei mir eine Bleiuntersuchung machen lassen, die ist so und so: Was heißt das?" [Herr Dr. Lück, Absatz 25]

Vor dem ersten persönlichen Kontakt findet also ein telefonisches Vorgespräch statt, um die Fragestellung des Patienten zu erfahren und mit ihm zu besprechen, welche Untersuchungen evtl. bereits durchgeführt wurden. Vorliegende Befunde und Messergebnisse bringt der Patient dann zusammen mit einem von ihm im Vorfeld ausgefüllten Fragebogen zum Untersuchungstermin mit. Aus Sicht der Versorgungsforschung gesehen bietet die geschilderte Herangehensweise meiner Ansicht nach folgende Vorteile:

- Noch vor dem ersten persönlichen Kontakt kann telefonisch abgeklärt werden, ob aus Sicht des Leistungserbringers ein Zusammenhang zwischen den

genannten Gesundheitsstörungen und der stofflichen Umwelt des Patienten bestehen kann.
- Durch Aufklärung des Patienten darüber, welche Informationen für das persönliche Gespräch benötigt werden, kann dieser sich optimal vorbereiten.
- Der Patient erfährt Aufmerksamkeit und fühlt sich mit seinen Gesundheitsstörungen akzeptiert und ernst genommen.
- Doppeluntersuchungen können vermieden werden.
- Eine Fragmentierung des Untersuchungsganges wird durch die festgelegte Struktur der Herangehensweise umgangen.

Der geschilderte Ansatz während des Erstgespräches ist ganzheitlich, es werden arbeitsmedizinische Aspekte und soziale Gegebenheiten ebenso erfragt wie auch psychische Faktoren, die den Patienten und sein Umfeld betreffen. Bereits bestehende Erklärungsmuster des Patienten werden erfragt oder in Frage gestellt und gemeinsam wird das weitere Vorgehen abgestimmt.

Messungen stellen den üblichen nächsten Schritt eines Untersuchungsganges dar. In dem zitierten Interviewausschnitt erscheint dies als nicht sonderlich problematisch, wohingegen ein anderer Interviewpartner einen Haupthinderungsgrund gegen eine bedarfsgerechte umweltmedizinischen Versorgung darin sieht, dass sich niemand für die Veranlassung von Messungen zuständig fühle, und diese deshalb von den Patienten privat bezahlt werden müssten.

„Messungen können schlecht (..) also das ist das Manko. Wenn Messungen gemacht werden, kann man gut den Leuten helfen, sofern man medikamentös was auswaschen kann oder inhalativ den Leuten was geben kann zur Verbesserung der Situation bzw. die Sanierung oder den Austausch. [...] Wenn zum Beispiel eine Couch, es kommt vor, dass die irgendwelche Emissionen hat, wenn das dann ausgetauscht wird, das sind ja Versicherungsgeschichten mit entsprechenden Kaufhäusern oder Läden, wo die gekauft wurden. Und da können wir dann schon helfen, wenn wir harte Daten vorzulegen haben. Aber ohne harte Daten ist das Ganze nicht, nicht von Vorteil [...] zur Lösung des Problems." [Herr Dr. Schlüter, Absatz 16]

Der Interviewpartner berichtet von der Bedeutung einer Messung, als würde allein schon das Durchführen einer Messung helfen und nicht so sehr die aufgrund von Messergebnissen veranlassten weiteren Maßnahmen. Die Anbieter von Versorgungsleistungen brauchen vorliegende Daten, um zu handeln. Ihre Entscheidungen wünschen sie sich aus meiner Sicht empirisch untermauert durch ihnen zugrunde liegende Messergebnisse, um sich damit gegenüber Zweifeln von Dritten (z. B. Kostenträger) oder von Seiten des Patienten abzusichern.

Berührt von den Problemen der ‚Nicht-Zuständigkeit' sind vornehmlich Emissionsmessungen sowie die Durchführung eines Ambiente Monitorings im Wohn- oder Arbeitskontext des Patienten. Untersuchungen im Rahmen eines Bio-Monitorings können im Zuge der Patientenversorgung eher durchgeführt werden. Genannt wird beispielsweise die Finanzierung der Messung der Konzentrationen von Stoffen oder deren Stoffwechselprodukten in den human-biologischen Materialien Blut, Urin, Speichel, Stuhl und auch allergologische Diagnostik.

Im Gegensatz zu der beschriebenen Meinung, Messungen seien ein wichtiges Element des Untersuchungsganges, äußert sich Herr Dr. Borchert wie folgt:

„Man muss ja gar nicht vieles messen. Sie müssen die Quelle beseitigen, die Geruchsbelästigungen auslöst oder die eine Unsicherheit betrifft."
[Herr Dr. Borchert, Absatz 3]

Mitunter würde er auch den Ratschlag geben: „Suchen Sie sich eine andere Wohnung!". Dies wäre z. B. der Fall, wenn der Patient unter einer Angststörung leide und seine Wohnung unter einer Mobilfunkantenne liege.

Bei einigen Fragestellungen, er benennt im Interview die Exposition mit elektromagnetischen Feldern durch Mobilfunk, sei es gar nicht möglich, zu messen. Ehemals bestandene „Messprogramme" würden nicht mehr durchgeführt werden, da die Nachfrage zu gering sei. Stattdessen bestünden Kooperationen mit Messlaboren.

„Dann sind Themen jetzt Mobilfunk, ja, Mobilfunkbeeinträchtigungen, wo man ja praktisch nichts messen kann, man kann ja am Körper keine Messung vornehmen. Wir selber können auch nicht messen, weil sich das nicht rentiert. Wir haben also eine Reihe von Messprogrammen in den 90er Jahren gehabt, die mussten wir alle einstellen, weil wir gar nicht genügend Aufträge haben. Sie müssen ja, wenn sie ein Gerät haben, ob das jetzt ein Ultraschallgerät ist oder da müssen sie ja wenigstens das Gerät auslasten können, das muss sich ja amortisieren. Und das ist nicht der Fall, sodass wir dazu übergegangen sind, dass wir Messlabore haben für die verschiedensten Sachen als Kooperationspartner." [Herr Dr. Borchert, Absatz 100]

Obiges Zitat benennt explizit Messungen im Rahmen eines Bio-Monitorings, im weiteren Verlauf des Interviews werden auch Kooperationen hinsichtlich Expositionsmessungen erwähnt. Die Ergebnisse von durchgeführten Messungen würde er erhalten und dann eine gesundheitliche Bewertung durchführen.

Hausbesuche werden von einigen, jedoch nicht allen der befragten Leistungserbringer durchgeführt, sie müssen allerdings in den meisten Fällen von den Patienten privat bezahlt werden. Für manche Leistungserbringer stellen sie die absolute Ausnahme dar, da sie von den Kostenträgern nicht vergütet werden.

„Was wir nicht durchführen, was wir nicht anbieten sind z. B. in den Räumlichkeiten der Patienten Schadstoffbestimmungen oder solche Dinge, das führen wir gar nicht durch. Es gibt in Berlin ein Institut in der Großen Str., die das durchführen, da entstehen aber dann für den Patienten Kosten. [Herr Prof. Aderhold, Absatz 15]

„Es ist also schon mal vorgekommen, dass ich Hausbesuche gemacht habe und mir was angeguckt habe, aber das kann es nicht sein. Das kann ich auf keinen Fall machen, das ist nicht drin in unserer gesundheitlichen Situation, dass wir für unsere Umweltpatienten Hausbesuche machen, wo wir sowieso so budgetiert sind, dass wir selbst das, was wir in der Praxis leisten, nicht mehr bezahlt kriegen, geschweige noch die Zeit finden können, einen Hausbesuch zu machen."
[Herr Dr. Schlüter, Absatz 11]

Lediglich der befragte Vertreter einer Versorgungseinrichtung des Öffentlichen Gesundheitsdienstes kann diese Leistung unentgeltlich anbieten. Bei einer privaten Liquidation verzichten nach Aussagen eines anderen professionellen Akteurs, der diese Leistung anbietet, viele Patienten hierauf.

„Die Biologin geht vor Ort, guckt sich das an und wenn es notwendig ist und Zweifel bestehen, gehen wir auch gemeinsam oder ich gehe dann mit ihr noch einmal hin und wir gucken das durch, wenn z.B. keine Quelle gefunden wird. Um sicher zu sein, dass man nichts übersieht. Ja, aber das muss bezahlt werden. Die Biologin muss ja wenigstens das Fahrgeld kriegen und dann einen kleinen Obulus für ihre Leistungen. Sowie die Frage entsteht: Was kostet es? Und wir sagen: Es kostet 60 Euro. Dann sagen sie: Dann müssen wir erst einmal überlegen und dann ist die Sache oftmals schon beendet." [Herr Dr. Borchert, Absatz 23]

Einige Anbieter von Versorgungsleistungen offerieren den Patienten spezielle Angebote. So berichtet ein Interviewpartner beispielsweise von der Möglichkeit, ein mykologisches Labor nutzen zu können und deshalb bei bestehendem Verdacht auf eine Exposition mit Schimmelpilzen den betroffenen Patienten eine „Pilzschale" mitzugeben und dadurch eine Aussage darüber machen zu können, ob in den von den Patienten genutzten Räumlichkeiten eine Schimmelpilzbelastung vorliege, und wenn ja, von dem Labor auch bestimmen lassen zu können, um welche Pilzart es sich handeln würde.

Die von einem Interviewpartner vertretene Versorgungseinrichtung hat den rechtlichen Status eines gemeinnützigen Vereins. Im Rahmen dieser Gemeinnützigkeit bietet er auch die umweltmedizinische Beratung an und kann deshalb unter anderem auch eine Telefonberatung als öffentliche Leistung offerieren.

„Telefonische Anfragen beantworte ich so schnell wie möglich, d. h. also meistens aus dem Stand heraus und das läuft sozusagen als öffentliche Leistung. Wird eine kurze Notiz darüber gemacht im Arbeitsbuch und wenn es mal abgefragt werden sollte, wäre es sozusagen prüfbar, nicht?" [Herr Dr. Borchert, Absatz 3]

Herr Dr. Borchert stellt die von ihm angebotene telefonische Beratung sehr unbürokratisch und niederschwellig dar: Jemand ruft an, schildert sein Anliegen, und da sich viele Fragestellungen wiederholen würden, sei es ihm möglich, einen „zweckmäßigen" Ratschlag zu geben.

4.4.6 Transparenz und Kommunikation als Handlungsbasis

Transparenz und Kommunikation sind wesentliche Aspekte sowohl der Interaktion zwischen den einzelnen Anbietern von Versorgungsleistungen als auch zwischen den Patienten und den Versorgungsdienstleistern (siehe Abbildung 13). Sie bilden das Fundament, um eine bedarfsgerechte Versorgung aufzubauen.

Abbildung 13: Transparenz und Kommunikation als Grundlage einer bedarfsgerechten Versorgung

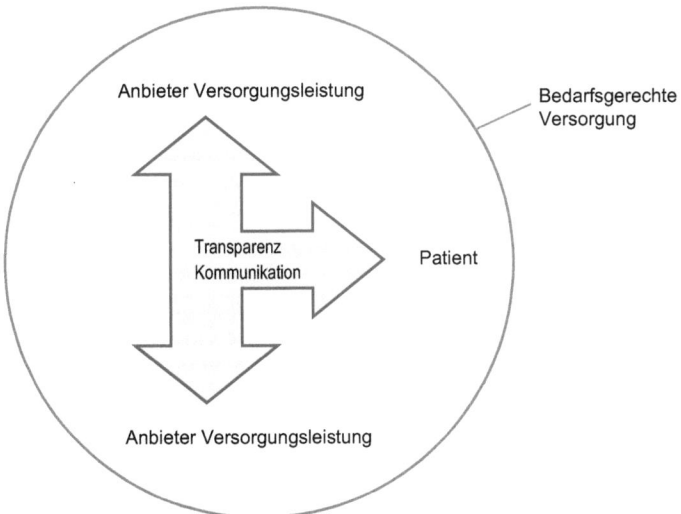

4 Der umweltmedizinische Versorgungsprozess (Ergebnisse/Interpretation)

Um eine bedarfsgerechte und effiziente Versorgung von Patienten mit umweltbezogenen Gesundheitsstörungen zu gewährleisten, müssen die Anbieter von Versorgungsdienstleistungen ihre Angebote transparent machen. Sie brauchen dazu eine Plattform oder ein anderes Angebot, um sich zu strukturieren und miteinander kommunizieren zu können. So etwas gäbe es nach Aussage meiner Interviewpartner in Berlin nicht. Die einzelnen Leistungserbringer arbeiten eher isoliert und für sich alleine. Als Möglichkeit der Interaktion zwischen den Ärzten werden Weiterbildungsmaßnahmen und Pharmavertreter genannt.

„Es gibt im Prinzip wenn Sie so wollen, dann gibt es keine umweltmedizinische Szene in Berlin. Es gibt keine umweltmedizinischen Weiterbildungen. Dass sind ja auch immer so Orte, wo z. B. die Mediziner, die in diesem Bereich dann tätig sind, sich noch austauschen. Und sich kennen lernen. Und wo die Dinge so laufen. Die zweite Möglichkeit der Interaktion zwischen Ärzten sind die Pharmavertreter. Die also die Ärzte besuchen und die natürlich auch, dass sollte man nicht unterschätzen, unheimliche Informations-Mediatoren sind. Dass gibt es so in der Umweltmedizin nicht." [Herr Prof. Aderhold, Absatz 89]

Der Interviewpartner berichtet weiter von seinem fachlichen Schwerpunkt, in dem er auch ganz aktiv sei und alle Leute kennen würde. Im Bereich der Umweltmedizin fühlt er sich nicht so gut informiert und er sieht die zugrunde liegenden Ursachen in dem Mangel an Möglichkeiten des Fachaustausches.

Die Kommunikationsnotwendigkeit nimmt ebenfalls in der Beziehung zwischen Arzt und Patient einen hohen Stellenwert ein. Gerade für den Patienten ist sie unabdingbar, wohingegen sie für die Versorgungsdienstleister zeitintensiv und nicht immer gewinnbringend ist. Dieser muss den Versorgungsprozess insgesamt im Blick und daneben noch entsprechende berufliche Rahmenbedingungen haben, um das Interaktionserfordernis erkennen zu können und dann auch gemäß dieser Erkenntnis handeln zu können.

Der Kommunikation kommt im umweltmedizinischen Kontext in hohem Maße die Aufgabe der Übermittlung und des Austausches von Informationen zu. Aus Sicht der Leistungserbringer wird eine Differenz zwischen dem Wissen der professionellen Akteure und der Ansicht des Laien zu den einzelnen relevanten Themen als typisch für die Umweltmedizin angesehen.

„Aber es bestand über die gesamte Zeit eine erhebliche Diskrepanz zwischen Expertenwissen und Laienmeinung, das ist etwas ganz typisches für die Umweltmedizin. Dieses Spannungsfeld ist eigentlich in kaum einem Medizinbereich so eklatant und prägt im Grunde auch die Kommunikation." [Herr Dr. Lück, Absatz 11]

4 Der umweltmedizinische Versorgungsprozess (Ergebnisse/Interpretation)

Damit die Kommunikation über die vertikale Komponente hinausgeht und es zu einem tatsächlichen Austausch von Wissen, Meinungen und Vorstellungen zwischen den Interaktionspartnern kommen kann, muss das Kommunikationsziel ein gemeinsamer Prozess der Verständigung zwischen dem Versorgungsdienstleister und dem Patienten sein. In Abgrenzung zu anderen Fächern hätten umweltmedizinische Patienten „häufig eine klare Vorstellung davon, woher ihre Beschwerden kommen. Sie machen eine Attribution und diese Attribution soll durch ein Expertensystem bestätigt werden" [Herr Dr. Lück, Absatz 15]. Die klassische Situation in der Medizin hingegen ist ein bestehendes Symptom als Ausgangspunkt der Kommunikation, welche in diesem Fall das Ziel hat, das Symptom zu erklären.

Theoretische Konzepte wie das des Shared Decision Making (siehe Abschnitt 2.1.4) liefern Ansätze für die Behandler-Patient-Kommunikation, die, wie in nachfolgendem Zitat erkennbar, zum Teil bereits in die Praxis des umweltmedizinischen Untersuchungsganges Eingang gefunden haben:

„Das ganz andere Kommunikationsebenen in der Umweltmedizin notwendig sind, hat bei denen, die auf dem Gebiet praktisch arbeiten auch zu anderen Formen der Anamneseerhebung, des Gespräches und der Formulierung des Gesprächsziels geführt, so dass man beispielsweise sehr früh Vereinbarungen trifft, wie: was tun wir, wenn dieser und jener Umweltfaktor ausgeschlossen ist, was soll dann untersucht werden? Ein Vorgehen, das ganz untypisch für die sonstige Medizin ist." [Herr Dr. Lück, Absatz 15]

In dem Interviewausschnitt wird durch das „wir" eine partnerschaftliche Beziehungsebene deutlich, durch welche eine horizontale Kommunikation zwischen Gleichgestellten ermöglicht wird. Der Patient wird zum kompetenten Partner innerhalb eines gemeinsam ausgehandelten Prozesses. Von Anfang an wird er in die Entscheidungsfindung einbezogen und dadurch auch verpflichtet, die zusammen festgelegten Stufen des Untersuchungsganges mit zu tragen. „Kommunikation um die Auswirkungen" nennt ein Interviewpartner dieses Vorgehen und betont die Bedeutung der frühzeitigen Einführung einzelner Untersuchungsschritte insbesondere hinsichtlich einer psychosomatischen Anamnese. Würde diese Option zu spät in einem Untersuchungsgang eingeführt, erhebe der Patient häufig den Vorwurf, man versuche ihn zu psychiatrisieren.

Das in der Umweltmedizin vorherrschende Prinzip der Ausschlussdiagnostik erfordert neben dem in der Medizin üblichen Austausch zusätzliche Kommunikation und steigert damit noch ihren Stellenwert.

In den Aussagen der Versorgungserbringer findet sich auch ein bildungsbezogener Ansatz von Kommunikation: der Patient soll umlernen, umdeuten, und im Zuge des Kommunikationsprozesses sollen seine „blinden Flecke" aufgezeigt werden. Der Ausdruck des *blinden Fleckes* kann verschieden interpretiert werden. Es kann sich hierbei um eine wissentliche Ausblendung bzw. um die Fixierung auf ein Thema handeln oder auch um Lücken im Wissen der betroffenen Person.

Benannt wird in diesem Kontext ein häufig auftretendes „Grundkonzept" der Patienten: die Vermutung der Monokausalität. Begünstigt wird diese Sichtweise durch die fragmentierte Versorgungsstruktur in der Umweltmedizin, welche die Gefahr in sich birgt, „dass der Patient auf Teilaspekte der Umweltmedizin iatrogen fixiert wird".

Aus Sicht der professionellen Akteure wird durch erfolgreiche Kommunikation eine Atmosphäre geschaffen, die es erlaubt, dieses Konzept „aufzulösen". In vielen Fällen stellt sich die Situation im Anschluss eher wie folgt dar:

„Es geht um mehreres, ich habe beispielsweise eine Empfindlichkeit im Sinne einer Allergie und reagiere auf bestimmte Stoffe stärker, als es ein anderer, der diese Vorbelastung nicht hat, tun würde. Dabei liegt häufig die Ursache nicht in einer Schadstoffkonzentration, sondern es sind als Auslöser häufig biologische Allergene, die ubiquitär verbreitet sind. Für die spezielle Situation von Menschen mit Atopien geht es häufig darum, ihr Wohnumfeld oder ihren Arbeitsplatz an dieser „Vorbelastung" anzupassen." [Herr Dr. Lück, Absatz 17]

Ganzheitlich wird die betroffene Person in dieser Darstellung in seinem gesamten Lebenskontext betrachtet und es wird im Untersuchungsgang nach einer auf sie individuell zugeschnittenen Lösung gesucht.

Diese Idealform scheitert in der Praxis jedoch häufig an den finanziellen Gegebenheiten. Umweltmedizinische Fragestellungen stehen beim Abwägen über den Einsatz der vorhandenen Mittel (z.B. an der Universität) eher nicht an erster Stelle. Die Betreuung von Patienten mit umweltbezogenen Gesundheitsstörungen ist sehr zeitintensiv und hat im Vergleich zu anderen Erkrankungen keine Priorität:

„Es ist unter den gegebenen Verhältnissen eben nicht möglich, dass sich ein Kliniker über eine Stunde oder länger mit einem Patienten abgibt; das ist der Zeitbedarf, den Umweltpatienten im Erstgespräch und auch in Folgegesprächen beanspruchen. Selbst für einen todkranken Krebspatient hat ein Arzt - in Anbetracht der vielen zu betreuenden Patienten – oft nur eine Viertelstunde zur Verfügung. Und das ist eigentlich tragisch! Die Betreuung von Umweltpatienten kann unter diesen Umständen nicht gelingen. Dazu bedürfte es eines assoziierten Umweltmediziners, der zum einen die erforderliche Zeit für ausführlichere Anamnese- und Beratungsgespräche erübrigen kann und zum anderen über die erforderliche Kompetenz verfügt. Hier geht es ja mitunter um sehr spezielle Fragen: Welche Schadstoffe lassen sich wo, wie und wann am besten messen und was ist im Einzelnen zu beachten, damit die

Exposition zuverlässig bestimmt und medizinisch beurteilt werden kann. Welche Schadstoffwirkungen sind dabei zu erwarten und wie werden sie bestimmt?" [Frau Dr. Mahler, Absatz 50]

Nach Aussage von Frau Dr. Mahler vermag eine Universitätsklinik das zeitintensive umweltmedizinische Gespräch nicht zu leisten. Die Beratung wird an so genannte „assoziierte Umweltmediziner" verschoben, wodurch eine weitere Fragmentierung der Versorgungsstrukturen begünstigt wird.

Auf Seiten der Patienten besteht ein großes Mitteilungsbedürfnis, welches auch ihren Wunsch nach Kommunikation symbolisiert.

„Ja, ja! Die sind immer froh, wenn sie berichten können." [Herr Prof. Aderhold, Absatz 118]

Dabei sind die Patienten auf der Suche nach Gewissheit, nach einer Sicherheit im Meer ihrer vielen Fragen. Zahlen und Grenzwerte können ihnen eine scheinbare Gewissheit bieten und werden von vielen als Rettungsanker gesehen, als etwas, woran sie sich (endlich) festhalten können. Die Zahlen stehen auf dem Papier, sie erscheinen damit greifbar und sie können wiederholt gelesen und zusammen mit einem Grenz- oder Richtwert in ein Schema (gut/schlecht, in Ordnung/nicht in Ordnung) eingeordnet werden.

Doch auch wenn Untersuchungen und/oder Messungen im Rahmen eines Ambiente- oder Biomonitorings durchgeführt werden, bleibt dennoch oft eine Ungewissheit über die Ursachen der Gesundheitsstörungen bestehen, die wiederum mit dem Patienten kommuniziert werden muss.

4.4.7 Finanzieller Rahmen und Abrechnung der erbrachten Leistung

Dieser Abschnitt beschreibt zunächst, welche ökonomischen Fragestellungen die Vertreter von Versorgungseinrichtungen beschäftigen und welche Aussagen sie zu finanziellen Aspekten gemacht haben und geht dann auf die Abrechnungsmöglichkeiten für die Leistungserbringer ein.

Die aufgeworfenen Fragen und getroffenen Aussagen lassen sich wie folgt zusammenfassen:

- Zur Institutionalisierung braucht es einen konstanten finanziellen Rahmen.
- Ökonomischer Druck kann zu ‚unsinnigen' Untersuchungen und Messungen führen.
- Muss es eine spezifisch umweltmedizinische Versorgung geben?

Bei den in den Interviews mit den Leistungsanbietern genannten Lösungsvorschlägen für eine bedarfsgerechte Versorgung mit umweltmedizinischen Angeboten werden bestehende Hemmnisse finanzieller Art benannt. Ein Hindernis auf dem Weg zu einer institutionalisierten Versorgung ist die Vergabe von Geldern für Forschungsprojekte, ohne die Folgefinanzierung zu sichern:

> „Aber derartige Leistungen können nur erbracht werden, wenn die nötigen Strukturen und das erforderliche Personal zur Verfügung stehen." Und das kostet Geld, da muss man sich drüber klar sein. Und es hat auch keinen Sinn, wie das bisher gemacht worden ist und häufig gemacht wird, dass das alles über Drittmittel abgefangen wird, dass man also unter großem Zeitaufwand versuchen muss, diese Stellen irgendwie über Forschungsprojekte zu schaffen und zu erhalten. Denn das funktioniert immer nur für zwei Jahre und dann ist das Personal und die Erfahrung wieder weg. So kann man keine kontinuierliche Versorgung bereitstellen. Das geht nicht." [Frau Dr. Mahler, Absatz 14]

Da viele Projekte über Forschungsmittel finanziert werden, brechen die aufgebauten Strukturen in der Regel nach Auslauf der Förderung weg, da von keiner Seite eine Anschlussfinanzierung übernommen werden würde. Zur Institutionalisierung der Umweltmedizin bräuchte es „eine sehr breite Umorientierung", die „nicht für wenig Geld zu haben" sei. Am Beispiel der universitären Strukturen wird beschrieben, dass momentan genau das Gegenteil passiert. Umweltmedizinische Institute oder Kompetenzen werden abgebaut oder haben große Probleme, überhaupt zu überleben. Der überwiegende Teil der Universitäten verfügt über keine umweltmedizinischen Strukturen.

Verteilungskämpfe beschleunigen den geschilderten Abbau:

> „Also Verteilungskämpfe meine ich jetzt finanziell begründet. Die stehen alle mit dem Rücken zur Wand, müssen alle irgendwie Betten reduzieren oder Personal abbauen und da wird natürlich überall weg gestrichen. Da, wo man denkt, das kann man am ehesten entbehren. [Frau Dr. Mahler, Absatz 27]

Die Tätigkeiten im Bereich der Umweltmedizin liegen nach Auskunft der Interviewpartner schwerpunktmäßig im Bereich der Versorgung. Es gäbe keine als hochkarätig zu bezeichnenden Forschungsprojekte. Für Universitätskliniken sei das Fach deshalb nicht interessant, da an diese die Anforderungen gestellt werden würden, im wissenschaftlichen Bereich „gleichzeitig exzellent zu sein und in der internationalen Forschung mithalten zu können". Sehr begrenzt seien die Möglichkeiten, sich mit umweltmedizinischen Forschungsprojekten zu profilieren, denn „erstens ist es schon tausendmal gemacht worden und zweitens wird man da eh nicht so viel rauskriegen" [Frau Dr. Mahler, Absatz 29].

4 Der umweltmedizinische Versorgungsprozess (Ergebnisse/Interpretation) 189

Beklagt wird eine Ökonomisierung des Gesundheitswesens, die nicht langfristig berücksichtigt, welchen Schaden die Zerstörung bestehender Strukturen anrichten würde. Eine Interviewpartnerin schildert eine ihrer Erfahrungen mit Versicherungsträgern: Zwar könne die umweltmedizinische Versorgung eines Versicherten im Einzelfall für den Versicherungsträger durchaus kostenintensiv sein, da es sich aber bei umweltbezogenen Gesundheitsstörungen jedoch um eine Erkrankung mit einer niedrigen Prävalenz handele, würden die anfallenden Behandlungskosten bei den Krankenkassen keinen Handlungsdruck auslösen.

„Dabei halten die Untersuchungskosten im Vergleich zu anderen medizinischen Leistungen, denken Sie etwa an radiologische Untersuchungen, durchaus im Rahmen. Dagegen sind die Aufwendungen in der klinischen Umweltmedizin geradezu Peanuts. Die fallen auch bei den Kassenärztlichen Vereinigungen überhaupt nicht auf. Und so ist dann auch der Kostendruck nicht so riesig, wie man denkt. Das geht irgendwie unter. Das ist zwar für sich irgendwie beeindruckend, was so einzelne Patienten so an Kosten verursachen, aber es sind halt nicht so viele Patienten."
[Frau Dr. Mahler, Absatz 50]

Aufgrund des fehlenden ökonomischen Anreizes ist die Bereitschaft zum Aufbau eines tragfähigen Versorgungskonzeptes weder bei den Krankenkassen noch bei den Kassenärztlichen Vereinigungen gegeben. Erst recht in Zeiten knapper Kassen werden keine umweltmedizinischen Strukturen gefördert. Ein weiterer Aspekt, der in diesem Zusammenhang benannt wird, ist die Hypothese, dass bestehende Angebote auch zu ‚passenden Patienten' führen würden. Eigentlich wäre in erster Linie eine gute allgemeinmedizinische Versorgung notwendig. Umweltmedizinische Patienten seien üblicherweise anfangs auch in primärmedizinischen Strukturen gewesen, wohin sie „eigentlich auch gehören würden, rein medizinisch gedacht".

„Andererseits: Das Gesundheitswesen ist kaum noch finanzierbar, sodass inzwischen alle Leistungen auf dem Prüfstand stehen. Dabei sollte jedoch beachtet werden, dass die so genannten Umweltpatienten - ob sie nun tatsächlich oder nur subjektiv an einer Umweltkrankheit leiden – mit ihrem oft chronischen, therapieresistenten Leiden durch die Maschen des Systems fallen oder besser gesagt, von Arzt zu Arzt wandern, damit das System über die Länge der Zeit eben doch beanspruchen, dabei aber selbst keinen erkennbaren Nutzen haben und nicht zu mehr Autonomie im Umgang mit ihren gesundheitlichen Problemen finden. Dieser Teufelskreis lässt sich nur durch eine kompetente, ganzheitlich ausgerichtete umweltmedizinische Versorgung unterbrechen. So gesehen könnte letzten Endes sogar Geld gespart und vielen Patienten, die fortgesetzt im Gesundheitssystem zirkulieren, geholfen werden. Holen wir die Patienten besser da ab wo sie stehen und vermeiden wir rechtzeitig

chronische Erkrankungsverläufe. Mit einer angepassten umweltmedizinischen Versorgungsstruktur ließe sich am Ende also womöglich Geld einsparen."
[Frau Dr. Mahler, Absatz 40]

Obiges Zitat skizziert, wie viele Fragen zur Versorgung umweltmedizinischer Patienten momentan noch offen stehen. Neben den ungelösten medizinischen und sozialen Fragestellungen ist die derzeitige Versorgungsstruktur auch aus ökonomischer Sichtweise nicht optimal. Die Versorgung von Patienten mit umweltbezogenen Gesundheitsstörungen ist weder aus personaler noch aus systemischer (hier: finanzieller) Sicht bestmöglich.

Die Abrechnung erbrachter umweltmedizinischer Leistungen über die Versicherungsträger ist momentan nur sehr begrenzt möglich. Der Interviewpartner aus dem öffentlichen Gesundheitsdienst antwortete auf meine Frage, wie er abrechnen würde[9]:

„Überhaupt nicht. Wir rechnen gar nicht ab. Wir sind ja eine Einrichtung des Öffentlichen Gesundheitsdienstes."

Der befragte Vertreter einer universitären Einrichtung berichtete:

„Wir sind ja hier eine Hochschulambulanz. Und pro Schein bekommen wir pro Quartal 50 Euro."

Und die niedergelassenen Mediziner erläuterten:

„Na, das kann man ja schon von Hause aus vergessen."

„[...] dass der Trend deutlich rückläufig war, weil die Krankenkassen keine Leistungen übernehmen und die Kosten, um eine kostendeckende Sprechstunde zu machen, müsste man die GOÄ in Anspruch nehmen und dann wären das praktisch Preise, die nur jeder fünfte bereit ist, zu bezahlen. Und damit kann man es gar nicht machen."

Im öffentlichen Gesundheitsdienst werden die Beratungs- und Untersuchungsleistungen nicht in Rechnung gestellt. Früher habe es nach Auskunft des Interviewpartners an der von ihm vertretenen Einrichtung auch einen Etat für Analytik gegeben. Heute muss der Patient für anfallende Analytik privat aufkommen. Handelt es sich um eine bevölkerungsbezogene Fragestellung, ist dies eine staatliche Leistung, etwa im Zuge der Gefahrenabwehr oder um beispielsweise Kin-

---

[9] Folgende Zitate sind aus Gründen der Anonymisierung nicht mit Namens- und Absatznachweis versehen.

dergesundheit zu schützen. Im Rahmen der Budgetierung werden die dem Bürger kostenlos zur Verfügung gestellten umweltmedizinischen Leistungen intern (innerhalb der öffentlichen Verwaltung) abgerechnet werden.

Besteht der Verdacht einer Schadstoffemission, beispielsweise durch eine neue Auslegeware oder ein neu gekauftes Sofa, und der Patient entschließt sich zu einer Schadstoffmessung, muss er diese privat bezahlen. Die Interviewpartner schildern, dass durch diese Gegebenheit viele Messungen nicht durchgeführt werden würden. Daraus erwächst die Frage, ob solche Messungen ein Angebot des gesundheitlichen Versorgungssystems sein sollten. Die von mir interviewten Leistungserbringer vertreten hierzu unterschiedliche Meinungen. Auf der einen Seite sieht beispielsweise ein Interviewpartner das ganze System daran scheitern, dass „sich niemand dafür zuständig fühlt, die Messungen zu machen", wohingegen auf der anderen Seite ein Interviewpartner darüber sinniert, ob der Staat für solche Messungen aufkommen müsse. Von ihm wird der Staat eher im Bereich des vorbeugenden Gesundheitsschutzes in der Verantwortung gesehen. Aus seiner Sicht käme die Krankenkasse nicht als Kostenträger in Frage, außer wenn eine Exposition und eine Gesundheitsbeeinträchtigung „wirklich" zusammen kämen und insbesondere wenn vulnerable Personen wie etwa Kinder betroffen sind.

Kritisch berichtet ein Interviewpartner von umweltmedizinischen Untersuchungen, die „horrend teuer" seien und „keinen medizinischen Sinn" hätten. Eine Schadstoffanalytik „mit ein bisschen was dabei" unter tausend Euro sei beispielsweise schon billig. Diese Kosten könnten aus seiner Sicht nicht auf die Solidargemeinschaft „abgewälzt" werden, für die Durchführung solcher Untersuchungen müsse der Patient einen Eigenbetrag leisten. Die Schwierigkeit bestehe darin, zu entscheiden, welche Fälle „ein echtes Risiko" darstellten, für die eine Untersuchung hinsichtlich eines Zusammenhanges zwischen den Symptomen und Umweltfaktoren eine Kassenleistung sein sollte.

Die Abrechnung umweltmedizinischer Leistungen im Hochschulbereich erfolgt nicht über die einzelnen erbrachten Leistungen, sondern es gibt einen Satz pro Überweisungsschein. Der befragte Vertreter aus diesem Bereich betont, dass diese Abrechnungsmodalität keinen Einfluss auf die Versorgung der einzelnen Patienten habe. Jeder Patient würde in seinem Hause gleich behandelt. Allerdings wären Kosten-Nutzen-Analysen zu erstellen und die durchgeführten Untersuchungen würden „nach ihrer Erfordernis ausgerichtet". Leistungen, welche die Patienten der Umweltambulanz erhalten, könnten zum Teil auch über eine andere Ziffer abgerechnet werden, etwa unter „Ausschlussallergie".

Die befragten Leistungserbringer berichten von einem rückläufigen Trend hinsichtlich des Angebotes und der Erbringung von umweltmedizinischen Versorgungsleistungen, weil die Versicherungsträger keine Kosten übernehmen

würden. Für eine kostendeckende Sprechstunde muss die GOÄ in Anspruch genommen werden, was zu Preisen führt die nur ein kleiner Teil der Patienten bereit ist zu bezahlen.
Für umweltmedizinische Versorgungsleistungen gibt es keine Abrechnungsziffern. Deshalb können erbrachte Leistungen gegenüber den Versicherungsträgern nur über Ziffern für andere/allgemeine Versorgungsleistungen abgerechnet werden. Beispielsweise über hausärztliche Grundleistungen wie Beratung, Erklärung oder Abklärung oder über pneumologische Untersuchungen oder die Durchführung eines Allergietestes. Jedoch seien umweltmedizinische Patienten „gesprächsaufwändig hoch drei", die erste Beratung sei wie eine „Psychoberatung". Ein niedergelassener Arzt berichtet davon, unter extremen Zeitdruck zu sein und deshalb zu versuchen, die Gespräche mit seinen Patienten kurz zu gestalten und „auf den Punkt zu kommen". Diese Form der Leistungserbringung schätzt er als nicht optimal ein und er wünscht sich eine Ausweitung der Bezahlung dieser Leistung durch die Versicherungsträger. Gegenwärtig seien 40 Prozent seiner Leistungen nicht abzurechnen, die „könne er sich auch an den Nagel hängen", die seien „just for fun". Um heutzutage eine Praxis rentabel zu führen, müssten die Patienten nach der „Schachuhr" behandelt werden, worunter die Vertrauensbasis zwischen dem Arzt und dem Patienten leiden würde:

„Die Wirtschaftlichkeit ist so zwingend, dass, da leiden ja im Grunde genommen auch die Arzt-Patienten-Verhältnisse drunter." [Herr Dr. Borchert, Absatz 100]

Konkret benennt ein Interviewpartner das Erfordernis von 1000 Überweisungsscheinen pro Quartal, um wirtschaftlich zu überleben. Er selbst habe von umweltmedizinischen Patienten 30 Scheine pro Quartal, was grob einer Einkunft von 1000 Euro entsprechen würde, wovon er nicht einmal seine monatliche Miete zahlen könne.
Bildlicher Ausdruck der Unrentabilität umweltmedizinischer Versorgungsleistungen ist der Austausch der Praxisschilder nach dem Verklingen der ersten Euphorie gewesen. Mediziner, die erfolgreich den Umweltmedizinkurs besucht und auf ihre Praxisschilder die Zusatzbezeichnung Umweltmedizin aufgenommen hatten, sind aufgrund der nicht leistungsgerechten Bezahlung dazu übergegangen, ihre alten Praxisschilder ohne die Zusatzbezeichnung wieder aufzuhängen. „Wenn einer wirklich so dumm ist und Umweltmedizin auf sein Schild schreibt, dann macht der ja seine Praxis kaputt" [Frau Dr. Mahler, Absatz 101].

4 Der umweltmedizinische Versorgungsprozess (Ergebnisse/Interpretation)

4.4.8 Sinn und Unsinn umweltmedizinischer Diagnostik

Rund um die umweltmedizinische Diagnostik gäbe es nach Auskunft der Interviewpartner aus Versorgungseinrichtungen derzeit noch viele unbeantwortete Fragen. Einige davon sind:

- Wer bewertet das Ergebnis? Und dann? Was folgt daraus? Gibt es jemanden, der ‚den Überblick' hat?
- Soll wirklich jede Untersuchung durchgeführt werden?
- Hilft das Ergebnis der Untersuchung dem Patienten oder eher dem Kontostand des Untersuchenden?

In der Wahrnehmung der Vertreter der Versorgungseinrichtungen neigen dafür empfängliche Patienten dazu, eine „Fixierung aus diesen Dingen raus zuziehen". Bezug nehmen sie hierbei auf die Fragmentierung der Versorgungsangebote und dass die Patienten von Arzt zu Arzt und dann weiter zu der nächsten Versorgungseinrichtung ‚wandern'. Und jeder Arzt und jedes Institut usw. finde etwas, was aus der statistischen Norm heraus fällt.

„Ich habe skurrile Erlebnisse gehabt. Da sind Menschen zu mir gekommen mit Aktenbergen, haben gesagt, Doktor lies dir das erst mal durch und dann können wir miteinander reden. Bei der Durchsicht habe dann gesehen, dass wirklich jeder, der in Deutschland Rang und Namen hat, schon aufgesucht worden ist. Dabei sind natürlich auch Normabweichungen gefunden worden, z. B. im Rahmen auch gerade einer immunologischen Analytik, die eine große Bandbreite hat und wo es erhebliche Schwankungen bei vielen Parametern gibt. Bei diesen Weg von Arzt zu Arzt ist nur entstanden, dass der Patient krank und kränker wurde." [Herr Dr. Lück, Absatz 23]

Dieses Zitat zeigt eindringlich, wozu eine aus dem Ganzen heraus gelöste Analytik führen kann. Dem einzelnen Arzt oder Mitarbeiter eines Institutes wird man in den seltensten Fällen vorwerfen können, nicht entsprechend dem Stand des Wissens gehandelt zu haben. Ob sie für das Individuum verantwortlich gehandelt haben, ist eine Frage des Standpunktes. Betrachtet man nur den einzelnen, von ihnen untersuchten Parameter, liegen sie wohl definitiv auf der *richtigen* bzw. *sicheren Seite*. Weitet man seinen Blickwinkel, wie der zitierte Herr Dr. Lück, ist der Sinn vieler Untersuchungen fraglich. Diese können zur Fixierung des Patienten auf einen Einzelaspekt oder auch zu einer iatrogenen Determinierung führen. Da es sich bei umweltbezogenen Gesundheitsstörungen jedoch gehäuft um multifaktorielle Geschehen handelt, müssen Einzeluntersuchungen immer im Kontext des gesamten Krankheitsgeschehens betrachtet werden.

Nach Ansicht meiner Interviewpartner machen viele der durchgeführten Untersuchungen aus medizinischer Sicht wenig oder keinen Sinn. Ein Interviewpartner äußerte sich skeptisch hinsichtlich des Nutzens der derzeitigen umweltmedizinischen Versorgung in Praxen. Wünschenswert wären eine „ordentliche Beratung", eine „ordentliche medizinische Abklärung" und das auch mal gesagt würde: „Also hören Sie mal zu, das bringt jetzt nichts hier, das Quecksilber zu untersuchen aus den und den Gründen". Die Labore und Mess-Einrichtungen würden davon leben, diese Untersuchungen durchzuführen und deshalb „alles machen", auch wenn es „noch so unsinnig" sei und „wenig validiert". Viele Messungen bzw. die auf ihrer Grundlage getroffenen Aussagen seien „gewagt". Innenraumanalysen z. B. stellen häufig Momentaufnahmen dar. Eine Messung reicht im Allgemeinen nicht als Grundlage, die Situation kann sich zu einem anderen Zeitpunkt oder zu einer anderen Jahreszeit ganz anders darstellen.

> „Da stecken immer große Methodenprobleme dahinter. Die Ergebnisse [...] sind oft nicht reproduzierbar, wenn man es noch mal macht oder ein anderes Labor das macht. Die Analytik ist schwierig, weil es sich oft um Ultraspurenanalytik handelt, die relativ fehleranfällig ist. Aber das wissen die Patienten nicht. Also die sehen ihren Wert, zum Beispiel Schadstoffuntersuchungen, irgendwas, PCP im Blut oder so, gucken auf den Wert und sehen den an wie einen normalen Laborwert, wie bei Glukose im Blut, also Blutzucker oder irgend so was, wenn da was überschritten ist, ist es schlecht, ja? Wenn da ein Referenzwert überschritten wird. So werden dann auch diese Schadstoffanalysen angeguckt und das ist aber was ganz anderes. Das sind Fehlerbereiche von plusminus mindestens fünfzig Prozent in diesem unteren Bereich. Das heißt, wenn man diese Untersuchung vom gleichen Labor noch mal machen lässt ein paar Tage später, dann kann da ein ganz anderer Wert produziert werden. Und das ist natürlich den Patienten schwer zu vermitteln. Die Patienten sind diesbezüglich oft sehr zahlengläubig und die Anbieter nutzen das aus."
> [Frau Dr. Mahler, Absatz 7]

Die oben geschilderte Problematik besteht darin, dass im Prinzip korrekte Methoden unzureichend eingesetzt und/oder falsch interpretiert werden. Zur Deutung der Untersuchungsergebnisse ist eine entsprechende Expertise notwendig. Diese muss bei dem Leistungserbringer vorhanden sein.

Des Weiteren werden unseriöse Anbieter thematisiert:

> „Dann gibt es eben darüber hinaus ein breites Spektrum anderer Anbieter: Umweltlaboratorien, Beratungsstellen, Beratungsbüros, Baubiologen, weiß ich, bis hin zu Apothekern. Anbieter, die zum Teil horrende Thesen vertreten und die den Patienten das aber auf eine Art und Weise nahe legen, dass die Patienten, die ja Laien sind, das als sehr überzeugend erleben und dann völlig in diesem Zwiespalt stecken. Der eine sagt so, der andere sagt so. Und die Patienten können den wissenschaftlichen Gehalt

von solchen Aussagen nicht überprüfen. Für die ist das eine so gut wie das andere." [Frau Dr. Mahler, Absatz 6]

Manche der genannten Anbieter würden ihre Angebote so geschickt vermarkten, dass bei vielen Patienten der Eindruck entstehen würde, die „seriösen" Anbieter hätten „keine Ahnung". Solange jemand den umweltmedizinischen Patienten Ursachen in der von ihnen gewünschten Richtung liefern würde, wären viele bereit, eine Menge Geld zu bezahlen. Als Beispiel wird die Anwendung „herkömmlicher" medizinischer Verfahren benannt, die „mit einer völlig abstrusen Indikation durchgeführt" und mit einer „nicht nachvollziehbaren Interpretation" dem Patienten vermittelt werden, wie etwa Schadstoffanalysen in Blut und Urin oder nuklearmedizinische Untersuchungen des Gehirns oder Genanalysen. Es seien viele „paramedizinische Verfahren" auf dem Markt, deren Wirksamkeit nicht wissenschaftlich abgesichert sei und deren Konzept von der naturwissenschaftlichen Basis her so fraglich sei, „dass es wurst ist, ob der Stecker in dem Gerät drin ist oder nicht". Auch eine Verbesserung der Angebotsstruktur seriös arbeitender Leistungserbringer würde nicht zu einer Verdrängung der unseriösen Anbieter führen, da es auch um die „Deutungshoheit" gehen würde. Meiner Ansicht nach entsprechen die genannten Anbieter einem Bedürfnis der Patienten, welches mittels der vom konventionell arbeitenden Gesundheitssystem angebotenen Leistungen nicht befriedigt wird.

4.4.9 Bedeutung von Kooperationen und Modellprojekten

Unterschiedlich beurteilen die interviewten Vertreter von Versorgungseinrichtungen die Chancen und Möglichkeiten, die sich aus Kooperationen oder der Teilnahme an einem Modellprojekt ergeben würden. Das Spektrum der Antworten reicht von „eigentlich nicht mehr interessiert" bis zu „ich würde sehr gerne mitwirken an dem Aufbau so einer wirklichen Schaltstelle". Kein Interesse an zukünftigen Kooperationen oder Modellprojekten hat verständlicherweise ein Interviewpartner, der auf sein Alter von über 70 Jahren verweist und darauf, dass er schon eine Menge Material gesammelt habe, dass er „dann lieber zusammenstellen und veröffentlichen wollen würde, als was Neues zu beginnen". Kooperationen zwischen Niedergelassenen werden als nicht sehr ertragreich eingestuft: „das bringt ja nicht viel, denn der andere ist in der gleichen Situation wie ich". Besser wäre eine zentrale Umweltambulanz in jeder Stadt, die nicht viele, aber höchst kompetente Mitarbeiter haben müsste. Kooperationen oder Projekte mit einer in Berlin bestehenden Umweltambulanz gab es seitens dieses Interviewpartners in der Vergangenheit nicht.

„Nein. Nur (..) ich habe die geschickt und dann waren die Leute verschwunden."
[Herr Dr. Schlüter, Absatz 100]

Stärker involviert in Kooperationen oder Modellprojekte möchte Herr Dr. Schlüter nicht sein, ihm wäre es wichtig, die Adresse einer kompetent besetzten Anlaufstelle zu haben, zu der er seine Patienten schicken könne, wenn

„Man halt am Ende seiner Weisheit ist oder wenn man keine Zeit mehr hat, der Sache weiter nachzugehen, weil es auch die Kompetenzen überschreitet. Und ich denke mir halt, eine Umweltambulanz ist sicher was Gutes, weil wir dann auch alle schicken würden." [Herr Dr. Schlüter, Absatz 102]

Bereits an Kooperationen und Modellprojekten teilgenommen hat Herr Prof. Aderhold. Er ist weiteren Vorhaben gegenüber, bei entsprechender Bereitstellung finanzieller und personeller Ressourcen, grundsätzlich aufgeschlossen.

„Also prinzipiell sind wir da offen. Und wir sind immer an Projektarbeit interessiert und insofern, wenn wir sage ich mal die Mittel dafür haben und die Ressourcen, bieten wir das auch gerne an." [Herr Prof. Aderhold, Absatz 75]

Wichtig sei es aus seiner Sicht, ganz konkret ein Ziel zu formulieren und festzulegen, was mit dem Projekt erreicht werden solle.
Würde eine tatsächliche Schaltstelle eingerichtet werden, würde sich Herr Dr. Lück enthusiastisch mit seinen Erfahrungen in das Projekt einbringen und mitwirken.

„Also ich würde sehr gerne an dem Aufbau einer Schaltstelle für Umweltmedizin mitwirken und dabei das Stück, was ich an Erfahrung mitbringe dort hinein geben. Ein solches System müsste in Berlin nicht unter meiner Federführung laufen. Es ginge primär darum ein vernünftiges System für eine Vernetzung der Akteure in einer Stadt wie Berlin zu entwickeln und einen niederschwelligen Zugang zu sichern."
[Herr Dr. Lück, Absatz 115]

Wichtig erscheint den Interviewpartnern bei der Beschreibung einer zentralen Ankaufstelle ein niederschwelliger Zugang, den sie insbesondere durch einen hohen Bekanntheitsgrad der Einrichtung erreichen möchten. Durch den niederschwelligen Zugang sollen auch Menschen, die „nicht so privilegiert" sind den Weg zu der Einrichtung finden.

4 Der umweltmedizinische Versorgungsprozess (Ergebnisse/Interpretation) 197

4.4.10 Formulierungen einer Lösung

Von den befragten professionellen Akteuren hat keiner ein Patentrezept, wie eine Versorgung für Patienten mit umweltbezogenen Gesundheitsstörungen ausgestaltet werden sollte, damit es nicht zur Ausbildung von Versorgungskarrieren kommt. Dennoch haben sie mir sehr durchdachte und auch dezidiert dargestellte Lösungsvorschläge zum Erreichen einer bedarfsgerechten Versorgungssituation dargelegt. Folgendes Zitat fasst zusammen, wo der Ansatzpunkt für eine bedarfsgerechte Versorgung liegen könnte:

„[...] weil erst mal die institutionellen Voraussetzungen und die personellen da sein müssen, damit man überhaupt versorgen kann." [Frau Dr. Mahler, Absatz 95]

Allgemein stellt sich die Versorgung in der Umweltmedizin derzeit sehr **fragmentiert** dar (siehe Abschnitt 4.4.3). Sie findet „an vielen Orten mit einem kleinen Teilstück statt". Dadurch besteht die Gefahr, dass Patienten auf Teilaspekte ihrer Erkrankung (iatrogen) fixiert werden. Die ganzheitliche Perspektive auf das Krankheitsgeschehen fehlt oft. Durch ein **gebündeltes Vorgehen** könnte diese unbefriedigende Situation verändert werden. Einhergehend mit der fragmentierten umweltmedizinischen Infrastruktur seien Kommunikationsprobleme, weil jeder Akteur z. Zt. nur ein Teil des Gesamtgeschehens zugänglich ist und er lediglich darüber mit dem Patienten kommuniziert. Ein Lösungsvorschlag beinhaltet eine Infrastruktur mit niederschwelligem Zugang und einen Erstkontakt mit einem professionellen Akteur, der die Fragestellung und die dazu passenden Leistungsangebote ordnet.

„Es muss bei einem solchen Netzwerk einen „Eingang" geben, wo sortiert wird. D. h., es muss sicher gestellt sein, dass am Anfang Experten da sind, die sagen, wir haben die oder jene Fragestellung, lass das noch mal untersuchen. Oder es soll jemand in die Wohnung oder an den Arbeitsplatz gehen und bestimmte Untersuchungen machen. Diese Ergebnisse werden gewichtet und dann wird geschaut, was an Befunden noch benötigt wird. Soll ich den Patienten z. B. in der Sondersprechstunde einer Hautklinik vorstellen oder brauche ich das nicht? [...] Ein solches System, wo jemand im Interesse der Patienten sortiert, ist gerade für die Umweltmedizin enorm wichtig, weil wir sehr viel Patienten sehen, die im Rahmen ihrer Patientenkarriere auf irrelevante Befunde so fixiert werden, das es später schwer wird, sie aus dieser Fixierung zu lösen. [...] Für den Umweltmediziner geht es bei diesem Prozess häufig darum, Teilaspekte eines multifaktoriellen Geschehens zu erkennen und zu bewerten. Für die Patienten geht es aber darum, das sie keine weitere Zeit mehr verlieren." [Herr Dr. Lück, Absatz 21]

Der Patient verliert nach Aussagen der Interviewpartner Lebenszeit und Lebensqualität, wenn die wesentliche Auseinandersetzung mit dem Krankheitsgeschehens nicht stattfindet. Als Beispiele werden die in der Umweltmedizin häufig vorkommenden Angst- und Somatisierungsstörungen genannt, bei denen die Umwelt die Funktion eines Projektionsfeldes hat, um die der Krankheit eigentlich zugrunde liegenden Ursachen nicht zu bearbeiten. In diesen Fällen ist die Umwelt nicht die Ursache der Erkrankung und die Menschen brauchen ein anderes Angebot als das der umweltmedizinischen Versorgungseinrichtungen. Es gilt, diesen Umstand seitens der Leistungserbringer so zu kommunizieren, dass er von den betroffenen Menschen akzeptiert werden kann. Für den betroffenen Patienten ist es oft schwieriger, seine Erkrankung mit allen dazugehörigen Facetten zu bearbeiten, als „ein bestimmtes Problem zu externalisieren".

Um ein den geschilderten Anforderungen genügendes Versorgungsangebot bereitzuhalten, ist nach Ansicht der Interviewpartner ein integriertes Versorgungssystem notwendig, in das von Anfang an alle Facetten der Umweltmedizin als Querschnittsfach eingegliedert sind. Als Doorkeeper kommen z. B. Ambulanzen oder Beratungsstellen als auch Schwerpunktpraxen in Frage. Als Beispiel für einen gelungenen Ansatz wird das schwedische Modell der Ambulatorien auf dem Lande genannt.

> „In Schweden gibt es z. B. im ländlichen Raum ein System, wo man in Ambulatorien kurzzeitig einen Patienten aufnehmen kann, um zu beobachten, in welche Richtung sich seine Gesundheitsstörung entwickelt. Von dort aus werden die Patienten wenn nötig in ein Krankenhaus verlegt oder man kann sie zurück in die ambulante Versorgung geben. Ich könnte mir vorstellen, dass es sinnvoll wäre, ein solches Angebot für den Großraum Berlin für die umweltmedizinische Versorgung zu schaffen." [Herr Dr. Lück, Absatz 47-48]

In Deutschland wurde so ein Ansatz nach Aussage eines Interviewpartners am Hygieneinstitut der Universität Düsseldorf verfolgt. Dorthin konnten die Patienten sich selbstinitiativ wenden oder sie wurden vom Arzt dorthin verwiesen. In dieser Einrichtung wurde die Fragestellung des Patienten fokussiert und von den dortigen Mitarbeitern entschieden, ob es sich um eine umweltmedizinische Fragestellung handelt. Zur Betreuung der von ihnen behandelten Patienten wurden nach Bedarf weitere externe Akteure in die Versorgung einbezogen. Dies waren etwa ein Institut für die Analytik oder das zuständige Gesundheitsamt am Wohnort des Patienten. Die Mitarbeiter haben alle Ergebnisse zusammengetragen, eine Synopse und einen Bericht erstellt und dem Patienten eine Empfehlung für das weitere Vorgehen gegeben.

Um eine Einrichtung wie am Hygieneinstitut der Universität Düsseldorf zu betreiben, werden nach Auskunft der Interviewpartner nicht viele Mitarbeiter

4 Der umweltmedizinische Versorgungsprozess (Ergebnisse/Interpretation) 199

benötigt, da es nicht so viele Fragestellungen geben würde. Stattdessen vergeht gegenwärtig durch die Fragmentierung der Versorgungsangebote zu viel Zeit bis zu einer adäquaten Versorgung der Patienten. Ein **Dreh- und Angelpunkt** in Form einer Anlaufstelle könnte dies verhindern. Gerade im ländlichen Raum käme so einer Einrichtung auch die Funktion einer Vorsortierung zu. Dort könnte entschieden werden, ob die Fragestellung des Patienten für alle Beteiligten zufrieden stellend beantwortet werden kann, oder ob zusätzliche Diagnostik notwendig ist, ein weiterer Leistungserbringer hinzugezogen werden (z.B. Facharzt, Psychologe) oder der Patient sich in der Stadt in einem Krankenhaus/einem Universitätsklinikum vorstellen sollte. Von dem Interviewpartner wird darauf hingewiesen, dass der „Längsbeobachtung" eine wichtige Funktion zukommt. Umweltbezogene Gesundheitsstörungen sind häufig komplexe Ereignisse, die nicht im Rahmen eines Kontaktes erfasst und „behandelt" werden können. Erst durch wiederholte Treffen wird offengelegt, „was das für ein Mensch ist oder was seine Beweggründe sind". Patientenbetreuung orientiert an ganzheitlichen Gesichtspunkten sollte demnach nicht nur möglichst umfassend die verschiedenen Faktoren des Krankheitsgeschehens berücksichtigen, sondern immer auch die Option einer Langzeitbeobachtung enthalten.

Welche Aufgabe hätte eine zentrale Anlaufstelle für Patienten mit umweltbezogenen Gesundheitsstörungen?

Wesentliche Aufgabe einer Anlaufstelle wäre es zu evaluieren und sortieren, welcher Patient welche Versorgungsangebote benötigt und konkret umweltmedizinische Beratungs- und Versorgungsleistungen anzubieten. Dadurch können Versorgungswege verkürzt werden. Eine wichtige Kompetenz läge in einem frühen Patientenkontakt (am Beginn einer möglichen Versorgungskarriere), da es zu diesem Zeitpunkt noch möglich ist, Patienten mit nicht-umweltmedizinischer Indikation einer anderen Behandlung zuzuführen.

Eine weitere Aufgabe würde die Vernetzungsarbeit aller im Bereich der Umweltmedizin tätigen Akteure darstellen. Durch aktuelle Veranstaltungen mit einem Schwerpunktthema könnte ein Ort der Begegnung geschaffen werden, um das bestehende Defizit des Informationsaustausches und der Interaktion zwischen den Leistungserbringern zu beheben. Denkbar wäre beispielsweise auch die Einrichtung von Arbeitskreisen.

Wie sollte der Weg der Patienten zu einer Anlaufstelle verlaufen?

Als Ansprechpartner zur Koordination einer zentralen Anlaufstelle für Patienten mit umweltbezogenen Gesundheitsstörungen werden sowohl die Ärztekammer als auch die Kassenärztliche Vereinigung genannt.

Der Zugang sollte niederschwellig sein, damit „auch Menschen, die nicht mehrere Hürden nehmen können" den Weg zu der Einrichtung finden. Insbesondere Menschen mit niedrigerem Bildungsstand sollten ‚dort abgeholt werden, wo sie sind'. Hätten sie Bedenken hinsichtlich der gesundheitlichen Belastung an ihrem Wohnort (Straßenlärm, Luftschadstoffe etc.), wäre ein wohnortnahes Angebot zielführend. Bei diesem Anspruch sehe ich allerdings einen Konflikt mit dem Ergebnis dieser Arbeit, dass eine zentrale Einrichtung aufgebaut werden sollte. Eine Lösungsmöglichkeit könnte in der Einbeziehung wohnortnaher Einrichtungen (in Berlin etwa Quartiersmanagement) in die Versorgung liegen, die über eine zentrale Einrichtung für umweltmedizinische Fragestellungen informiert sind und einen Kontakt zu dieser herstellen.

Wo sollte eine zentrale Anlaufstelle institutionalisiert werden?

Es müsste nach Aussage eines Interviewpartners eine klare Entscheidung getroffen werden, wo eine solche Einrichtung institutionalisiert werde, um diese entsprechend bekannt zu machen. Ziel sei „ein ganz klares System", einhergehend mit einem langen Zeithorizont, damit Ansprechpartner und Multiplikatoren im Gesundheitsbereich auf die Einrichtung verweisen könnten. Durch transparente und allen Akteuren bekannte Strukturen würde sich ein „Reflex" herausbilden, betroffene Patienten an die Einrichtung zu verweisen bzw. zu überweisen.

Der Interviewpartner schlägt weiter eine Institutionalisierung innerhalb der kurativen Medizin, etwa durch eine Schwerpunktpraxis mit Anbindung an einen universitären Bereich vor. Der ÖGD könnte diese Aufgabe, insbesondere aufgrund der personellen Entwicklung, nicht (mehr) wahrnehmen. Überdies sei es für den ÖGD schwierig, „eine Vernetzung mit den anderen Teilen des Versorgungssystems ausreichend herzustellen".

Ein anderer Interviewpartner denkt, „dass in jeder größeren Stadt eine solche Stelle existieren sollte".

Welches Modell bietet sich zur Finanzierung einer zentralen Anlaufstelle an?

Vorgeschlagen wird eine Mischfinanzierung. Ein Teil der entstehenden Kosten könnte nach vorheriger Absprache mit den Versicherungsträgern wie in einer allgemeinärztlichen Praxis über Gebührenziffern abgerechnet werden. Als Träger für den verbleibenden Anteil der Kosten kämen die zuständige Landesverwaltung, der ÖGD und/oder eine universitäre Einrichtung im Rahmen eines Forschungsprojektes in Frage.

Was ist zu bedenken bei der Konzeption einer zentralen Anlaufstelle?

Bei Gesundheitsproblemen mit Umweltbezug wird regelmäßig eine umweltanalytische Kompetenz benötigt. Diese sollte nach Angabe eines Interviewpartners entweder direkt in der Anlaufstelle vorhanden oder durch eine enge Vernetzung mit einer entsprechenden Institution zugänglich sein. Wichtig sei die Zusammenarbeit insbesondere bei den Probenahmen von Umwelt- und Humanproben sowie bei der Durchführung eines Ambiente-Monitorings.

4.5 „Zuständigkeit und gesicherte Zusammenhänge" – die Versicherungsträger

In diesem Abschnitt werden die Ergebnisse der Auswertung der Interviews mit den Vertretern von Versicherungsträgern dargestellt.

Die Ansprechpartner der Versicherungsträger zeigten sich von meiner Fragestellung, der Untersuchung der Versorgungssituation bei Patienten mit umweltbezogenen Gesundheitsstörungen, eher überrascht. Sowohl die Diagnose ‚umweltbezogene Gesundheitsstörungen' als auch die von mir postulierte Verbindung zwischen der Versorgungssituation von Patienten mit umweltbezogenen Gesundheitsstörungen und den Versicherungsträgern, also meine Interviewanfrage an sich, wurden erstaunt zur Kenntnis genommen. Nicht nur meine Frage nach vorhandenen Informationen über umweltmedizinische Versorgungsstrukturen allgemein, sondern auch die nach kassenspezifischen Versorgungsangeboten für den versicherten Personenkreis mit umweltbezogenen Gesundheitsstörungen wurde negativ beantwortet.

Alles in allem zeigen die Interviews, wie versicherungsmäßig an die Fragestellung herangegangen wird. Das zugrunde liegende Motto scheint zu lauten: Mensch versichert = Anspruch auf Behandlung. Sowohl die Behandlung als auch der Behandelnde sind per Vertrag festgelegt. Was nicht festgelegt ist, gibt es entweder nicht oder geht nicht oder wird nicht wahrgenommen. Nur manchmal rückt der Mensch, der Versicherte wieder in den Blickwinkel.

4.5.1 Umwelt und Gesundheit – Rezeption und Akzeptanz durch die Versicherungsträger

In den Interviews zeigt sich eine Hilflosigkeit der Befragten gegenüber meiner Fragestellung. Sie ist für die Vertreter der Versicherungsträger nur schwer zu fassen und einzuordnen: Dies zeigt sich in Aussagen wie „Umwelt, das ist ja ein hübscher weiter Begriff." Es ist allerdings ein deutliches Problembewusstsein vorhanden. So werden etwa die vielen Arztkontakte der Patienten als „wirklich krass" bezeichnet. Eine **Zuständigkeit** wird von meinen Interviewpartnern aber nicht gesehen. Sie halten es für unwahrscheinlich, dass sich eine Person mit umweltbezogenen Gesundheitsstörungen an ihren Versicherungsträger wendet. Ansprechpartner für den Patienten ist aus ihrer Sicht der Arzt; der Hausarzt oder der behandelnde Facharzt. Ein Interviewpartner machte nach Beendigung des Interviews und nachdem das Aufnahmegerät ausgeschaltet war einige für meine Fragestellung interessante Anmerkungen: Bezüglich auf unspezifische Erkrankungen, wie etwa Rückenschmerzen oder Depressionen, muss ein guter Arzt ein Generalist sein. Unter einem Generalisten versteht er einen idealisierten Hausarzt, der vorhandene Angebote auffächert und weiterleitet; eben jemand, der die Patienten gezielt durchs Gesundheitssystem lotsen kann.

Im Vordergrund steht für die Versicherungsträger das Vertrauensverhältnis zwischen dem behandelnden Arzt und dem Patienten; sich selbst sehen sie nüchtern als „Abrechner". Die konkreten indikationsbezogenen Versorgungsstrukturen sind für die Krankenkassen „keine prioritäre Angelegenheit" [Herr Drewitz, Absatz 3]. Aus ihrer Sicht erhält

> „jeder im Krankheitsfall die Versorgung, die er braucht. Die auch zugelassen ist als Leistung und die auch durch zugelassene Leistungserbringer erbracht werden: also Ärzte, Krankenhäuser etc. Das ist der Punkt eins, insofern differenzieren wir jetzt erst mal nicht auch nach Art der Einrichtung. Wichtig ist nur, er hat mit uns einen Vertrag, er steht mit uns unter Vertrag und da: ist zur Behandlung zugelassen."
> [Herr Drewitz, Absatz 3]

Behandeln kann demnach, wer eine Zulassung hat. Diese erhalten die Ärzte von der Kassenärztlichen Vereinigung (KV); bei den Krankenhäusern gilt als zugelassen, wer im Landeskrankenhausplan steht. Dann existieren automatisch Verträge mit den Krankenkassen und es können Leistungen erbracht werden. Von den Interviewpartnern wurde in diesem Zusammenhang auch auf den Lotsendienst der Kassenärztlichen Vereinigung Berlin als Ansprechpartner für Informationen zu wohnortnahen Ärzten mit entsprechender Fachrichtung hingewiesen.

Neben dem Infragestellen der eigenen Zuständigkeit wird auf eine (Mit-)Verantwortlichkeit anderer Akteure verwiesen, wie beispielsweise die von

Vermietern oder Arbeitgebern bzw. der Berufsgenossenschaft bei einem Zusammenhang zwischen beruflicher Exposition und einer Erkrankung. Durch Verweisen auf die allgemeine politische Verantwortung wird die eigene Zuständigkeit von sich gewiesen. Daneben wird die fehlende Möglichkeit einer wirksamen Einflussnahme thematisiert.

> „Also wir können nicht überall unbeschränkt rumwirbeln. Nehmen Sie ein Beispiel: wir wissen, dass Verkehr, Lärm etc., also Verkehrslärm, Hitze, Staub etc. Auslöser für viele Krankheiten sind und deswegen können wir auch keine Verkehrspolitik machen." [Herr Drewitz, Absatz 79]

Das gesamte Thema der umweltbezogenen Gesundheitsstörungen erscheint den Interviewpartnern zu „diffus" und schwer greifbar. Nicht nur die Ursachen für die Erkrankungen sind heterogen und multifaktoriell, sondern auch die auftretenden Gesundheitsstörungen. Von den Vertretern von Versicherungsträgern werden **gesicherte Zusammenhänge** eingefordert. Im Sinne einer EBM wird es von ihnen als Aufgabe der Wissenschaft gesehen, erst einmal zu beweisen, dass eine Verbindung zwischen einer aufgetretenen Gesundheitsstörung und einem Umweltbezug vorliegt. Dann würden die Krankenkassen sich an Maßnahmen, Behandlungen, Therapien beteiligen. Allerdings müsste es „mehr sozusagen schon in die Umsetzungsphase eigentlich reinreichen" [Herr Drewitz, Absatz 5]. Als Einschränkung wird allerdings noch die finanzielle Situation angeführt, was wie die Offenhaltung einer Hintertür wirkt.

> „Wenn es darum geht, dass die Vermutung besteht, dass ein Zusammenhang mit bestimmten Umweltsituationen, -konstellationen geht und einer Krankheit, um Vermutung. Dann sagen wir: O.K., das ist jetzt Wissenschaft. Da muss jetzt mal sozusagen die Forschung belastbare Ergebnisse bringen, dass da Zusammenhänge bestehen." [Herr Drewitz, Absatz 53]

> „Und wenn Sie dann in den Bereich gehen, wo eben die wissenschaftliche Lage doch sehr unbestimmt ist, da wird's ja noch viel schwieriger. Da müssen wir eben auch sagen: Tut uns jetzt an der Stelle erst einmal furchtbar leid, aber wir bräuchten da schon bessere Erkenntnisse und belastbare Ergebnisse, bevor wir hier irgendwelche Verträge abschließen können" [Herr Drewitz, Absatz 47]

Es stellt sich die Frage, was bessere Erkenntnisse sind. Vermutlich sind Kausalnachweise gemeint, die aber in der Umweltmedizin kaum zu erbringen sind.
Die Diagnose – das A und O der Versorgung
  Die Auswertung der Interviews zeigt, dass bei den Vertretern von Versicherungsträgern ein biomedizinischer Ansatz vorherrscht. Versorgung passiert folglich nach dem Schema: Beschwerden – Diagnose – Therapie. Die Interviewpart-

ner fühlen sich in einer Zwickmühle. Sie sehen sich nicht in der Lage, ihren Versicherten zu helfen, wenn diese nicht durch eine vorliegende Diagnose einsortiert werden können. Ihr Ausgangspunkt für das Abschließen von Versorgungsverträgen sind nicht die konkreten Beschwerden der Versicherten, sondern das Vorliegen von besseren Erkenntnissen und belastbaren Ergebnissen.

„Also da ist eben das Problem, das und das gilt für alle anderen Geschichten genauso, wenn es zweifelhaft ist, das eine gewisse Ursache vorliegt oder eine gewisse Therapie bestimmte Wirkungen zeigt, dann ist sie nicht zugelassen für die Behandlung auf Krankenkassenkosten. Dann ist sie außen vor an der Stelle."
[Herr Drewitz, Absatz 45]

„Die Hotline würde die erst einmal fragen: Was liegt denn vor? Also, gibt es eine Diagnose schon? Also, welche Diagnose? Die würden sich dann, wenn es um eine Krankheit ginge, die umweltverursacht ist, würden die sagen: Die Diagnose liegt vor, ist die sicher? Wenn die sicher ist, würden die sagen, welche Einrichtungen gibt es, die sich mit solchen Fragen beschäftigen, gegebenenfalls. Wenn der nicht schon eine kennt, weil, wenn der eine Diagnose hat, denke ich mal, dann war er bereits irgendwo und hat sich daraufhin untersuchen lassen. Wenn es nun unspezifisch ist, können die jetzt keine Diagnosen stellen" [Herr Drewitz, Absatz 21]

Diese Interviewausschnitte machen ein Dilemma in der umweltmedizinischen Versorgung deutlich: Es fehlen u. a. grundlegende Kenntnisse zur Ätiologie und Diagnose der Gesundheitsstörungen. Den Patienten wird weitergeholfen, wenn eine Diagnose vorliegt. Aber der Patient mit umweltbezogenen Gesundheitsstörungen hat in den meisten Fällen gerade keine Diagnose. Es ist sein großes Bedürfnis, eine Diagnose zu erhalten. Die Diagnose scheint eines der entscheidenden Momente innerhalb des Versorgungsgeschehens zu sein. Erst dann erhält der Patient weitere Hilfe von den Versicherungsträgern und Hinweise auf andere Versorgungsangebote. Die Versicherungsträger sind eher fokussiert auf einzelne Erkrankungen als auf Versorgungswege. Wenn eine Diagnose vorliegt, gibt es auch Wege bzw. adäquate Versorgungsangebote.

4.5.2 Handlungsspielraum und Handlungsstrategien der Versicherungsträger

Es gibt keine Strategie für Angebote an Versicherte, die sich mit umweltbezogenen Gesundheitsstörungen an ihre Krankenkasse wenden. Bei dem Vorgehen der Mitarbeiter handelt es sich immer um Einzelfallentscheidungen, die stark abhängig davon sind, welchem Ansprechpartner die Versicherten innerhalb der Krankenkasse gerade bekommen und wie diese Person individuell mit der an sie herangetragenen Fragestellung umgeht. Der folgende Interviewausschnitt zeigt zum

4 Der umweltmedizinische Versorgungsprozess (Ergebnisse/Interpretation) 205

einen eine Unvorbereitetheit der Versicherungsträger für solche Fragestellungen und stellt zum anderen auch den Bedarf hierfür in Frage:

„Denn bei der Krankenkasse sitzt im Regelfall der Sozialversicherungsfachangestellte. Ein Verwaltungsmensch. Klar versuchen wir Fallmanagement zu machen oder so etwas. Aber dass bewegt sich natürlich alles in anderen, sicherlich auch nicht unwichtigen, Bereichen." [Frau Silbermann, Absatz 31]

Eine Beschränkung der finanziellen Mittel bei der Etablierung von Versorgungsangeboten wird zwar angeführt, der Tenor ist aber: „Na ja, dass muss ich ja auch noch sagen. Klar, wir haben kein Geld." Dies scheint aber keine primäre Schwierigkeit zu sein.

Die Interviewpartner beklagen in den Gesprächen einen Mangel an Flexibilität innerhalb des Versorgungssystems. In etlichen Bereichen ist es den Krankenkassen nicht möglich, sich zu engagieren, weil es ihnen gesetzlich untersagt ist. Nach dem Wettbewerbsgesetz (Bundesgesetz gegen den unlauteren Wettbewerb) ist es den Krankenkassen untersagt, spezielle Anbieter zu empfehlen. Sie dürfen nur Auflistungen von (ärztlichen) Anbietern an die Versicherten weitergeben. Von den Vertretern der Versicherungsträger wird es als Manko erlebt, dass sie keine Vergleiche zwischen existierenden Versorgungsangeboten anstellen und auf dieser Basis dann Empfehlungen an ihre Versicherten weitergeben können. Ein solches Vorgehen würden sie als ein wünschenswertes Instrument für mehr Qualität ansehen.

„Ich bin der Meinung, dass man durchaus die Möglichkeit haben sollte, auch als Krankenkasse auf Anbieter, also auf Versorger hinzuweisen, die zumindest nach unserer Kenntnis eine gute Versorgung auch anbieten, eine gute Behandlung auch anbieten." [Herr Drewitz, Absatz 15]

Unter rechtlichen Gesichtspunkten dürfen auch Haftungsfragen bei Empfehlungen der Krankenkassen an ihre Versicherten nicht unberücksichtigt bleiben und führen zu einer entsprechenden Zurückhaltung. „Wo soll ich jetzt sozusagen als Krankenkasse da irgendwelche Schwerpunkte setzen können?" [Frau Silbermann, Absatz 29].

In Verbindung mit diesen Restriktionen wird die Qualität bzw. eine fehlende Qualität innerhalb des Gesundheitssystems wahrgenommen. Eingefordert wird mehr Transparenz und eine Offenlegung vorhandener Daten seitens der Versorgungsanbieter, damit die Krankenkassen diese auswerten können und damit eine Grundlage für Empfehlungen an ihre Versicherten hat. Als wünschenswert wird die Möglichkeit gesehen, eigene Angebote zu formulieren und

Ärzte im Sinne von Managed Care zu beschäftigen. Als erfolgreiches Beispiel werden Disease Management Programme genannt:

> „Man muss sich in das Programm einschreiben. Aktiv. Also es ist relativ neu in der Bundesrepublik, das gab es ja bis vor einigen Jahren überhaupt nicht, dass man gezielte Programme anbietet, mit gezielten Ärzten oder gezielten Krankenhäusern. Also wir haben ja noch mehr Disease Management Programme, z. B. Brustkrebs. Da haben wir nur mit bestimmten Krankenhäusern Verträge, die dann auch zur stationären Behandlung von Brustkrebs in diesem Programm zugelassen sind. Insofern könnten wir da natürlich immer sagen, wer ist dabei, wer ist nicht dabei, weil der sich aktiv eingeschrieben hat. Das ist ja bei anderen Versorgungsprozessen nicht der Fall, da gibt es ja keine aktive Einschreibung. Also weder vom Versicherten noch vom Arzt oder vom Krankenhaus. Sondern da behandelt derjenige, der zugelassen ist. Und wenn die jetzt z. B. eben eine umweltmedizinische Abteilung haben, oder sich in einem Schwerpunkt dorthin orientieren und dort jemand behandelt wird, dann erfährt der natürlich die gleiche sozusagen Versorgung wie alle anderen auch" [Herr Drewitz, Absatz 9]

Anhand dieses Interviewausschnittes wird deutlich, dass die Versicherungsträger an mehr Transparenz und Gestaltungsspielraum interessiert sind und Entwicklungen in diese Richtung sehr begrüßen.

Lösungsansätze werden in einer gut abgestimmten Behandlungskette und einem **Fallmanagement** gesehen:

> „Ich kenne die Odyssee. Nehmen Sie mal das Thema Rücken. Das ist das schönste Beispiel, das Sie haben können, wie die Leute von Pontius zu Pilatus rennen. Und mit ihren chronifizierten Schmerzen keine richtige Behandlung finden. Wo man sicherlich, wenn man früher ansetzen würde, mit guten Behandlern, ja, mit einer guten abgestimmten Behandlungskette, sehr viel mehr bewirken könnte, bevor das dann chronifiziert und alles." [Herr Drewitz, Absatz 31]

> „Klar versuchen wir Fallmanagement zu machen oder so etwas. Aber dass bewegt sich natürlich alles in anderen, sicherlich auch nicht unwichtigen Bereichen. Wo wir versuchen, wirklich in der Versorgung aktiv da was zu verändern. Und auch mehr die Kooperationen herzustellen. Dazu zählen eben diese integrierten Versorgungsverträge, wo peu a peu dann eben auch Behandlungsketten aufgebaut werden. Solche Ketten, da sind wir wirklich mit dran. Aber es geht natürlich dann da oftmals auch ich sage mal um die ganz großen Volkskrankheiten. [Frau Silbermann, Absatz 31]

In dem zweiten Interviewausschnitt wird von Frau Silbermann zweimal darauf hingewiesen, dass sich bisherige Bemühungen, Behandlungsketten aufzubauen, „natürlich" nur auf die großen Volkskrankheiten beziehen. Dies könnte man in

4 Der umweltmedizinische Versorgungsprozess (Ergebnisse/Interpretation) 207

Frage stellen und umgekehrt argumentieren, dass es leichter sei, Behandlungsketten für Krankheiten mit einer niedrigen Prävalenz aufzubauen und die dort gemachten Erfahrungen auf die großen Volkskrankheiten zu übertragen. Jedoch scheint es so zu sein, dass vorrangig Programme für Erkrankungen mit einer hohen Prävalenz entwickelt werden und dies kann mit ein Grund dafür sein, dass im Bereich der Versorgung bei umweltbezogenen Gesundheitsstörungen keine festen Behandlungsketten existieren. Des Weiteren wird der Bedarf hierfür nicht gesehen:

> „Aber wenn man jetzt irgendwie etwas Neues auch durchdrücken will, dann muss dass natürlich auch irgendwie einen Bedarf dafür geben. Sonst kann ich ein Ding nach dem anderen installieren, ohne eine Breitenwirkung zu erhalten. Ich will dann ja möglichst vielen damit helfen, wenn ich so etwas irgendwie anstoße und sage: Hier ist eine echte Lücke. Hier müssen wir mal etwas tun. Und die ist auf dem Feld bislang nicht gesehen worden." [Frau Silbermann, Absatz 39]

Wie bei den großen Volkskrankheiten wird auch bei der Umweltmedizin das vorrangige Aufgabenfeld im **präventiven** Bereich gesehen, welches nach Aussagen meiner Interviewpartner ein wichtiges Tätigkeitsfeld der Versicherungsträger darstellt. Als Beispiele werden etwa Schmerzkonferenzen oder die Beratung junger Familien hinsichtlich der Bedeutung des (langen) Stillens und anderer Ernährungsaspekte zur Allergieprophylaxe genannt. Auch der Bereich der Tertiärprävention wird in Form von Rehabilitationsberatern angeführt. Die Aussagen der Interviewpartner deuten darauf hin, dass von den Versicherungsträgern beim Thema Prävention der Fokus auf Verhaltensprävention liegt und die Verhältnisprävention, die für meine Fragestellung bedeutsamer ist, erst sekundär zum Tragen kommt.

Von einem meiner Interviewpartner wird bereits zeitig und im Verlauf des Gespräches wiederholt auf das eigene Angebot einer **Hotline** hingewiesen. Von dem anderen Gesprächspartner kein einziges Mal, obwohl ich aufgrund meiner Erfahrungen aus dem anderen Interview auf eine Aussage hierzu gewartet habe und auch versucht habe, mit meinen Nachfragen eine Brücke zu diesem Angebot, dass auch von diesem Versicherungsträger existiert, zu bauen. Ein durchaus bemerkenswerter Aspekt, dass dieses Versorgungsangebot bei einem Repräsentanten sehr gegenwärtig ist und einen unwahrscheinlich wichtigen Aspekt der Angebote an die eigenen Versicherten darstellt und von dem anderen Vertreter überhaupt nicht erwähnt wird.

Die Reaktionen auf meine Frage nach einem Interesse an zukünftigen Kooperationen oder Modellprojekten waren sehr verhalten. Der eine Interviewpartner ging erneut ausführlich auf bereits im bisherigen Verlauf des Gespräches geschilderte Zwänge ein. Diese sind: Das Projekt muss schon klar umrissen sein,

208   4 Der umweltmedizinische Versorgungsprozess (Ergebnisse/Interpretation)

es darf keine Forschung finanziert werden, die finanziellen Mittel sind begrenzt. Von dem anderen Gesprächspartner wurde knapp auf bisherige Einzelfallentscheidungen verwiesen

„Weil es auch nur in Einzelfällen so, es ist ja kein --, wenn der Arzt meinte: Aha, dass könnte, müsste man mal prüfen oder so, gucken Sie mal oder trinken Sie wirklich immer noch Ihr Wasser aus einer Leitung aus den 20er Jahren, wo noch Blei vielleicht verlegt worden ist? Dass wären ja solche Dinge, wo man natürlich dann irgendwo mal gucken muss. Aber dass, wie gesagt, die Krankenkasse kriegt relativ wenig mit von solchen Dingen." [Herr Drewitz, Absatz 37]

In Abbildung 14 sind zusammenfassend die Handlungsstrategien der Versicherungsträger im Umgang mit umweltbezogenen Gesundheitsstörungen ihrer Versicherten dargestellt.

Abbildung 14: Handlungsstrategien – Umgang der Versicherungsträger mit umweltbezogenen Gesundheitsstörungen

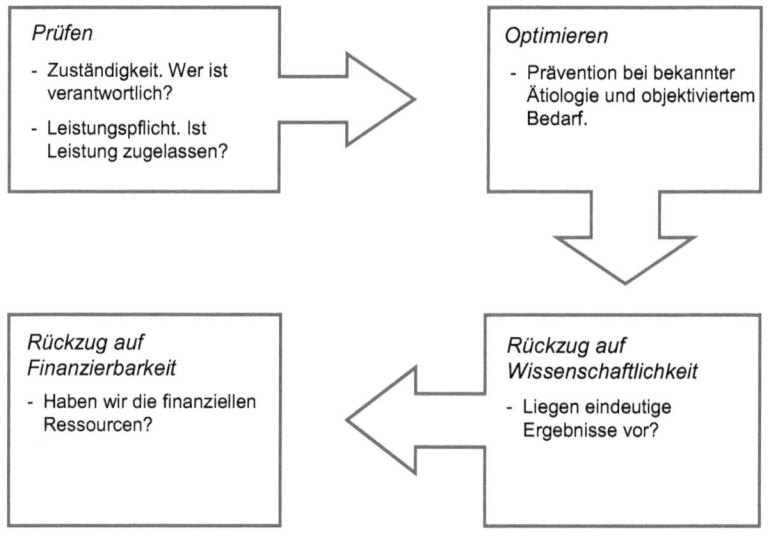

4 Der umweltmedizinische Versorgungsprozess (Ergebnisse/Interpretation) 209

4.5.3 Herausforderungen im Versorgungsgeschehen

Während der Auswertung der Interviews mit den Vertretern von Versicherungsträgern kristallisierten sich folgende drei elementare Herausforderungen im Versorgungsgeschehen von Patienten mit umweltbezogenen Gesundheitsstörungen heraus. Sie spiegeln sich in folgenden Fragen wieder:

A. Welche Rolle spielen die Versicherungsträger im Versorgungsgeschehen umweltbezogener Gesundheitsstörungen?
B. Wie definieren die Versicherungsträger selbst ihre Rolle?
C. Sind die Versicherungsträger Ansprechpartner für betroffene Versicherte?

Nachfolgende Antworten konnten herausgearbeitet werden:

Zu A: Die Versicherungsträger sind, wie bereits im Vorfeld der Untersuchung postuliert, nicht Hauptakteur im Feld der Versorgung von Patienten mit umweltbezogenen Gesundheitsstörungen. Aber sie sind auch nicht intervenierender Akteur. Sie spielen eine eher untergeordnete Rolle. Sie thematisieren umweltbezogene Gesundheitsstörungen nicht besonders und subsumieren sie unter: Erkrankungen, die abgerechnet werden.

Zu B: Die Selbstdefinition der Versicherungsträger erfolgt stark über Zuständigkeiten: Im Hinblick auf einen bestimmten Personenkreis (Versicherte) an einem bestimmten Ort (z.b. Berlin) sind sie zuständig für die Übernahme von Leistungen durch mit ihnen unter Vertrag stehende Leistungserbringer (z.B. Ärzte). Ihr Blickwinkel ist eher ein betriebswirtschaftlicher/ versicherungswirtschaftlicher. Sie sehen sich daneben auch als Anbieter von Präventionsprogrammen. Hier liegt ihr Fokus auf den Volkskrankheiten. Ihnen obliegt die Macht einzustufen, ob Versorgungsleistungen bewilligt werden oder nicht. Daneben kann auch Ohnmacht identifiziert werden: Bei umweltbezogenen Erkrankungen sind die Einflussmöglichkeiten der Versicherungsträger begrenzt.

Zu C: Die Versicherungsträger sind für ihre Versicherten weder Ansprechpartner hinsichtlich der Vermittlung eines adäquaten professionellen Versorgungsdienstleisters noch der Benennung eines Weges, den die Versicherten bei umweltbezogenen Gesundheitsstörungen gehen können. Sie sind Ansprechpartner für Fragen zur Übernahme von Versorgungskosten. Sie kritisieren die herrschenden Rahmenbedingungen als Hemmnis, ohne aktiv zu versuchen, diese zu gestalten.

4.6 „Wir haben Zeit für die Patienten" – die Hotlines

Dieser Abschnitt zeigt die Ergebnisse der Auswertung der Interviews mit den Vertretern von Hotlines der Versicherungsträger auf. Telefon-Hotlines werden von den meisten größeren Versicherungsträgern angeboten. In der Regel sind diese Hotlines kundenfreundlich zu erreichen: sie haben lange Öffnungszeiten und sind üblicherweise über preisgünstige Festnetznummern zu erreichen. Meistens gibt es eine Telefonnummer für versicherungstechnische Fragen und eine zu Gesundheits- bzw. Krankheitsfragen, oft auch Ärzte Hotline oder Medizinische Hotline genannt. Nach meinem Eindruck aufgrund der geführten Interviews vergeben die Versicherungsträger dieses Angebot häufig an externe Call-Center.

Uneinheitlich sind die Angaben darüber, ob Auskünfte zu einem Versicherten vorhanden sind, falls dieser nach dem Erstkontakt erneut anruft und weitergehende Informationen wünscht. Während ein Gesprächspartner angibt, dass es keine routinemäßige Auswertung der Daten diesbezüglich gibt und deshalb nicht bekannt ist, ob es einen inhaltlichen Bezug zwischen einzelnen Telefongesprächen gibt, verweist ein anderer Interviewpartner auf die Dokumentationspflicht, der alle Ärzte unterliegen, und die auch für die Hotlines gilt. Von den Mitarbeitern dieser Hotline werden kurze Notizen angefertigt, die der ärztlichen Schweigepflicht unterliegen und auch nicht dem Auftrag gebenden Versicherungsträger zugänglich sind. Die Durchführung einer ärztlichen Dokumentation stellt ein mögliches Qualitätsmerkmal der angebotenen Beratung dar. Aufzeichnungen ermöglichen die Nachvollziehung des Gesprächsverlaufes und eine mögliche Anknüpfung hieran. Allerdings steht dem in seltenen Fällen der Wunsch einiger Versicherter nach Anonymität entgegen.

Warum wenden sich Patienten/Versicherte an die Hotlines?
Für die Versorgung von Patienten mit umweltbezogenen Gesundheitsstörungen muss üblicherweise viel Zeit eingeplant werden. Die gesamte umweltmedizinische Anamnese ist in der Regel zeitintensiv und für einen niedergelassenen Arzt nicht innerhalb des Rahmens der üblichen Gesprächsvergütung der GKV leistbar:

> „Stellen Sie sich mal vor, Sie sitzen in der allgemeinärztlichen Praxis und der arme Kollege muss 120 Leute am Tag sehen und einer davon hat so ein umweltbezogenes Problem. Der braucht ja allein für die Schilderung seiner Krankengeschichte schon 10 Minuten. So, wir leben aber heutzutage in der 2-Minuten-Medizin sage ich jetzt mal so salopp, d. h. die Leute finden sich schneller draußen vor der Tür wieder als sie sich dass vorstellen, wenn sie mit so einem Anliegen zum Arzt gehen."
> [Herr Wagener, Absatz 14]

4 Der umweltmedizinische Versorgungsprozess (Ergebnisse/Interpretation)

Der überwiegende Teil der Anrufer verfügt zum Zeitpunkt der Kontaktaufnahme bereits über eine Versorgungskarriere, ist unzufrieden mit seiner Versorgungssituation und auf der Suche nach einer Hilfestellung. Eine für einen gelungenen Kontakt entscheidende Ressource der Hotlines ist **Zeit**. Im Zuge der Ökonomisierung der Medizin wird diesem Basisbedürfnis der Patienten bei den Ärzten immer weniger Rechnung getragen.

„Also in der Regel ist es so, dass die Leute ja schon eine ordentliche Karriere hinter sich gebracht haben was den Besuch von Ärzten und dergleichen angeht. Die sind ja oft relativ gut informiert. D. h. weshalb die dann letztendlich bei uns anrufen ist das immer größer werdende Maß an Unzufriedenheit. Und die Frustration an anderen Stellen, dass sie niemand ernst nimmt oder dass nichts therapeutisch Besonderes passiert sage ich jetzt mal. Und die sehen uns dann so als eine letzte Chance der Information und holen sich hier in großen Teilen dass, was sie beim Arzt oder anderen Stellen nicht kriegen. Und dass ist der Faktor Zeit." [Herr Wagener, Absätze 11-12]

Ein Gespräch mit umweltmedizinischer Symptomatik dauert nach Aussage meiner Interviewpartner 15 bis 30 Minuten. Das Gespräch wird von dem Anrufer zu dem Zeitpunkt beendet, an dem dieser der Meinung ist, keine Fragen mehr zu haben:

„Oder auch besonders Wert darauf legen, dass die Versicherten innerhalb dieses Gespräches das Gefühl haben, sie haben alles sagen und fragen können. Und die Versicherten das Gespräch auch beenden. Wir zum Schluss noch mal fragen: Konnten wir Ihre Fragen beantworten? Können wir noch etwas für Sie tun? Ist noch irgendetwas offen geblieben? Und in dieser Form das Gespräch dann beenden, dass die Versicherten sagen: Ja, jetzt komm ich erst einmal weiter damit." [Herr Niemeyer, Absatz 20]

Den Anrufenden scheint durchaus bewusst zu sein, dass die Hotline-Mitarbeiter keine Diagnose stellen können. Wird ihnen jedoch eine bereits von ihrem Arzt gestellte Diagnose als sehr wahrscheinlich zutreffend von den Hotline-Mitarbeitern bestätigt, so glauben sie ihnen „öfter als dem behandelnden Arzt" [Frau Dr. Jagemann, Absatz 36]. Dies verweist auf die Bedeutung einer Zweitmeinung. Gegenüber der Hotline haben die Patienten andere Erwartungen als bei ihrem behandelndem Arzt.

„Ganz häufig geht es gar nicht mal unbedingt darum, da den richtigen Diagnosestempel drauf zu machen, sondern den Leuten eine Bewältigung ihrer Symptome anzubieten." [Frau Dr. Jagemann, Absatz 36]

Der psychosoziale Aspekt der Erkrankung als Einflussfaktor wird von den Interviewpartnern nur umschreibend genannt:

> „Wo es sicher, sagen wir mal vorsichtig formuliert, einen nicht unbeträchtlichen Anteil von Menschen gibt, deren Probleme sicher woanders liegen als in diesem Bereich selber." [Frau Dr. Jagemann, Absatz 10]

Welchen Stellenwert hat die Umweltmedizin bei den Hotlines?
Die ärztliche Zusatzbezeichnung Umweltmedizin ist meinen Interviewpartnern bekannt. Jedoch wird sie von einem Interviewpartner als außerhalb der Schulmedizin stehend gesehen:

> „Wir haben hier Fachärzte. Alles ausgebildete schulmedizinische Fachärzte, also wir haben schon einen Schwerpunkt im schulmedizinischen Bereich."
> [Herr Wagener, Absatz 29]

Deutlich zeigt dieses Zitat, dass die Umweltmedizin von diesem Gesprächspartner nicht als vollwertig und ernst zu nehmend angesehen wird, obwohl es eine 5jährige schulmedizinische Facharztausbildung für Hygiene und Umweltmedizin gibt.

Nach Aussagen meiner Interviewpartner sind die gestellten Fragen oftmals sehr spezifisch und es ist mitunter durchaus am Telefon möglich, einen Zusammenhang auszuschließen. Neben der Formulierung „spezifisch" wurde auch der Terminus „abstrus" benutzt. Zur Illustration wurde das Beispiel einer Erkältung im letzten Winter genannt, die retrospektiv mit Umweltfaktoren in der Wohnung in Verbindung gebracht wird. Aus Sicht des Interviewpartners ist die Wahrscheinlichkeit einer Erkältung auch ohne diese Umweltfaktoren in der Wohnung so hoch, dass eine weitere Abklärung in dieser Situation als nicht sinnvoll angesehen wird.

Der Umgang der Hotline-Mitarbeiter mit unspezifischen Fragestellungen ist ambivalent. Einer meiner Interviewpartner verweist darauf, dass der behandelnde Arzt die Beschwerden der Patienten ernst nehmen soll. Ein anderer Interviewpartner merkt an, dass es über die Auswirkungen einer Wasserader im Schlafzimmer keine wissenschaftlich gesicherten Aussagen im Sinne von Evidence Based Medicine gibt. Damit führt er ein Beispiel an, welches keine typisch umweltmedizinische Fragestellung darstellt. Diese Wahl erweckt bei mir den Eindruck, dass der Mitarbeiter die umweltmedizinischen Anrufer selbst nicht ganz ernst nimmt und versucht, sie leicht abwertend in eine esoterische Schublade zu stecken.

4 Der umweltmedizinische Versorgungsprozess (Ergebnisse/Interpretation)

4.6.1 Beratung und Empfehlungen

Komprimiert und gut nachvollziehbar zeigt Herr Niemeyer im nachfolgenden Interviewausschnitt auf, wie ein Telefonkontakt abläuft, bei dem der Gesprächspartner angibt, eine Störung zu haben, die mit der Umwelt zusammen hängen könnte oder sich dieser Verdacht innerhalb des Gespräches ergibt:

> „Also, erstmal klären wir natürlich, liegt eine Diagnose vor? Oder wird symptombezogen gefragt? So, dass wir dann dem Versicherten versuchen zu erklären, d. h. wir geben mögliche Erklärungen rund um ihre Erkrankung oder um ihre Symptome. Besprechen, was vielleicht an Diagnostik nötig ist, machbar ist. Was erforderlich ist. An wen sie sich in diesem Falle natürlich auch wenden könnten. So, dass, wenn wir jetzt symptombezogen ausgehen, es durchaus sein kann, dass wir darauf kommen, dass z.B. eine Abklärung erforderlich ist in internistischer Art, allergologischer Art, psychosomatisch, rheumatologisch. Also das wären so Möglichkeiten wo wir Hinweise geben würden, wo eine entsprechende Abklärung erforderlich sein könnte.
> Wir sehen das so, dass jeder Fall natürlich individuell ist. Machen natürlich trotzdem keine schablonenmäßige Beratung. Wir können weder eine Diagnose geben noch eine Abklärung am Telefon machen. Geschweige denn Therapieempfehlungen geben. D. h. wir versuchen, alle Möglichkeiten auszuleuchten, die in diesen Bereichen Diagnose, Abklärung, Therapie eventuell möglich sind um dann vielleicht so eine Bahnung zu weiteren Schritten zu ermöglichen."
> [Herr Niemeyer, Absätze 3, 4]

Herr Niemeyer macht in diesem Zitat sehr deutlich, dass die Anrufer von den Mitarbeitern der Hotline keine Diagnose oder Therapieempfehlungen bekommen. Aber der Versicherte kann alle Eventualitäten diesbezüglich besprechen. Er bekommt ein **Forum**, um seine Fragen zu stellen und seine Ängste zu äußern. Liegt schon eine Diagnose vor, bildet diese die Grundlage für das weitere Vorgehen. Schildern die Anrufer hingegen Symptome, werden diagnostische Möglichkeiten aufgezeigt, wobei deutlich auch auf Grenzen bzgl. der Machbarkeit und der Notwendigkeit nachfolgender Schritte hingewiesen wird. Geprüft wird, ob die genannten Symptome und Schilderungen einen umweltmedizinischen Zusammenhang vermuten lassen. Wert wird auf die individuelle Zuschneidung der Beratung gelegt. Dem Hilfesuchenden wird bei der Anbahnung weiterer Schritte geholfen.

Dieser Kundendienst fällt den Hotlines umso leichter, je konkreter die Fragestellung ist. Es ist auf Seiten der Interviewpartner eine gewisse Technisierung zu spüren; besonders erwünscht sind Fragestellungen, die wie bei einer Computerhilfehotline „abgearbeitet" werden können. Sie sollen „handfest" sein und nicht schlecht fassbare Phänomene und Symptome zu beschreiben:

"Richtig schwierig ist es, jemand ruft hier an mit irgendeinem ganz unspezifischen Symptom und fragt mich: Kann das dieses oder jenes sein? Das ist für den Service den wir hier anbieten eigentlich die denkbar ungünstigste Konstellation. Die denkbar beste Konstellation ist: Ich habe folgendes. Was für Optionen gibt es? Oder: ich habe das und das gemacht bekommen. Was ist denn das? Das ist relativ handfest. Die Situation, ich habe seit 20 Jahren dieses komische Rumoren im Bauch und könnten das jetzt auch die Schimmelpilze in meiner Wohnung sein, die ist relativ undankbar, weil ein komplettes nein gibt es in der Medizin relativ selten, auf der anderen Seite sind wir dann wieder an dem Punkt, wo es schwierig wird so etwas differentialdiagnostisch weiter zu sortieren." [Dr. W., Absatz 26]

Erster Ansprechpartner für Patienten mit umweltbezogenen Gesundheitsstörungen und Koordinator des Gesamtprozesses ist aus Sicht der Hotline-Mitarbeiter der Hausarzt. Eine offene Fragestellung des Anrufenden im Sinne von: „Was soll ich denn jetzt machen?" wird tendenziell nicht mit einem Verweis zum Umweltmediziner beantwortet. Meine Gesprächspartner sehen hier insbesondere die Erfordernisse der Prozessebene: Das Gesundheitssystem funktioniert aus diesem Blickwinkel nur dann reibungslos, wenn eine Vorfilterung auf der Ebene der Basisanbieter etabliert ist.

„In aller Regel ist es auch sinnvoll, die Betroffenen eben erst einmal nicht direkt zum Umweltmediziner zu schicken, sondern denen zu sagen, dass der Hausarzt sagen wir mal eine Filterfunktion hat und man ja auch erst einmal mit dem besprechen kann, inwieweit dessen Meinung nach ein solches Problem vorliegen kann."
[Frau Dr. Jagemann, Absatz 8]

„Das ist ja auch politisch so gewollt letztlich. Auch mit der Praxisgebühr. Mit den Überweisungen, die daraus entstehen können. Und für uns dass natürlich auch durchaus Sinn macht. Wenn die Information an einer Stelle zusammenlaufen. Was ja optimalerweise der Hausarzt ist." [Herr Niemeyer, Absatz 40]

„Dass ist in der Regel der Hausarzt, oder wenn wir Informationen dazu haben, einer, der sich auf die Fahnen schreibt, dass er zum Thema Umweltmedizin etwas beitragen kann." [Herr Wagener, Absatz 21]

Ebenso wie von den Gesprächspartnern der Versicherungsträger wird auch von den Vertretern der Hotlines darauf hingewiesen, dass aus wettbewerbsrechtlichen Gründen den Patienten bei Anfragen immer mehrere Institutionen oder Ärzte genannt werden. Ist dies nicht möglich, etwa bei Selbsthilfegruppen, wird versucht, auf Hauptorganisationen zu verweisen, von denen die Anfrage dann möglicherweise an regionale Gruppen weiter geleitet werden kann.

4.6.2 Handlungsstrategien der Hotlines

Als kennzeichnend für die Beratungssituation haben sich zwei unterschiedliche Ansätze gezeigt: Zum einen der direktive, eher schulmedizinische Ansatz. Im Mittelpunkt stehen das Problem, seine Ursachen und seine Behandlung. Der Berater definiert das Problem und gibt zu erkennen, dass er für die Erkennung der Ursachen und die Diagnose verantwortlich ist. Er schlägt vor, was zur Förderung der Prozesse (Behebung des Problems) getan werden muss. Der Klient (hier Versicherte) wird auf die Entscheidung zurückgeworfen, in wieweit er mitarbeiten will, beispielsweise indem er Fragen beantwortet. Dem gegenüberstehend ist der nicht-direktive Ansatz nach Rogers (1942, 1951). Hier hilft der Berater, Gefühle, Einstellungen und Reaktionen klarer zu erkennen. Die Person steht im Vordergrund. Sie führt zu den Problemen, die für sie emotional relevant sind. Verlangt sie nach Lösungen, gibt der Berater zu erkennen, dass der Klient selbst für diese Lösungen verantwortlich ist. Er erhält dadurch die Möglichkeit, zu Einsichten über seine Situation zu gelangen und selbsttätig Handlungen zur Lösung seines Problems zu wählen.

„Wir sehen uns als Unterstützer. Als Menschen, die eben sich Zeit nehmen für den Versicherten, um Dinge auszuloten, um da vielleicht noch mehr Informationen zu geben. Mit diesen Informationen sie sich als informierter Patient wieder an ihre Ärzte, an den niedergelassenen Hausarzt, wenden können." [Herr Niemeyer, Absatz 6]

Bei einem meiner Interviewpartner, der eher direktiv zu beraten scheint, ist eine gewisse Frustration und Lustlosigkeit zu spüren. Möglicherweise zweifelt er an der Sinnhaftigkeit seiner Beratertätigkeit, in dem Sinne, dass er bezweifelt, ob die Patienten sich von ihm aufzeigen lassen, dass ihre bisherigen Vorstellungen über ihre Erkrankung und dessen Entstehung nicht wissenschaftlich bestätigt werden können. Weiterhin entsteht der Eindruck, er sehe für sich keinen befriedigenden Lösungsvorschlag, den er den Anrufern anbieten könne. Seine Denk- und Sprechweise wirkt eher ökonomisch und system- bzw. strukturorientiert, wodurch er weniger empathisch und abwertend gegenüber dem Anrufer erscheint. Verpflichtet fühlt er sich eher einer Institution, beispielsweise der Versicherung, für die er arbeitet oder allgemein dem Gesundheitswesen. Sein Bild von Anrufern mit umweltmedizinischer Fragestellung ist das eines schwierigen Patienten.

Ein Interviewpartner, der eher entsprechend des klientenzentrierten, nicht-direktiven Ansatzes zu arbeiten scheint, argumentiert ohne defizitäre Kommentare und wirkt dadurch empathischer. Er transportiert in seinen Aussagen eine akzeptierende Einstellung mit Mitgefühl und Verständnis gegenüber den Anrufern. Hinzu kommt, dass er den Eindruck vermittelt, sich als Mensch einzubringen. Erkennbar versucht er, die Handlungsspielräume der Anrufer zu erweitern. Die Verantwortlichkeit wird vom Klientenbezug geleitet.

In Abbildung 15 sind zusammenfassend die Handlungsstrategien der Hotlines im Umgang mit den telefonischen Anfragen von Versicherten mit umweltbezogenen Gesundheitsstörungen dargestellt.

Abbildung 15: Handlungsstrategien – Umgang der Hotlines mit Versicherten mit umweltbezogenen Gesundheitsstörungen

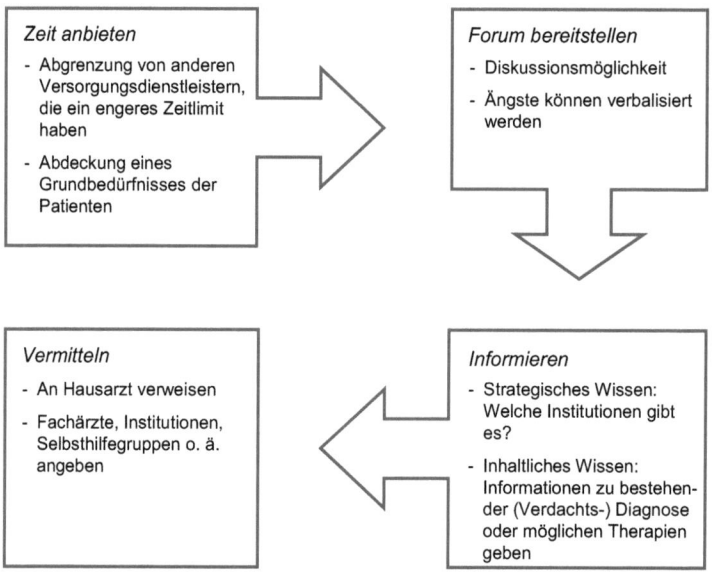

4.6.3 Herausforderungen im Versorgungsgeschehen

Die sich während der Auswertung der Interviews mit den Vertretern von Versicherungsträgern (Abschnitt 4.5) herauskristallisierten drei elementaren Herausforderungen im Versorgungsgeschehen der Patienten mit umweltbezogenen Gesundheitsstörungen lassen sich auf die Auswertung der Interviews mit Vertretern der Hotlines, die einen Teil des Angebotes der Versicherungsträger abbilden, übertragen. Die Herausforderungen spiegeln sich in folgenden Fragen wieder:

4 Der umweltmedizinische Versorgungsprozess (Ergebnisse/Interpretation) 217

A. Welche Rolle spielen die Hotlines im Versorgungsgeschehen umweltbezogener Gesundheitsstörungen?
B. Wie definieren sie selbst ihre Rolle?
C. Sind die Hotlines Ansprechpartner für betroffene Versicherte?

Nachfolgende Antworten konnten herausgearbeitet werden:

Zu A: Die insbesondere wahrgenommene Rolle der Hotlines ist die Weitergabe von Informationen und die Weitervermittlung der Anrufer an Versorgungsdienstleister. Durch die Übernahme einer Filter- und Sortierfunktion steuern sie die Versorgungswege der Versicherten mit. Je greifbarer die an sie gerichtete Fragestellung ist, umso konkreter können sie weiterhelfen. Sie sind Berater, d.h. sie geben Hinweise, versuchen Klärungen voranzubringen und zu unterstützen. Gegebenenfalls versuchen sie, aus ihrer Sicht gegebenen Fehlentwicklungen und überzogenen Erwartungshaltungen entgegenzusteuern.

Zu B: Die Hotlines sehen ihr Angebot als komplementär an. Von ihnen werden keine Diagnosen gestellt und keine Therapieempfehlungen gegeben. Stattdessen bieten sie ein Forum, in dem Fragen gestellt und diskutiert werden kann und in dem die Möglichkeiten und Grenzen weiterer Schritte bzw. alternativer Therapien aufgezeigt werden können. Unterschiedlich sind die Ausprägungen der wahrgenommenen Rolle der Interviewpartner. Zum wird die Sichtweise des Beraters eingenommen. Dieser versucht, die Versicherten mit benötigten Hinweisen zu versorgen und die Klärung offener Fragen zu unterstützen. Ein anderer Blickwinkel ist die Rolle des Spezialisten, der entscheidet, was für die Anrufer am besten ist. Er kann aus eigener Sicht auch „etwas in die Wege leiten", wobei es sich im Grunde aber eher um die Leitung des Versicherten handelt, indem ihm Handlungsalternativen aufgezeigt werden.

Zu C: Vom eigenen Selbstverständnis her: Ja. Sie bieten ein offenes, niederschwelliges Angebot, welches von den Versicherten ohne thematische Einschränkung oder krankheitsbezogene Vorgaben der Versicherungsträger genutzt werden kann. Sie bieten den Versicherten Zeit, eine derzeit besonders knappe Ressource innerhalb des bundesdeutschen Versorgungsgeschehens. Aufgrund der üblicherweise sehr kundenfreundlichen Servicezeiten der Hotlines ist ihr Angebot für die Versicherten gut zugänglich.

4.7 Zusammenfassende Darstellung der Codes und Kategorien

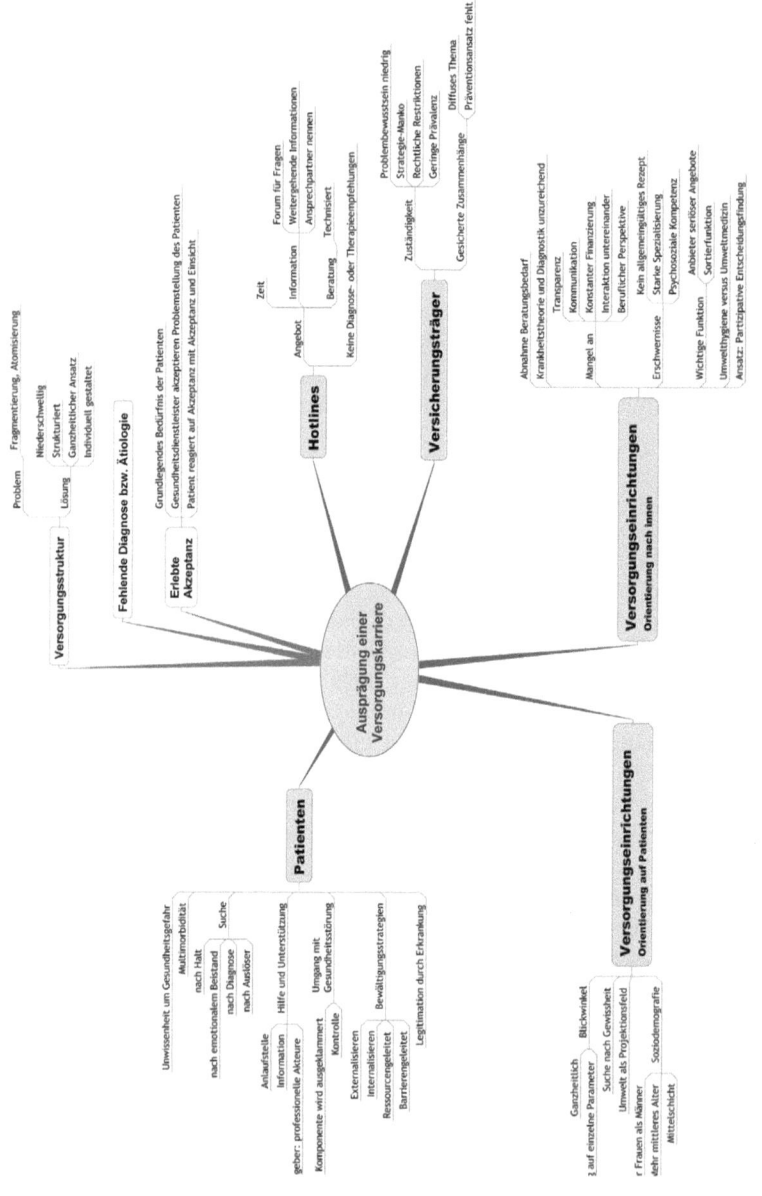

4 Der umweltmedizinische Versorgungsprozess (Ergebnisse/Interpretation) 219

4.8 Gegenstandsbegründete Theorie zur Entstehung von Versorgungskarrieren

Die vorliegende Theorie gründet auf den empirischen Daten der in dieser Arbeit vorgestellten Untersuchung und stellt somit eine bereichsbezogene Theorie dar. Sie benennt Einflussfaktoren, die bei Patienten mit umweltbezogenen Gesundheitsstörungen zur Ausprägung einer Versorgungskarriere führen können. Die ausgearbeitete Theorie wird von dem in Abbildung 16 dargestellten Modell veranschaulicht.

Zentrale These ist, dass von den Patienten im Prozess der Auseinandersetzung mit ihrer Erkrankung und der Bewegung/Suche nach Unterstützung im gesundheitlichen Versorgungssystem **Orientierungsarbeit** zu leisten ist. Zu jeder Orientierungsarbeit gibt es eine individuelle Orientierungszeit. Die Orientierungsarbeit kann sofort (beim ersten Versorgungskontakt) gelingen oder wenn sie nicht erfolgreich verläuft den Patienten zeitlebens begleiten.

Abbildung 16: Modell zur Entstehung von Versorgungskarrieren bei Patienten mit umweltbezogenen Gesundheitsstörungen

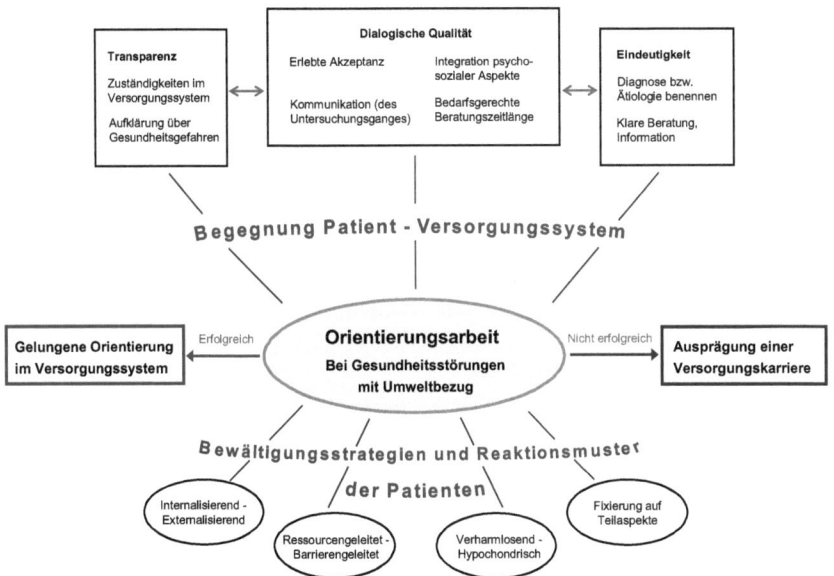

Die Einflussfaktoren auf die zu leistende Orientierungsarbeit bewegen sich auf zwei Ebenen. Auf der strukturellen Ebene kommt es zur Begegnung des Patienten mit dem Versorgungssystem. Auf der personalen Ebene zeigen sich Bewältigungsstrategien und Reaktionsmuster der Patienten im Umgang mit ihren Gesundheitsstörungen. Zwischen den beiden Ebenen bestehen Wechselwirkungen. Je nach Vorhandensein und Ausprägung der identifizierten Einflussfaktoren dimensionalisiert sich die zu erbringende Orientierungsarbeit zwischen den beiden Polen einer gelungenen Orientierung im Versorgungssystem und der Ausprägung einer Versorgungskarriere. Es gibt keine Einschränkung bei der zeitlichen Dimension.

Die Fokussierung auf die Orientierungsarbeit stellt den Patienten als aktiv handelndes Individuum in den Vordergrund. Der Begriff zeigt den prozesshaften Charakter des untersuchten Phänomens auf und verweist gleichzeitig auf eine strukturell-interaktionale Perspektive, die den Fokus auf die Wechselwirkung von Bedingung und Handlung richtet.

Die Orientierungsarbeit findet eingebettet in die strukturellen Bedingungen der gesundheitlichen Versorgung statt. Diese Versorgungsbedingungen beeinflussen u. a. wiederum die von den Patienten angewendeten Bewältigungsstrategien und Reaktionsmuster im Umgang mit ihrer Gesundheitsstörung. Durch den Verlauf der Orientierungsarbeit kann es zur Veränderung der personalen Bewältigungsstrategien und Reaktionsmuster kommen.

Die Kategorien Transparenz, Eindeutigkeit und dialogische Qualität bilden die bedeutendsten Einflussfaktoren auf die Orientierungsleistung in Bezug auf das Versorgungssystem. Diese Begriffe fassen die Anforderungen an die strukturellen Rahmenbedingungen und an das Handeln der professionellen Akteure zusammen. Sie beeinflussen sich wechselseitig.

Transparenz wird zur Unterstützung der zu leistenden Orientierungsarbeit insbesondere bezüglich der Zuständigkeiten im Versorgungssystem benötigt. Sowohl die Patienten als auch die professionellen Akteure erleben die derzeitige Versorgungslandschaft als fragmentiert. Die Patienten wissen nicht, an wen sie sich mit ihren Gesundheitsstörungen wenden sollen und viele professionelle Akteure fühlen sich von dem Anspruch überfordert, die Patienten innerhalb des Versorgungssystems weiterzuleiten.

Aber auch im Hinblick auf bestehende Gesundheitsgefahren ist Transparenz erforderlich. Die Patienten sind verunsichert, von welchen Umweltmedien in ihrem Umfeld eine Gesundheitsgefahr ausgehen kann und wie sie sich zur Vermeidung von Risiken verhalten sollen.

Eindeutigkeit erleichtert den Patienten die Orientierung im Versorgungssystem. Die Suche nach einer eindeutigen Diagnose bzw. Ätiologie ist ein wesentlicher Motor vieler Versorgungskontakte. Um die Orientierungsarbeit der

4 Der umweltmedizinische Versorgungsprozess (Ergebnisse/Interpretation)

Patienten prozessbegleitend zu unterstützen, sollten Klarheit und Einfachheit die Merkmale einer umweltmedizinischen Beratung und Information darstellen. Da genau diese Eindeutigkeit sich oft erst spät im Krankheitsverlauf oder bisweilen auch nie einstellt, kommt der dialogischen Qualität der Unterstützungsangebote eine besondere Rolle zu.

Gelingende Orientierungsarbeit wird gestützt durch **dialogische Qualität**. Diese kommt dann zum Tragen, wenn bereits ein Versorgungskontakt besteht. Die Grundlage eines solchen Versorgungskontaktes bildet die erlebte Akzeptanz. Bringt der professionelle Akteur dem Patienten Akzeptanz entgegen, befriedigt er ein grundlegendes Bedürfnis des Patienten und erzeugt bei ihm ebenfalls Akzeptanz, was im Modell als erlebte Akzeptanz bezeichnet wurde. Eine hohe Qualität der Kommunikation z.B. des Untersuchungsganges durch die Leistungserbringer fördert die Transparenz und Eindeutigkeit des stattfindenden und auch der zukünftigen Versorgungskontakte. Ist der Patient über den geplanten Ablauf des Untersuchungsganges von Anfang an informiert und in den Entscheidungsfindungsprozess eingebunden, sind die Voraussetzungen für Offenheit und Kooperation geschaffen. Auf dieser Basis fällt es dann sowohl dem professionellen Akteur als auch dem Patienten leichter, psychosoziale Aspekte der bestehenden Gesundheitsstörung in den Untersuchungsgang zu integrieren. Eine erfolgreiche dialogische Qualität setzt ebenfalls eine an den Bedürfnissen des Patienten orientierte Beratungszeit voraus. Nur ohne zeitlichen Druck kann der Patient seine Fragen in seinem Tempo formulieren und bei Verständnisproblemen Nachfragen stellen.

Abgesehen von den geschilderten strukturellen Bedingungen wird der Prozess der Orientierungsarbeit auch von unterschiedlichen Bewältigungsstrategien und Reaktionsmustern der Patienten beeinflusst. Bewältigungsstrategien für den Umgang mit der Gesundheitsstörung sind zwischen Internalisieren und Externalisieren sowie ressourcengeleiteten und barrieregeleitetem Handeln angesiedelt. Die vorgefundenen Reaktionsmuster der Patienten bewegen sich zwischen verharmlosend und hypochondrisch, und es besteht die Gefahr einer Fixierung der Patienten (iatrogen oder von sich aus) auf Teilaspekte der Erkrankung.

4.9 Ansatz zur Vermeidung von Versorgungskarrieren

Die im Folgenden skizzierte Theorie gründet ebenfalls auf den empirischen Daten dieser Untersuchung und es handelt sich um eine bereichsbezogene Theorie. Sie knüpft an die in Abschnitt 4.8 vorgestellte Theorie zur Entstehung von Versorgungskarrieren bei Patienten mit umweltbezogenen Gesundheitsstörungen an. Sie stellt einen Ansatz zur Vermeidung von Versorgungskarrieren bei Patienten mit umweltbezogenen Gesundheitsstörungen vor und konzentriert sich auf den strukturellen Aspekt. Die Theorie wird von dem in Abbildung 17 dargestellten Modell illustriert.

Meine These lautet, dass es zur Vermeidung von Versorgungskarrieren einer Anlaufstelle für die Betroffenen bedarf. Diese unterstützt die Patienten im Prozess ihrer Orientierungsarbeit, indem sie die derzeitige strukturelle Lücke innerhalb der gesundheitlichen Versorgung von Patienten mit umweltbezogenen Gesundheitsstörungen schließt.

Abbildung 17: Modell eines Ansatzes zur Vermeidung von Versorgungskarrieren bei Patienten mit umweltbezogenen Gesundheitsstörungen

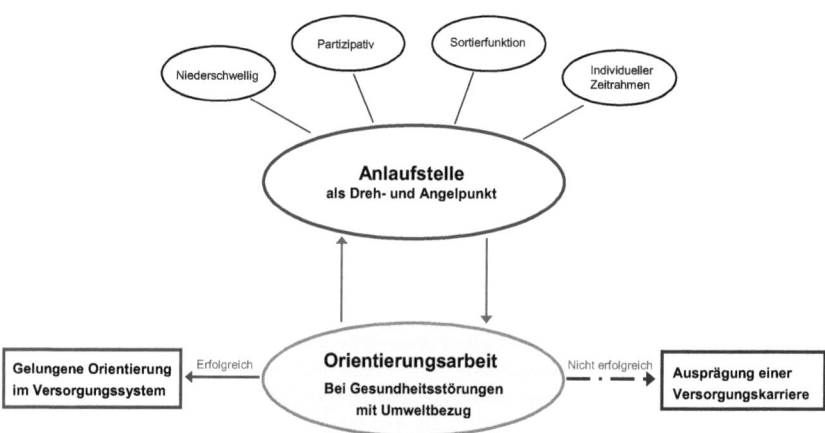

Die Anlaufstelle hat die Funktion eines Dreh- und Angelpunktes. Folglich muss sie nutzerorientiert **niederschwellig** konzipiert sein sowie einen hohen Bekanntheitsgrad bei den betroffenen Patienten und handelnden professionellen Akteuren haben. Durch einen **partizipativen** Ansatz erfüllt sie die in Abschnitt 4.8 dargestellten Anforderungen sowohl an die Eindeutigkeit als auch an die dialogische Qualität in der Begegnung zwischen Patient und den professionellen Akteuren.

4 Der umweltmedizinische Versorgungsprozess (Ergebnisse/Interpretation) 223

Indem sie für die betroffenen Patienten die Aufgabe eines Lotsen wahrnimmt, übernimmt die Anlaufstelle eine **Sortierfunktion**. Sie erfüllt die Aufgabe, die Versorgungswege für nicht vor Ort vorgehaltene Versorgungsleistungen zu ordnen und hilft, die Zuständigkeiten an den Schnittstellen zu definieren. Durch diese Lotsenfunktion wird auch dem Bedürfnis der professionellen Akteure nach Unterstützung innerhalb der fragmentierten Versorgungslandschaft entsprochen. Damit trägt sie dazu bei, die Transparenz über Zuständigkeiten im Versorgungssystem zu erhöhen. Der jeweils zur Verfügung stehende **Zeitrahmen** muss auf die individuellen Erfordernisse der Patienten abgestimmt werden.

Eine weitere Aufgabe der Anlaufstelle liegt in der Übernahme von Präventionsangeboten. Zum einen informieren ihre Mitarbeiter generell über bestehende Gesundheitsgefahren durch Umweltmedien und zum anderen beraten sie konkret einzelne Betroffene über individuelle Gefährdungen und den Umgang mit diesen. Eine ausgeprägte fachliche Kompetenz der Mitarbeiter ist Voraussetzung dafür, auch über als sehr unwahrscheinlich angesehene Gesundheitsgefahren aufzuklären. Prozessbegleitend müssen sie die Patienten bei ihrer Orientierungsarbeit unterstützen. Dieser Anspruch wird durch eine hohe Beziehungsqualität (z.B. durch erlebte Akzeptanz) gefördert. Bereits bei der Installation der Anlaufstelle ist auf soziale Kompetenz der Mitarbeiter und die Implementierung eines internen Qualitätsmanagements zu achten sowie eine externe Qualitätskontrolle anzustreben.

Nur eine prozessorientierte Anlaufstelle, die den geschilderten Anforderungen entspricht, kann die von den Patienten zu leistende Orientierungsarbeit maßgeblich unterstützen. Die Einbindung einer solchen Stelle in die bestehenden Versorgungsstrukturen wird wesentlich dazu beitragen, die Ausbildung von Versorgungskarrieren bei umweltmedizinischen Patienten zu unterbinden.

5 Herausforderungen für die Versorgungsgestaltung (Diskussion)

Dieses Kapitel widmet sich in Abschnitt 5.1 zunächst der Diskussion der methodologischen und methodischen Vorgehensweise in dieser Arbeit. Im Anschluss findet sich in Abschnitt 5.2 die Diskussion der aus den erhobenen Daten entwickelten Ergebnisse und Überlegungen zur Übertragbarkeit der entwickelten Theorien auf andere Erkrankungen. Eine Reflektion des Forschungsprozesses und der Felderfahrungen findet sich im Methodenkapitel in Abschnitt 3.6.

5.1 Methodologische und methodische Diskussion

Gesundheit und Umwelt können als soziale Konstruktionen betrachtet werden. Aber gerade Gesundheit ist immer auch eine subjektive Konstruktion, die in Verbindung mit den Einflüssen bzw. den Zuschreibungen bezüglich der Wirkungen der anthropogen veränderten Umwelt zu kaum oder nicht vorhersehbaren Deutungsmustern bei den Betroffenen führen kann. Gerade die umweltbewegten Zeiten in den 1980er und 1990er Jahren bedienten sich bei der Annäherung an Problemstellungen in diesem Bereich fast ausschließlich einer naturwissenschaftlichen Herangehensweise: es wurden Schadstoffkonzentrationen gemessen und mit Grenz- bzw. Richtwerten verglichen. Zunächst wurden fast ausschließlich Schadstoffgehalte in Umweltmedien (klassischerweise in Wasser, Boden und Luft) ermittelt, später folgte das Human-Biomonitoring (Medien beispielsweise Blut, Serum, Muttermilch) zur Abschätzung der individuellen Schadstoffbelastung. Diese Vorgehensweise berücksichtigt den Umstand, dass eine äußere Belastung in Form einer Schadstoffexposition nur näherungsweise Annahmen über die individuelle innere Belastung machen kann. Aber selbst bei Vorliegen von Informationen über die Anwesenheit und Konzentration von Stoffen im menschlichen Organismus drängt sich die Frage nach der Wirkung dieser auf. Es ist beispielsweise nicht geklärt, warum es interindividuelle Unterschiede bei der subjektiven Beurteilung der gesundheitlichen Beeinträchtigung bei „objektiv" gleichen Schadstoffbelastungen gibt und warum die Handlungsmuster der Betroffenen variieren. Hier schließt sich die Frage an, warum es bei Patienten mit umweltbezogenen Gesundheitsstörungen unter Umständen zur Ausprägung einer Versorgungskarriere kommt. Diese Fragestellung wurde mit der vorliegenden Arbeit unter Zuhilfenahme qualitativer sozialwissenschaftlicher Methoden untersucht. Die Grounded Theory Methodologie sowie der methodische Einsatz narrativ-biografischer und problemzentrierter Interviews haben sich sowohl im Verlauf der Datenerhebung sowie auch bei der Datenauswertung als dem Forschungsgegenstand angemessen erwiesen. Damit kann die von Grätzel und Hick (1999) in ihrem Aufsatz zur wissenschaftstheoretischen Situation der Umweltmedizin aufgestellte Forderung der Einbeziehung geisteswissenschaftlicher Methoden in die umweltmedizinische Forschung untermauert werden. Die Autoren zeigen in einer Nachzeichnung der Grundlinien wissenschaftstheoretischer Forschung auf, dass Wissenschaftlichkeit kein Privileg naturwissenschaftlicher Methoden ist und verlangen die Einbeziehung geisteswissenschaftlichen Methoden in den Methodenkanon. Bereits 1996 hatte Tretter in einem wissenschaftstheoretischen Aufsatz dargelegt, dass in der Umweltmedizin aufgrund des Mangels an sicheren Informationen Beschreibungen gegenüber Erklärungen Vorrang haben. Seiner Ansicht nach hat die „Methodologie der qualitativen Aussagen gegenüber der Methodologie der quantitativen Aussagen eine relativ hohe Bedeutung" (S. A-2139). Trotz dieser deutlichen Anmahnungen der Öffnung der umweltmedizinischen Forschung für andere erkenntnislogische Paradigmen, hat diese bis heute nicht stattgefunden und die vorliegende Untersuchung stellt hinsichtlich der methodischen Herangehensweise weiterhin eine Ausnahme dar und ist mit ihren Ergebnissen für dieses Forschungsfeld zukunftsweisend. In der Versorgungsforschung ist die Anwendung sozialwissenschaftlicher Theorien und Methoden üblicher (Pfaff 2003), jedoch stehen sich auch hier Vertreter der beiden Forschungstraditionen eher gegenüber, als dass von einer Methodentriangulation gesprochen werden kann (Schmacke 2004).

In der vorliegenden Untersuchung lag ein besonderes Augenmerk auf der Sichtweise der Patienten auf ihre Versorgungssituation. Rückwirkend hat es sich als wichtig erwiesen, neben der Patientensicht auch den Blickwinkel der professionellen Akteure in die Untersuchung mit einzubeziehen. Diese Multiperspektivität ermöglicht es, ein abgerundetes Bild von der umweltmedizinischen Versorgungssituation zu zeichnen und eine Theorie sowohl zur Entstehung von Versorgungskarrieren als auch eines Ansatzes zur Vermeidung einer solchen zu entwickeln.

Bezüglich der Rolle der Versicherungsträger innerhalb des von mir postulierten Versorgungsdreieckes in der Umweltmedizin musste ein Präkonzept revidiert werden. Bei der Annahme, die Versicherungsträger wären intervenierende Akteure im Versorgungsgeschehen, hatte ich an Modellvorhaben wie die Umwelt-Vereinbarung der AOK Schleswig Holstein gedacht (Urban 2001). Diese

5 Herausforderungen für die Versorgungsgestaltung (Diskussion) 227

Vereinbarung ist ausgelaufen, und sie scheint gemeinsam mit anderen bisher durchgeführten Maßnahmen mit dieser oder ähnlicher Ausrichtung tatsächlich Modellcharakter gehabt zu haben. Nach den von mir geführten Interviews (mit der Einschränkung einer Aussagefähigkeit bedingt durch eine niedrige Fallzahl und die räumlichen Begrenzung auf Berlin) sind die Versicherungsträger derzeit nicht als intervenierende Akteure in der Form einer Gestaltung von Rahmenbedingungen anzusehen.

In die Untersuchung wurden nur Patienten aufgenommen, die bereits eine Versorgungskarriere ausgeprägt haben. Durch die Einschlusskriterien ist zu erwarten, dass in dieser Studie Personen überrepräsentiert sind, die mit ihrer bisherigen gesundheitlichen Versorgung nicht zufrieden sind. Menschen, denen beim ersten oder zweiten Kontakt mit Versorgungsdienstleistern entsprechend ihren Bedürfnissen geholfen wird, werden eher zufrieden mit ihrer Versorgung sein und üblicherweise keine Versorgungskarriere ausbilden.

Die Auswertungsergebnisse der vorliegenden Untersuchung stellen eine Übersetzungsleistung der vielfältigen Perspektiven der interviewten Akteure in eine Theorie zur Entstehung von Versorgungskarrieren dar. Damit hebt die Arbeit sich von der rein deskriptiven Beschreibung der bestehenden Situation ab. Sie geht auch über die Interpretation der Interviewaussagen der einzelnen Akteure hinaus und leistet mit den entwickelten datenbasierten Theorien zur Entstehung von Versorgungskarrieren bei Patienten mit umweltbezogenen Gesundheitsstörungen sowie eines Ansatzes zur Vermeidung einer solchen einen Beitrag zur Theoriebildung in der Versorgungsforschung.

5.2 Inhaltliche Diskussion

In der vorliegenden Arbeit konnte aufgezeigt werden, welche Einflussfaktoren bei Patienten mit umweltbezogenen Gesundheitsstörungen zur Ausprägung einer Versorgungskarriere führen. Es wurden sowohl eine Theorie zur Entstehung von Versorgungskarrieren im Untersuchungsfeld sowie ein Ansatz zur Vermeidung von Versorgungskarrieren entwickelt. Diese Ergebnisse werden im Folgenden auf ihre Implikationen für die Versorgung von Patienten mit umweltbezogenen Gesundheitsstörungen hin untersucht, mit dem derzeitigen Forschungsstand diskutiert und die Übertragbarkeit auf andere chronische Erkrankungen erörtert.

Patienten
Die Ergebnisse der Auswertung der Interviews mit Vertretern von Versorgungseinrichtungen werfen die Frage auf, nach welcher Definition eine Person als ein umweltmedizinischer Patient gilt: Sind manche Patienten tatsächlich, wie von

Interviewpartnern postuliert, „fehlgeleitet" und „keine umweltmedizinischen Patienten im engeren Sinne" und „laufen nur unter dieser Bezeichnung, weil sie sozusagen eine umweltmedizinische Einrichtung aufsuchen aufgrund ihrer eigenen Krankheitstheorie"? Nach der dieser Arbeit zugrunde liegenden Definition (siehe Abschnitt 2.2) liegen umweltbezogene Gesundheitsstörungen vor, wenn gesundheitliche Beschwerden vom Betroffenen selbst oder von einem professionellen Akteur mit Umweltfaktoren in Verbindung gebracht werden. Aus dieser Sicht ist der Patient kompetent, zu entscheiden, dass seine Gesundheitsstörungen einen Umweltbezug haben oder zumindest haben können. Es steht ihm demnach zu, sich Hilfestellungen in einem umweltmedizinischen Beratungssetting zu holen. Die Definitionsgewalt liegt nicht allein bei den professionellen Akteuren.

Die Auswertung der Patienteninterviews hat gezeigt, dass Patienten mit Versorgungskarrieren hinsichtlich der im Forschungsstand vorgestellten Prägnanztypen von Weber und Kraus (1995) üblicherweise der symptombezogenen Patientengruppe zuzuordnen sind. Symptombezogene Patienten werden in dieser Einteilung durch viele Arztkontakte, also mit einer Versorgungskarriere, beschreiben. In Einklang mit der Definition der Autoren leiden die in meine Untersuchung einbezogenen Patienten unter unspezifischen Gesundheitsstörungen ohne eindeutigen Organbezug. Es erfolgte keine eindeutige Diagnosestellung; die Patienten haben einen großen Leidensdruck und ihnen konnte nicht nachhaltig geholfen werden. In der Untersuchung gab es auch den schadstoffbezogenen Patienten (Schimmelpilzbelastung), jedoch keinen krankheitsbezogen Patienten.

"Vertrauen ist gut, Kontrolle ist besser." Dieses Lenin zugeschriebene Zitat könnte auch ein Motto der von mir interviewten Patienten mit umweltbezogenen Gesundheitsstörungen sein. Bei ihnen kann ein ausgeprägtes Sicherheitsbedürfnis, wenig Vertrauen und Einschränkungen durch ein fast zwanghaftes Kontrollverlangen beobachtet werden. Mit Unsicherheit reagieren die interviewten Personen auf Situationen, die sie nicht steuern können. Es scheint ein Gefühl des Ausgeliefertseins zu entstehen. Beruhigend hingegen scheint sich auszuwirken, wenn sie etwas (ihr Leben) „im Griff" haben, wenn sie Entwicklungen beeinflussen können. Wenn sie an ihren Lebensverhältnissen etwas verändern können, gibt es ihnen das Gefühl, Kontrolle zu besitzen. Auch bei der Medikation hilft den Patienten bereits das Wissen, ein Mittel vorrätig zu haben, um es gegebenenfalls einsetzen zu können. Handlungsspielraum und Handlungsfähigkeit zählen mit subjektiven Kompetenzerwartungen (Selbstwirksamkeitserwartungen) zu den protektiven Ressourcen des Gesundheitsverhaltens (Schwarzer 2004). Liegen Einflussfaktoren außerhalb des eigenen Wirkbereiches, fühlen die Patienten sich ausgeliefert.

Diese Beschreibungen passen zum Erscheinungsbild von umweltbezogenen Gesundheitsstörungen – es ist geprägt von Unkontrollierbarkeit: Ist das eine

Symptom ‚besiegt', erscheint das nächste. Glauben die Akteure, endlich die Ursache für die Beschwerden gefunden zu haben, ist sie es doch nicht oder zumindest nicht allein. Mitunter spiegelte auch die Interviewsituation ein hohes Bedürfnis der Interviewten nach Steuerung der Situation wieder, indem sie beispielsweise versuchten, Rahmen, zeitliches Budget und Ablauf des Interviews zu lenken. Diese Ergebnisse fügen sich in Antonovskys (1979) Konstrukt des Kohärenzgefühls, insbesondere in dessen Komponente ‚Handhabbarkeit' ein. Je ausgeprägter das Kohärenzgefühl eines Menschen ist, desto gesünder sollte er nach Antonovsky sein bzw. desto schneller sollte er gesund werden und bleiben. Die Komponente Handhabbarkeit beschreibt die Überzeugung eines Menschen, dass Schwierigkeiten lösbar sind. Fehlt dieses Verarbeitungsmuster bzw. ist es nicht sehr ausgeprägt, ist das Kohärenzgefühl einer Person niedriger. Bei den interviewten Patienten scheint mir das dynamische Vertrauen zu fehlen, mit dem Antonovsky (1993) das Kohärenzgefühl beschreibt.

Obwohl der Zusammenhang zwischen sozialer Ungleichheit und Gesundheit eines der zentralen Themen der Gesundheitswissenschaften darstellt (Mielck und Helmert 2003), gibt es in der umweltmedizinischen Forschung der Bundesrepublik Deutschland bislang wenig Informationen über den Zusammenhang zwischen umweltbezogenen Gesundheitsstörungen und sozioökonomischen Faktoren. Diese Merkmale werden entweder nicht erhoben, lediglich als Confounder berücksichtigt oder bereits vorhandene Daten sind nicht weiter ausgewertet und publiziert worden. Die Ergebnisse der vorliegenden Studie bestätigten sowohl bezüglich der Angaben der Vertreter aus Versorgungseinrichtungen als auch hinsichtlich der erhobenen Merkmale der teilgenommenen Interviewpartner aus der Gruppe der Patienten die bereits veröffentlichten Daten mit Angaben zu sozioökonomischen Faktoren. Ein mittleres Lebensalter der umweltmedizinischen Patienten findet sich beispielsweise auch bei Eis et. al. (2003, 2005) und Hentschel und Dengler (2000). Die publizierten Angaben zum Verhältnis von Frauen zu Männern variieren. In der Umweltmedizinischen Ambulanz Aachen etwa beträgt es 1 : 1,1 (Ebel et al. 2002), in einer anderen Publikation 1,4 : 1 (Brölsch et al. 2001) und im MCS-Forschungsverbund 2,5 : 1 (Eis et al. 2003). Üblicherweise wird, wie von den professionellen Akteuren in meiner Untersuchung, von einer Relation von annähernd 3 : 2 berichtet (Hornberg et al. 2001, Bornschein et al. 2002), Eis et al. (2005) finden ein Verhältnis von 2 : 1. Als eine Erklärung für die Überrepräsentanz der Frauen zeigt diese Untersuchung die Stellvertreterfunktion der Frauen, die für ihre Familien den Weg durch das Gesundheitssystem gehen. Bekräftigt wird diese Annahme durch den Einschluss einer Interviewteilnehmerin in die Untersuchung, die ich ersatzweise für ihren Sohn (2 ½ Jahre) interviewte.

Werden neben den horizontalen Indikatoren Geschlecht und Alter auch Determinanten der vertikalen Ungleichheit erhoben, zeigt sich in der Literatur eine Tendenz zur Überrepräsentanz der Mittelschicht (Neuhann et al. 1994, Herr et al. 2004). Allerdings fehlen in den wenigen veröffentlichten Untersuchungen Angaben zum Einkommen, wodurch keine Schichtbildung möglich ist. In der Studie von Neuhann et al. wird beispielsweise anhand der Berufsangaben auf den Bildungsstand zurückgeschlossen und Herr et al. geben als Merkmal einen erhöhten Prozentsatz von Patienten mit Universitätsabschluss an. Eis et al. (2005) haben Indikatoren der vertikalen Ungleichheit erhoben und finden beim Schulabschluss sowie den Berufs- und Hochschulabschlüssen keine Auffälligkeiten im Vergleich zur Allgemeinbevölkerung. Die Ergebnisse dieser Untersuchung zeigen keine eindeutigen Unterschiede bei der Inspruchnahme von Versorgungsdienstleistungen nach Bildungsstand.

Aufgrund des immer wieder beschriebenen Typus des ‚umweltmedizinischen Patienten' – weiblich, mittleres Alter, hoher Bildungsstand – ist es aus meiner Sicht notwendig, Untersuchungen zum Zusammenhang zwischen sozialer Ungleichheit und Gesundheit für den umweltmedizinischen Bereich durchzuführen (siehe Kap. 6).

Durch die vorliegenden Daten aus den Patienteninterviews kann das aus der Literatur (BMG und BMU 1999, Meyer und Sauter 1999, Eis 2003, Schwarzer 2004) bekannte Phänomen der ungleichen Einschätzung von Gesundheitsgefahren durch professionelle Akteure und Betroffene (üblicherweise als Laien bezeichnet) bestätigt werden. Von keinem Patienten wurden nach Einschätzung der professionellen Akteure umweltmedizinisch relevante Themen wie Verkehrslärm oder Außenluftverunreinigung thematisiert. Ein Interviewpartner aus einer Versorgungseinrichtung bestätigt diese Beobachtung: In seine umweltmedizinische Sprechstunde kommen so gut wie nie Patienten mit einer solchen Fragestellung. Am Beispiel von Verkehrslärm möchte ich verdeutlichen, dass es sich bei diesem Phänomen nicht nur um eine andere Wichtung der bestehenden Gesundheitsgefahr handelt, sondern auch eine Form von Environmental Justice (vgl. Maschewsky 2000, Schlüns 2007) widerspiegelt: Menschen, die an verkehrsreichen Straßen wohnen und von Verkehrslärm betroffen sind, gehören häufig bildungsfernen Schichten an und verfügen oft über ein geringes Einkommen. Ihnen fehlt deshalb vielfach der Zugang zu Informationen darüber, dass Lärm ein wichtiges gesundheitliches Thema darstellt. Wissen sie von dem Zusammenhang zwischen einer andauernden Lärmbelastung und gesundheitlichen Beeinträchtigungen, bleiben sie oft aus finanziellen Beweggründen am Wohnort. Menschen mit höheren Einkommen hingegen ziehen gar nicht erst in entsprechende Wohnviertel oder schneller weg.

5 Herausforderungen für die Versorgungsgestaltung (Diskussion)

Idealtypischerweise sind Arzt und Patient hinsichtlich der Auswahl einer Behandlung gleichberechtigte Partner, die Informationen fließen in beide Richtungen, beide Partner bringen ihre Entscheidungskriterien aktiv in den Entscheidungsprozess ein und übernehmen die Verantwortung für die getroffene Entscheidung (vgl. Dierks et al. 2001, Wirtz et al. 2006). Diesen Ansatz der partizipativen Entscheidungsfindung konnte ich in den Patienteninterviews kaum finden. Die von mir interviewten Patienten haben zum Teil kein Interesse gezeigt, stärker in den Entscheidungsfindungsprozess eingebunden zu werden, der überwiegende Teil hat jedoch scheinbar keine entsprechenden Verhältnisse bzw. Angebote bei ihren Versorgungskontakten vorgefunden bzw. dargeboten bekommen. Kompetenz und Eigeninitiative scheint bei den Patienten mitunter vorhanden zu sein, so gründet beispielsweise eine Patientin eine Selbsthilfegruppe. In den Daten aus den Interviews mit den Vertretern von Versorgungseinrichtungen waren als Kommunikationstypen sowohl Paternalismus als auch ein Bemühen um größtmögliche partizipative Entscheidungsfindung zu finden (vgl. Emanuel und Emanuel 1992).

Während des Auswertungsprozesses wurde deutlich, dass der Themenbereich der sozialen Unterstützung von den Patienten nicht in dem Maße wie im Vorfeld angenommen thematisiert wurde. Es gab wenig Erzählungen oder Beschreibungen zur wahrgenommenen oder erhaltenen Unterstützung (vgl. Wills und Filer Fegan 2001, Schwarzer 2004) im narrativen Interviewteil. Nachfragen im zweiten Interviewteil zeigten jedoch die Relevanz von sozialer Unterstützung auf. Die Auswertung dieser Interviewpassagen führte zur Entwicklung der Kategorie „erlebte Akzeptanz", die sowohl das Agieren des persönlichen Umfeldes und des Familiensystems als auch das der professionellen Akteure einschließt. Die herausgearbeitete Bedeutung von erlebter Akzeptanz deckt sich mit den Ergebnissen der Forschung (Evans et al. 1994, Kröger et al. 2000, Jakobsson et al. 2005). Ist die Reaktion des privaten Umfeldes und des Familiensystems nicht von Akzeptanz geprägt, fühlen die Patienten sich gekränkt und zurückgewiesen (Dickson et al. 2007). Erlebte Akzeptanz ist ein Kriterium der Qualität in der ambulanten Versorgung. Erfährt der Patient Akzeptanz, fühlt er sich als beteiligter Experte. Er wird zum Koproduzenten von Gesundheit und trägt durch seine Mitarbeit wesentlich zur Prozess- und Ergebnisqualität des Leistungsgeschehens bei (Lerch und Dierks 2001).

Versorgungseinrichtungen
Die vorliegende Arbeit zeigt, dass der zugrunde liegende Ansatz für die Versorgung von Menschen mit umweltbezogenen Gesundheitsstörungen in der Bundesrepublik Deutschland nicht die salutogenetische Perspektive ist. Untermauern möchte ich diese Feststellung mit einem Beispiel aus den Interviews mit Vertre-

tern von Versorgungseinrichtungen: Ein Interviewpartner hinterfragt, wie im Bereich der Umweltmedizin gearbeitet wird und was das eigentlich für die menschliche Gesundheit bedeutet. Er stellt die Frage, was getan werden müsse, um die Gesundheit der Menschen zu erhalten, und postuliert, dass man diese Antwort nur über eine Risikobetrachtung erhalten würde. Exemplarisch wird hier deutlich, dass selbst die Suche nach Schutzfaktoren mit pathogenetischen und defizitorientierten Erklärungsmustern erwidert wird. Die angewandten Strategien im Bereich Umwelt und Gesundheit sind bis heute die Expositions- und Risikobegrenzung. Aus Public Health-Sicht ist die Einbeziehung der salutogenetischen Perspektive dringend geboten (siehe Kap. 6).

Versicherungsträger und Hotlines
In den Interviews mit Vertretern von Versicherungsträgern wurde hervorgehoben, dass sich Krankheiten mit einer höheren Prävalenz als umweltbezogene Gesundheitsstörungen und mit einer bekannten Ätiologie aus versicherungswirtschaftlicher Sicht besser für Programme und Maßnahmen eignen: Es gibt einen so genannten „Return on Investment" durch vermiedene Erkrankungen und damit Kosten.

Ein Erklärungsansatz für die fehlende Versorgungsstruktur bei umweltmedizinischen Erkrankungen liegt in der ‚Unsichtbarkeit' umweltmedizinischer Patienten. Die Interviews mit Vertretern von Hotlines haben beispielsweise aufgezeigt, dass Anrufer, die eine umweltmedizinische Problemstellung schildern, in der Regel erst einmal an ihren Hausarzt verwiesen werden. Oder sie werden an Spezialisten wie beispielsweise Allergologen weitergeleitet. Diese Unsichtbarkeit wird durch das Fehlen spezifischer umweltmedizinischer Abrechnungsziffern für kassenärztliche Leistungen erhöht. Die tatsächlich erbrachten Leistungen werden unter eher unspezifischen Ziffern abgerechnet und lassen deshalb keine validen statistischen Angaben zum Bedarf umweltmedizinischer Versorgungsangebote zu. Durch die beschriebene Bahnung der Versorgungswege umweltmedizinischer Patienten fällt es schwer, nachzuvollziehen, wie hoch die Prävalenz umweltmedizinischer Gesundheitsstörungen ist und wie viele Kontakte mit Versorgungseinrichtungen stattfinden. Verlässliche Aussagen sind aus den genannten Gründen zurzeit weder über den Bedarf, die Prävalenz noch den zeitlichen Verlauf umweltbezogener Gesundheitsstörungen möglich. Auch hier könnte ein Ansatz zur bedarfsgerechten Versorgung umweltmedizinischer Patienten liegen. Durch die Einrichtung von Abrechnungsziffern kann der bestehende Versorgungsbedarf erkannt werden und darauf aufbauend können Präventions- und Versorgungsstrukturen geplant werden.

Eine bedeutende Ressource der Hotlines im Versorgungsprozess umweltmedizinischer Patienten ist nach den vorliegenden Ergebnissen das Zeitkontingent, das diese zur Verfügung stellen können. Dieses Angebot hat für umweltmedizinische Patienten eine hohe Relevanz. Einem Teil der umweltmedizinischen Patienten geht es bei den Versorgungskontakten um die Abdeckung dieses Grundbedürfnisses nach Kommunikation, dem in der täglichen Praxis viele Anbieter von Versorgungsleistungen nicht (mehr) nachkommen können. Diese Gruppe hat eine erhöhte Wahrscheinlichkeit der Ausbildung einer Versorgungskarriere bei dem Versuch, jemanden zu finden, der ihnen entsprechend ihren Bedürfnissen zuhört und hilft. Mit Zuhören alleine ist die überwiegende Mehrheit der umweltmedizinischen Patienten natürlich nicht zufrieden. Aber es nimmt eine prominente Stellung innerhalb der Bedürfnisse der Patienten ein. Zeit kann als Platzhalter für Zuwendung angesehen werden. Der überwiegende Teil der umweltmedizinischen Patienten steht einer Psychotherapie ablehnend gegenüber, sucht jedoch unterbewusst Elemente der Psychotherapie bei den umweltmedizinischen Versorgungsdienstleistern. Deshalb kommt dem Beraterverhalten eine hohe Bedeutung zu. Sind die Beschwerden schulmedizinisch untersucht und eventuell angezeigte Untersuchungen wie Schadstoffmessung, Ambientemonitoring oder Human-Biomonitoring durchgeführt worden und es zeigt sich nicht die gewünschte Besserung der Gesundheitsstörungen, steigt der Einfluss psychologischer Aspekte der Beratungssituation noch. Zu empfehlen ist ein nicht-direktiver Beratungsansatz, dessen Merkmal der Klientenbezug ist. In Abgrenzung zum direktiven Ansatz, in dessen Mittelpunkt das Problem bzw. seine Ursache und Behandlung stehen und in dem von Anfang an der Berater die Leitung des Kontaktes übernimmt, fokussiert der nicht-direktive Beratungsansatz auf die zu beratende Person und den Prozess der Beratung (z. B. nach Rogers 1951).

Unterstützung im Kontext von Diagnose und Therapiemöglichkeiten
Patienten mit umweltbezogenen Gesundheitsstörungen erleben sich als krank. Sie leiden unter Symptomen, für die sie eine Erklärung und eine Bezeichnung suchen und von denen sie geheilt werde möchten. Erklärung, Benennung und die Suche nach Heilung sind aber keine organischen, sondern kulturelle Prozesse. Im englischen Sprachraum werden hierfür verschiedene Begriffe verwendet. Mit Disease wird die organische Erkrankung bezeichnet, die ein bestimmtes Symptombild hervorruft - Illness hingegen ist der Ausdruck für das kulturelle Management von Disease (Mechanic 1962). Illness kann mit Kranksein übersetzt werden. Kranksein ist gekennzeichnet durch psychosoziale und kulturelle Erfahrungen (Symptomkonstruktion, Krankheitsbezeichnung, Wertung, Interaktion, Heilungsstrategien), dem Herstellen eines Sinn- und Handlungszusammenhangs zur Bewältigung von Krankheit sowie dem Wahrnehmen, Klassifizieren und

Interpretieren (Kleinman 1980). „Illness is the shaping of disease" (ebd., S 72). Erklärungsmodelle von Ärzten orientieren sich eher an Krankheit und unterscheiden sich gewöhnlich von den Erklärungsmodellen der Patienten, für die das Kranksein im Mittelpunkt steht. Dieser medizinethnologisch bekannte Zusammenhang sollte bei der bedarfsgerechten Gestaltung umweltmedizinischer Versorgungssettings mitgedacht werden. Gesundheitliche Versorgung beinhaltet mehr als die Behandlung von Krankheit. Neben Präventionsangeboten sollten Angebote zur Bewältigung von Anforderungen im Verlauf der Erkrankung, wie Misserfolge bei Therapieversuchen, Rückfall, Chronifizierung oder Beeinträchtigungen bei der Lebensgestaltung, vorgehalten werden.

Als ein zentraler Punkt im untersuchten Versorgungsgeschehen hat sich die Diagnose bzw. das Fehlen einer Diagnose gezeigt. Der gesellschaftliche Konsens gibt vor, was als Erkrankung anerkannt wird und was nicht, woraus sich weit reichende Folgen für alle handelnden Akteure, insbesondere aber für die Patienten, ergeben. Diese fühlen sich unter Druck gesetzt, eine Diagnose zur Legitimation ihrer Gesundheitsstörungen vorweisen zu müssen. Ein Großteil der Beschwerden umweltmedizinischer Patienten liegt auf dem Gesundheits-Krankheits-Kontinuum jedoch näher am Gesundheitspol (siehe Antonovsky 1979), unterhalb der Schwelle zu einer biomedizinisch definierten Krankheit und eher im Bereich einer Befindlichkeitsstörung. Es stellt sich die Frage, ob es zweckmäßig ist, diese Patienten zu ‚kategorisieren', ihnen wie es ein Interviewpartner ausdrückt „den Diagnosestempel aufzudrücken" (Labeling-Ansatz). Alternativ könnten sich Patient und Anbieter von Versorgungsleistungen darauf einigen, bestehende Symptome und Befindlichkeiten zu betrachten und gemeinsam zu überlegen, wie sie mit diesen umgehen wollen und welche Maßnahmen zu einer Linderung von Beschwerden führen können, ohne diesen einen Namen geben zu müssen.

Da aber gerade für den symptombezogenen Prägnanztypen eine Diagnose zu Bearbeitung und Bewältigung der Gesundheitsstörung eine wichtige Funktion hat, sollte auch die Möglichkeit einer Zuordnung der Beschwerden nach einem anerkannten Schema verfolgt werden. Nahe liegend ist die Wahl einer internationalen Klassifikation der WHO. Gesundheitsprobleme (Krankheiten, Gesundheitsstörungen, Verletzungen usw.) werden vornehmlich in der International Statistical Classification of Diseases and Related Health Problems (ICD-10) klassifiziert, die einen ätiologischen Rahmen bietet (WHO 2006). Zu der von der WHO entwickelten Familie der Klassifikationen gehört auch die International Classification of Functioning, Disability and Health (ICF) (WHO 2001). Allgemeines Ziel der ICF-Klassifikation ist es, in einheitlicher und standardisierter Form eine Sprache und einen Rahmen zur Schilderung von Gesundheits- und mit Gesundheit zusammenhängenden Zuständen zur Verfügung zu stellen. Komponenten von Gesundheit und mit Gesundheit zusammenhängende Komponenten von Wohlbefinden werden beschrieben. Im ersten Teil (Titel: Funktionsfähigkeit und Behinderung) werden Körperfunktionen und Körperstrukturen sowie Aktivitäten und Partizipation (Teilhabe) und im zweiten Teil (Titel: Kontextfaktoren) Umweltfaktoren und personenbezogene Faktoren dargestellt. Liefert die ICD-10 Diagnosen von Krankheiten und Gesundheitsstörungen, so erweitert die ICF diese Information mit Angaben zur Funktionsfähigkeit. Entgegen der verbreiteten Annahme, die ICF gelte nur für Menschen mit Behinderungen, können mit ihr der Gesundheitszustand und die mit Gesundheit zusammenhängenden Zustände aller Menschen beschrieben werden (Bickenbach et al. 1999). Anerkannt als soziale Klassifikation durch die Vereinten Nationen eignet sie sich auch für die Anwendung innerhalb angrenzender Gebiete wie z.B. der Sozialpolitik. Als Instrument in der gesundheitlichen Versorgung ist es zur Beurteilung des Bedarfes, der Anpassung von Behandlungen an spezifische Bedingungen, der berufsbezogenen Beurteilung, der Rehabilitation und der Ergebnisevaluation einsetzbar (DIMDI 2006).

Bei der Anwendung der ICF sollten Umweltfaktoren aus der Sicht der Person, deren Situation beschrieben werden soll, kodiert werden. Sie können je nach individueller Situation als Förderfaktor oder als Barriere kodiert werden. In der Kodierliste sind Faktoren aufgelistet, die zur Beschreibung der Gesundheit bzw. der gesundheitlichen Beeinträchtigungen von Personen mit umweltbezogenen Gesundheitsstörungen gut anzuwenden sind. Als Beispiel möchte ich Funktionen des Schlafes, generalisierter Schmerz, Kopfschmerz und Atmungsfunktionen sowie für Kontextfaktoren Luftqualität oder Laute und Geräusche nennen.

Zur Anwendung der Kodierliste ist aufgrund ihrer Komplexität eine entsprechende Schulung und Übung notwendig. In klinischen Kontexten sollte die ICF nur in voller Kenntnis, mit der Einwilligung und Kooperation derjenigen Person verwendet werden, deren Funktionsfähigkeit und Behinderung klassifiziert wird. Kritische Stimmen sehen in der ICF neben einem Instrument zur Klassifikation auch ein vorhandenes Potential zur Abklassifizierung durch ungenaue oder falsche Kodierungen (Meyer 2004). Die Autorin verweist neben der durch Klassifikation generell bestehenden Gefahr der Fixierung von Stigmatisierung durch Dokumentation auch auf die Gefahr einer Abwertung des bestehenden Hilfebedarfes durch die fähigkeitsorientierte Betrachtungsweise.

Bei umweltbezogenen Gesundheitsstörungen bestehen neben dem Fehlen einer Diagnose überdies kaum Therapiemöglichkeiten außer dem Entfernen oder Meiden von Expositionsquellen. Hier findet sich ein Einsatzbereich für die CBM. Sie stellt nicht die Anwendung einer statistisch bewiesenen Therapiewirksamkeit in den Mittelpunkt, sondern den konkreten Therapieversuch (Bopp und Schürholz 2004, Kiene 2005). Liegt patientenseitig die Bereitschaft zur Mitwirkung vor (hohe Compliance), kann der behandelnde Arzt eine individuell angepasste Therapie zusammen mit dem Patienten entwickeln. Vorteile dieses Vorgehens ergeben sich für beide Seiten: Der Patient fühlt sich als Person und mit seinen Gesundheitsstörungen im Sinne einer partizipativen Entscheidungsfindung ernst genommen und der einzelne Arzt kann mit CBM-Studiendesigns an der klinischen Forschung teilnehmen. Die Therapieentwicklung kann mit dieser Methode unmittelbar aus der Patientenversorgung vorangetrieben werden.

Bedeutung psychosozialer Aspekte in der Versorgung
Psychosoziale Aspekte gelten als zentral für die Interaktion zwischen Arzt und Patient und stellen ein zentrales Qualitätskriterium dar (Brinkmann et al. 2007). Die Ergebnisse dieser Untersuchung zeigen die Relevanz der Integration psychosozialer Aspekte in das Behandlungskonzept von Patienten mit umweltbezogenen Gesundheitsstörungen bereits zu Beginn der Behandlung auf. Werden psychosomatische Aspekte erst aufgrund mangelnder somatischer Befunde berücksichtigt, fühlen sich die Patienten nicht angenommen und reagieren mit Abwehr. In der Literatur wird dieser Umstand ebenfalls beschrieben und darauf hingewiesen, dass es gerade bei Patienten mit einer Patientenkarriere zu einer starren, verbitterten Position gegenüber der institutionalisierten klassischen Medizin kommen kann (Tretter 2001). Der Autor betont, dass eine psychosomatische Diagnose nicht bereits nach Ausschluss einer somatischen Diagnose vertretbar ist, sondern dass es einer psychosomatischen Bestätigungsdiagnose bedarf. Wie diese Untersuchung zeigt, fühlen sich die Leistungsanbieter häufig den hohen Anforderungen der ätiologischen Abklärung unter Berücksichtigung psychosozialer Aspekte allein nicht gewachsen. Ein Basler Pilotforschungsprojekt zu umweltbezogenen Gesundheitsstörungen (Brand et al. 2005), in dem ein deutlicher Einfluss psychischer Faktoren festgestellt wurde, empfiehlt deshalb eine interdisziplinäre Diagnostik und Behandlung umweltbezogener Gesundheitsstörungen. Die Ergebnisse der vorliegenden Untersuchung stützen diese Forderung.

Nach den vorliegenden Ergebnissen ist es wichtig, die versorgenden Umweltmediziner hinsichtlich der Vorgehensweise zu unterstützen, wenn Patienten unter psychischen Beschwerden leiden oder die Ärzte dies zumindest vermuten. Die Arbeitsmedizin könnte als Vorbild für die Entwicklung von Lösungsstrategien dienen, um Kenntnisse über die Rolle der psychischen Komponente als Ursache und als Bewältigung von Gesundheitsbeschwerden zu etablieren. Sie stützt sich auf eine ganzheitliche Betrachtung des arbeitenden Menschen mit Berücksichtigung somatischer, psychischer und sozialer Prozesse (Letzel und Nowak 2008). Deutlich wird die Aufgabe des Arbeitsmediziners nicht nur in der Erfassung, Evaluierung und Behandlung körperlicher Erkrankungen gesehen, sondern auch im Erkennen psychogen überlagerter Symptome. Inwieweit Arbeitsmediziner in der täglichen Praxis bereit und in der Lage sind, mit Arbeitspsychologen multidisziplinär zusammenzuarbeiten und damit eine umfassende Diagnosestellung und Behandlung zu ermöglichen, kann derzeit in der Literatur nicht beantwortet werden. Bei 40 % der Fälle, in denen Arbeitsmediziner Patienten an Arbeitspsychologen überwiesen haben, konnte allerdings eine psychische Störung bestätigt werden (Egger et al. 2006).

Als Lösungsstrategien bieten sich verschiedene Ansätze an. Zum einen kann die Umweltmedizin ‚aufgewertet' werden, indem Strukturen aufgebaut werden, die den Umweltmedizinern selbst diese wichtige diagnostische und therapeutische Weichenstellung zum Wohle ihrer Patienten ermöglicht. Solche strukturellen Maßnahmen könnten etwa eine Veränderung der Weiterbildungsordnung mit dem Ziel der Stärkung der psychosozialen Kompetenz der Ärzte beinhalten. Ein anderer Ansatz ist die stärkere Kooperation mit Psychologen. Eine stärkere Einbeziehung der psychischen Komponente bei umweltbezogenen Gesundheitsstörungen ist nach den Ergebnissen der vorliegenden Arbeit dringend geboten, da sie eine Tabuisierung der psychischen Komponente ihrer Erkrankung durch die Patienten gezeigt hat.

Diskurs der umweltbezogenen Gesundheitsstörungen
Wie zu Beginn dieses Kapitels ausgeführt, handelt es sich bei Gesundheit um eine soziale Konstruktion. Ein Diskussionsansatz im medizinischen und gesundheitswissenschaftlichen Diskurs ist die Frage nach der angemessenen Berücksichtigung des Wesens der Erkrankung und seiner sozialen Konstruktion. Die gesellschaftliche Konstruktion der Wirklichkeit gilt auch für die Medizin und für medizinische Tatsachen. Bereits 1935 stellte der Mediziner, Wissenssoziologe und Philosoph Ludwik Fleck (1980) den üblicherweise als selbstverständlich angenommenen Tatsachenbegriff in Frage und stellte ihm die Lehre von in soziale und psychische Strukturen eingebundene ‚Denkstile und Denkkollektive' entgegen. Bei der Zugrundelegung eines Denkstils ist es unwichtig, ob etwas wahr oder falsch ist; bedeutend ist nur, ob es relevant für die dem Denkstil zugehörige Person ist. Auch in der Medizin ist beispielsweise ein Beinbruch nicht immer ein Beinbruch. Die Deutung des Ereignisses ‚Beinbruch' ist stark abhängig von dem Zeitpunkt, zu dem er passiert und der Zugehörigkeit der Akteure zu einem Denkstil oder Denkkollektiv. Vor diesem Hintergrund stellt die soziale Konstruktion der Wirklichkeit sowohl durch den Leistungserbringer als auch durch den Patienten einen bedeutenden und bei der Bewertung von Forschungsergebnissen immer zu berücksichtigenden Aspekt dar. Dabei können folgende Fragen eine Rolle spielen: Was ist vor dem Eintritt in das Gesundheitssystem gewesen? Was ist im Vorfeld passiert - wie ging es dem Patienten? Welche Diskurse gibt es zu dem Zeitpunkt in der Medizin (z. B. Fokus auf Neurowissen-

schaften, spezielle Behandlungstendenzen)? Aus diesem Blickwinkel ist es möglicherweise nicht als Versagen des Gesundheitssystems zu werten, wenn es dem Patienten nicht helfen kann, sondern der Verlauf der Krankengeschichte liegt unter Umständen im Wesen der Erkrankung und seiner sozialen Konstruktion begründet.

Betrachtet man den Diskurs der umweltbezogenen Gesundheitsstörungen, geht es wie in anderen sozialen Arenen auch um soziale Bewegungen, um Protagonisten und um die Rekrutierung von Macht und Einfluss. In der Medizin ist es nach Frommer (2006) ein wichtiger Weg zur Sicherung von Einfluss, die Kompetenz für bestimmte Diagnosen zu haben (was erstaunlicherweise häufig viel wichtiger als das Verfügen über Therapienangebote ist). Durch die Definitionsgewalt über bestimmte Bereiche der Medizin wird Macht gewonnen. Deshalb versuchen alle Gruppen in der Medizin, sich die Kompetenz für Diagnosen zu sichern. Unter diesem Gesichtspunkt kann das bereits diskutierte Ergebnis dieser Arbeit, die hohe Bedeutung, die alle Akteursgruppen dem Stellen einer Diagnose zumessen, in einem anderen Licht betrachtet werden, das heißt auch unter dem Aspekt der Einflussnahme und Deutungshoheit.

Ein Beitrag zur Theoriebildung
In der Umweltmedizin gibt es kaum einen Bereich, in dem es nennenswert zur Theoriebildung gekommen ist (Tretter und Heiden 2003). Die umweltmedizinische Forschung stellt sich nach Tretter und Heiden eher als „theoriearmes Faktensammeln" dar (ebd., S. 157). Für diese Bezugswissenschaft stellt die vorliegende Arbeit mit ihren datenbasierten Theorien deshalb einen wichtigen Baustein zur Theoriebildung dar. In den beiden anderen Bezugswissenschaften dieser Arbeit, der Versorgungsforschung und den Sozialwissenschaften, sind zahlreiche Theorien zu den Bedingungen und Wechselwirkungen innerhalb der gesundheitlichen Versorgung entwickelt worden. In der Untersuchung „Weiterleben lernen" von Corbin und Strauss (2004) etwa wurden Konzepte zum Verlauf und zur Bewältigung chronischer Krankheiten entwickelt. Im Folgenden werden die von mir entwickelten Theorien mit den bestehenden Konzepten „Arbeit" und „Verlaufskurve" aus der genannten Studie von Corbin und Strauss in Beziehung gesetzt.

Übereinstimmend mit den Ergebnissen meiner Untersuchung ist bei Corbin und Strauss das Konzept Arbeit ein zentrales Phänomen. Die Bewältigung einer Krankheit oder Behinderung und die Anpassung an die damit verbundenen Veränderungen verlangen von allen Beteiligten ein enormes Maß an Arbeit. Die zu leistende Arbeit bei der Bewältigung einer langfristigen Erkrankung stellt einen komplexen Prozess dar, in den neben den professionellen Akteuren und den Patienten auch die Partner bzw. die Familie und das häusliche Umfeld mit einbe-

5 Herausforderungen für die Versorgungsgestaltung (Diskussion)

zogen sind. Die Studie von Corbin und Strauss fokussiert auf die Frage, wie chronische Erkrankung in der Familie bewältigt wird. Wichtig zum mehr oder weniger erfolgreichen Weiterleben trotz chronischer Krankheit ist nach ihren Erkenntnissen insbesondere die biografische Arbeit, durch welche die Erkrankung in den Kontext der eigenen Biografie gestellt und dadurch zu einem Teil des gegenwärtigen Lebens gemacht wird. Von den Betroffenen ist eine neue Selbstkonzeption im Lichte der Erkrankung und der damit einhergehenden körperlichen Veränderungen zu entwerfen. Chronische Erkrankungen haben Verläufe, die durch viele Phasen (Normalisierungsphasen, stabile und instabile Phasen, Phasen der Verschlechterung und Sterbephase) gekennzeichnet sind. Das von Corbin und Strauss entwickelte Konzept der Verlaufskurve bezieht sich neben dem Verlauf der physiologischen Krankheit auch auf die Gesamtorganisation der Arbeit, die in diesem Zeitraum geleistet wird. Die vorgestellten Konzepte der Arbeit und der Verlaufskurve weisen viele Parallelen mit der von mir entwickelten Theorie der Orientierungsarbeit auf. Beide Ansätze verweisen auf die aktive Rolle der Menschen: bei der (Gestaltung der) Orientierung im Versorgungssystem und bei der Gestaltung des Verlaufs einer Erkrankung. Beide Konzepte benutzen den Begriff der Arbeit, um dies zu verdeutlichen. Strauss und Corbin identifizierten als ein wichtiges Element ihres Arbeitskonzeptes die Informationsarbeit, die darin besteht, Informationen zu suchen, zu bekommen und weiterzugeben. Auf einer Metaebene ist Organisationsarbeit zur Koordination der einzelnen Arbeitstypen notwendig (z. B. krankheitsbedingte und biografische Arbeit, Informationsarbeit). Auch die von mir entwickelte Theorie der zu leistenden Orientierungsarbeit bewegt sich auf einer Metaebene und impliziert Tätigkeiten wie beispielsweise Informationsarbeit auf der strukturellen Ebene. Die biografische Bewältigungsarbeit findet in dem von mir entwickelten Modell auf der personalen Ebene, der Ebene der Bewältigungsstrategien und Reaktionsmustern der Patienten statt.

Das zweite Hauptkonzept von Corbin und Strauss, das Verlaufskurvenmodell, unterscheidet sich aber an einem zentralen Punkt von meinen Untersuchungsergebnissen. Es kann bei der Entstehung von Versorgungskarrieren nicht von einer Verlaufskurve gesprochen werden, da für die zu leistende Orientierungsarbeit bei Gesundheitsstörungen mit Umweltbezug der prozessuale Charakter kennzeichnend ist. Das Konzept der Verlaufskurve von Corbin und Strauss ist mit den einzelnen Phasen, die sie prägen, zu statisch im Aufbau.

Fokussieren die Ergebnisse meiner Untersuchung auf die strukturelle und die personale Ebene im Versorgungsgeschehen, so konzentrieren sich die Ergebnisse von Corbin und Strauss auf die familiäre und die personale Ebene. Um ein abgerundetes Bild der Wechselwirkungen im Versorgungsprozess von (chronischen) Erkrankungen zu gewinnen, ist es wünschenswert, alle drei Perspektiven (die strukturelle, die personale und die familiäre) gemeinsam zu untersuchen.

Übertragbarkeit der Ergebnisse
Die Ergebnisse und Erkenntnisse dieser Arbeit sind exemplarisch für das ausgewählte Beispiel umweltbezogener Erkrankungen. In dieser Fallstudie wurde die Versorgungssituation in Berlin untersucht. Als Bundeshauptstadt weist Berlin Besonderheiten in der umweltbezogenen gesundheitlichen Versorgung auf. Zum einen existieren mehr Versorgungsangebote als üblicherweise in der Bundesrepublik, zum anderen ist die Versorgungssituation gerade deshalb für die Patienten besonders unübersichtlich. Insgesamt betrachtet kann davon ausgegangen werden, dass von betroffenen Patienten an anderen Orten in der Bundesrepublik im vergleichbaren Rahmen Orientierungsarbeit zu leisten ist, wenn sie z. B. auf überregionale Angebote angewiesen sind.

Bei Patienten mit umweltbezogenen Gesundheitsstörungen, bei denen es zur Ausprägung einer Versorgungskarriere gekommen ist, kann von einer Chronifizierung der Beschwerden gesprochen werden. Es ist anzunehmen, dass deshalb die in der Arbeit entwickelten Theorien zur Entstehung und Vermeidung von Versorgungskarrieren mit Einschränkungen auf Patienten mit anderen chronischen Erkrankungen übertragbar sind. Von anderen chronisch erkrankten Patienten ist bei der Bewegung im Kontext des deutschen Gesundheitssystems ebenfalls Orientierungsarbeit zu leisten. Eine Ausnahme stellen Patienten mit chronischen Erkrankungen mit etablierten Versorgungswegen und Teilnehmer spezieller Programme der integrierten Versorgung wie etwa Disease Management Programme oder Schmerzkonferenzen dar. Diese Patienten müssen zwar weiterhin Orientierungsarbeit auf der personalen Ebene der von mir entwickelten Entstehungstheorie leisten. Auf der strukturellen Ebene wird den Patienten jedoch die Orientierungsarbeit, je nach Programm unterschiedlich stark ausgeprägt, erleichtert bzw. abgenommen.

Heutzutage werden weltweit 60 % der Sterbefälle auf chronische Erkrankungen zurückgeführt. Sie stellen damit international die Haupttodesursache dar (WHO 2005 und 2008). Eine zufrieden stellende Differenzierung zwischen akuten und chronischen Krankheitsgeschehen ist schwierig (Maaz et al. 2007). Charakteristika chronischer Erkrankungen aus unterschiedlicher Perspektive sind im Folgenden dargestellt. Chronische Erkrankungen sind nach WHO (2005 und 2008) gekennzeichnet durch einen langfristigen und gewöhnlich langsamen Verlauf. Eine versicherungsrechtliche Definition von chronischen Erkrankungen für die Bundesrepublik findet sich in der „Chroniker-Richtlinie" des Gemeinsamen Bundesausschusses (GBA 2004). In ihr wird definiert, wer als schwerwiegend chronisch krank gilt. Dies sind Personen, die sich nachweislich wegen derselben

5 Herausforderungen für die Versorgungsgestaltung (Diskussion)

Krankheit in ärztlicher Dauerbehandlung befinden und eines der folgenden Kriterien erfüllen: Es liegt entweder eine Pflegebedürftigkeit der Pflegestufe 2 oder 3 oder ein Grad der Behinderung bzw. eine Minderung der Erwerbsfähigkeit von mindestens 60 Prozent vor. Oder es ist eine kontinuierliche medizinische Versorgung erforderlich, ohne die eine lebensbedrohliche Verschlimmerung, eine Verminderung der Lebenserwartung oder eine dauerhafte Beeinträchtigung der Lebensqualität zu erwarten ist. Wer gemäß dieser Richtlinie als schwerwiegend chronisch krank gilt, muss nur maximal ein Prozent seines Bruttoeinkommens für Zuzahlungen aufwenden. In der Gesundheitsberichterstattung des Bundes werden Schmerzen als chronisch bezeichnet, wenn sie länger als ein halbes Jahr andauern und unabhängig von der Ursache eine wichtige Bedeutung im Alltag eines Menschen haben (Diemer und Burchert 2002). Die zuletzt genannte Beschreibung trifft auf alle von mir interviewten Patienten zu: Ihre umweltbezogenen Gesundheitsstörungen dauern länger als ein halbes Jahr an und haben eine wichtige Bedeutung für die Lebensgestaltung der Patienten. Ein Teil der umweltmedizinischen Patienten wird sicherlich auch die Kriterien der Chroniker-Richtlinie erfüllen und ist deshalb als schwerwiegend chronisch krank einzustufen.

Chronische Krankheiten schränken die körperliche und psychische Handlungs- und Funktionsfähigkeit eines Menschen ein und belasten ihn. Er muss Schmerzen, Behinderungen und Einschränkungen hinnehmen. Aber er ist gemäß dem Regelkreis von Gesundheits- und Krankheitsstadien (vgl. Hurrelmann 2000) nicht absolut krank, sondern nur bedingt und begrenzt. Er ist bei aller Krankheit deshalb auch bedingt gesund. Während bei akutem Kranksein und zu Beginn von chronischen Krankheiten dem Vertrauensverhältnis zwischen Arzt und Patient eine besondere Bedeutung zukommt, ist bei Krankheiten mit langfristigem Verlauf ein Übergang zu einem Arbeitsbündnis, von der Behandlung zur Betreuung, zweckmäßig (vgl. Hartmann 2000). Es müssen Bedingungen geschaffen werden, damit die Patienten von Betroffenen zu Beteiligten werden (Schlette et al. 2005).

Ein Berührungspunkt umweltbezogener Gesundheitsstörungen zu anderen chronischen Erkrankungen ist der beständige, weit reichende Eingriff in das Alltagsleben der betroffenen Personen. In Abgrenzung zu akuten Erkrankungen, die mitunter heftiger aber nur kurzfristig auftreten und den Menschen und sein Umfeld belasten, handelt es sich bei um umweltbezogenen Gesundheitsstörungen häufig um andauernde Beschwerden, die das Leben der Betroffenen und ihres familiären Umfeldes einschränken und ihnen ein hohes Engagement abfordert. Dieses Engagement im Alltag kann nicht von öffentlichen Versorgungsstrukturen aufgefangen werden, sondern muss von den Betroffenen und deren Umfeld geleistet werden. Jedoch müssen für diese zu leistende Arbeit unterstützende Angebote angeboten werden.

Um die geforderte Orientierungsarbeit zu leisten und sich an einer Therapieentscheidung im Sinne einer partizipativen Entscheidungsfindung beteiligen zu können, brauchen die Patienten, wie in dem von mir entwickelten Modell dargestellt, neben einer klaren Beratung insbesondere Informationen. Chronische und Akutpatienten unterscheiden sich nach Caspari et al. (2006) hinsichtlich des Informationsstatus. Im Akutstadium einer Erkrankung ist das Vorwissen meist noch defizitär, wohingegen chronische Patienten mehrheitlich ein beträchtliches Wissen über ihre Erkrankung und deren Behandlungsformen besitzen. Diese Wissensaneignung fällt Patienten mit umweltbezogenen Gesundheitsstörungen schwerer als anderen chronisch Erkrankten, weil bei ihnen wie beschrieben in der Regel Ätiologie und Diagnose nicht bekannt sind.

Meine Annahme der Generalisierbarkeit der von mir entwickelten Theorie zur Entstehung von Versorgungskarrieren wird unterstützt durch eine internationale Vergleichsstudie des Commonwealth Fund (Schoen et al. 2005). Die dort berichteten Defizite der Gesundheitsversorgung in der Bundesrepublik Deutschland decken sich mit den von mir gefundenen Einflussfaktoren auf das Versorgungsgeschehen, welche eher systembedingt als krankheitsbezogen zu sein scheinen. Die Patienten zeichnen in der Studie ein positives Bild ihrer Versorgungssituation: sie haben die kürzesten Wartezeiten und mehr Möglichkeiten bei der Arztwahl, Laborbefunde sind verlässlicher und liegen schneller vor, Krankenhausinfektionen sind seltener und wer chronisch krank ist, wird häufiger und regelmäßiger vorbeugend untersucht. Dennoch sind die Patienten in Deutschland mit ihrem Gesundheitswesen weitaus unzufriedener als Patienten in anderen Ländern. Schwachstellen liegen bei der Patienteninformation sowie bei der Koordination zwischen Leistungsebenen. Die Mehrheit der deutschen Patienten gibt an, dass ihr Arzt sie nicht immer über Behandlungsalternativen aufklärt und nach ihrer Meinung fragt sowie die Behandlungsziele selten oder nie erklärt. Sie geben an, widersprüchliche Informationen von verschiedenen Ärzten oder anderen im Gesundheitswesen Beschäftigten erhalten zu haben und selten oder nie über Nebenwirkungen der von ihnen eingenommenen Medikamente aufgeklärt worden zu sein. Insgesamt sehen die deutschen Patienten Koordinationsprobleme zwischen verschiedenen medizinischen Leistungsebenen. Die Rolle von Transparenz für die Qualität der ambulanten Versorgung betonen auch die aktuellen Ergebnisse des Gesundheitsmonitors. In der Herstellung von Transparenz wird eine Aufgabe zur Sicherung von Glaubwürdigkeit und Systemvertrauen gesehen (Marstedt 2007).

5 Herausforderungen für die Versorgungsgestaltung (Diskussion) 243

Ansatz zur Vermeidung von Versorgungskarrieren
Die entwickelte Theorie zur Vermeidung von Versorgungskarrieren bestätigt die Ergebnisse von Schlette et al. (2005), von denen die Schaffung von Anlaufstellen im Gesundheitswesen zur Koordination der Versorgung als übereinstimmendes Qualitätsmerkmal der Versorgung chronisch erkrankter Menschen im Ländervergleich USA und Deutschland herausgearbeitet wurde. Auch im Krankenhaus-Management wird die Zukunft in einer Entwicklung hin zu einem Gesundheitszentrum mit ganzheitlichem, präventionsorientiertem Dienstleistungsangebot gesehen (Eiff 2003). Von Eiff hebt dabei die Bedeutung der Prozessorientierung hervor, ein Ergebnis, dass sich auch in meiner Untersuchung zeigt.

Die Theorie untermauert ferner die bereits zuvor in der Gesundheitsberichterstattung des Bundes von Dierks et al. (2006) aufgestellte Forderung: „Zukünftig werden Anlaufstellen benötigt, die sich – deutlich mehr als bisher die Versorgungseinrichtungen – um den ganzen Menschen kümmern, die als Lotsen in einem für die Betroffenen häufig intransparenten System fungieren, Finanzierungsfragen klären und schließlich psychosoziale Unterstützung und Hilfestellung im Sinne von ‚advocacy' geben" (S. 25).

Durch die Anlaufstelle soll eine niederschwellige Kompetenzbündelung erfolgen. Wann ein Angebot oder eine Einrichtung als niederschwellig angesehen wird, hängt aber immer von der Situation und vom Blickwinkel des Betroffenen und des Professionellen ab. Für die Einrichtung einer Anlaufstelle für Patienten mit umweltbezogenen Gesundheitsstörungen wären beispielsweise wichtige Faktoren einer hohen Ermöglichungsschwelle: Eine gute Erreichbarkeit durch eine zentrale Lage mit guter Anbindung an den öffentlichen Personennahverkehr und ausgedehnte Öffnungszeiten mit der Möglichkeit einer flexiblen Gestaltung bei Bedarf, Zugang für GKV-Versicherte mit Chipkarte (keine Überweisung notwendig) und eine gute telefonische Erreichbarkeit. Durch eine informative Internetpräsenz könnten Fragen im Vorfeld eines telefonischen oder persönlichen Kontaktes beantwortet werden und bestehende Ängste, die eine Kontaktaufnahme verhindern oder verzögern können, abgebaut werden. Eine Internetpräsenz bildet ebenfalls einen wichtigen Baustein, um einen hohen Bekanntheitsgrad bei den betroffenen Patienten und den handelnden Akteuren zu erreichen. Da die Sichtbarkeit der Einrichtung sehr bedeutsam für ihren Erfolg ist, empfiehlt sich bei der Etablierung einer Anlaufstelle ein professionell erstelltes Konzept zur Öffentlichkeitsarbeit, dessen Einhaltung und Wirksamkeit Kriterien eines zu installierenden kontinuierlichen internen Qualitätsmanagements sein sollten. Entscheidend für den Bekanntheitsgrad sind die Kontinuität der Einrichtung und ihre Vernetzung innerhalb des Versorgungssystems.

Die Anlaufstelle könnte in der Form eines Medizinischen Versorgungszentrums eine sektorübergreifende Integration von Gesundheitsleistungen als Schlüssel zur bedarfsgerechten Versorgung anbieten. Ein multiprofessionelles Team ersetzt dann isoliert arbeitende Spezialisten und durch eine kontinuierliche Prozessbegleitung würden fragmentierte punktuelle Interventionen abgelöst werden. Spezialisten, stationäre Einrichtungen, Rehabilitation und andere Therapeuten werden (mit Rückkopplung) nach Bedarf in die Versorgung der Patienten einbezogen. Da umweltbezogene Gesundheitsstörungen häufig nicht klar von anderen Krankheitsbildern abgrenzbar sind und wie bereits ausgeführt eine Tendenz zur Chronifizierung aufweisen, liegt eine augenfällige Ausgestaltungsoption in einem Zentrum für chronische Erkrankungen. Der Name der Anlaufstelle muss allerdings auch Patienten ansprechen, die ihre Gesundheitsstörungen (noch) nicht als chronisch erleben. Durch die Bündelung von Versorgungsangeboten für multifaktorielle chronische Erkrankungen ohne etablierte Versorgungspfade und evtl. ohne Diagnosestellung (z. B. unspezifische Schmerzen) in einem Zentrum/einer Anlaufstelle scheint eine ökonomisch tragbare Basis für ein multiprofessionelles Versorgungsteam gegeben. In dem Konzept müsste sichergestellt sein, dass ein möglicher Umweltbezug immer „mitgedacht" wird. Entfällt die Fixierung auf Umweltaspekte, kann dem multifaktoriellen Charakter der (umweltbezogenen) Gesundheitsstörung Rechnung getragen werden.

Als effektiv im Management von chronischen Erkrankungen hat sich der Einsatz von Versorgungsteams gezeigt (Wagner 2000). Die Mitglieder von Versorgungsteams kommunizieren in regelmäßigen Abständen über die Versorgung von definierten Patientengruppen (Starfield 1992). Ein Schwachpunkt von Management Programmen bei chronischen Erkrankungen ist das mangelnde Vertrauen in die Fähigkeiten des Patienten zum Selbstmanagement (Wagner et al. 2002), weshalb der Ressourcenaktivierung, d. h. die Nutzung und Förderung der positiven Aspekte des Patienten (z. B. Einstellungen, Motivationen, soziales Umfeld) (vgl. Gaab und Ehlert 2005) ein hoher Stellenwert bei der konzeptionellen Gestaltung einzuräumen ist.

Wie die Ergebnisse dieser Untersuchung zeigen, ist jede Versorgungskarriere von Patienten mit umweltbezogenen Gesundheitsstörungen spezifisch. Deshalb sollte ein Ansatz zur Vermeidung von Versorgungskarrieren das in der Delphi-Zukunftsstudie aus Japan als wegweisend identifizierte Szenario der ‚individualisierten Medizin' aufgreifen (National Institute of Science and Technology Policy 2005, S. 61). Statt eine ‚Medizin von der Stange' anzubieten, werden die Patienten bei der individualisierten Medizin als Menschen mit individuellen genetischen, körperlichen und seelischen Voraussetzungen begriffen. Eine entscheidende Herausforderung, um den Prozess der Orientierungsarbeit positiv zu begleiten, besteht dabei in einem differenzierten Informationsmanagement sowohl zwischen den professionellen Akteuren und den Patienten als auch innerhalb des Versorgungssystems (vgl. TAB 2006). Sollen Versorgungsformen etabliert werden, die für den einzelnen Patienten zugeschnittene Optionen anbieten, müssen über einen langen Zeitraum und institutionsübergreifend patientenspezifische Informationen von hohem Aussagewert erhoben, zusammengeführt und interpretiert werden. Desgleichen werden hohe Anforderungen an die Qualifikation der professionellen Akteure gestellt, um die gesammelten Informationen in angemessenes Handeln umzusetzen (ebd.). Würde sich die Entwicklungslinie hin zu einer individualisierten Medizin fortsetzen, würden damit die Voraussetzungen geschaffen, Patienten (mit umweltbezogenen Gesundheitsstörungen) Angebote entsprechend ihrem Bedürfnis nach ganzheitlicher Wahrnehmung ihrer Person als Subjekt zu machen.

6 Ausblick

Der Wandel der klassischen Umweltmedizin, deren Kernstück die Beschäftigung mit Einzelschadstoffen ist, hin zu der Auseinandersetzung mit multifaktoriellen Syndromen, weist Parallelen zu der allgemein zu verzeichnenden Veränderung im Krankheitsspektrum von den übertragbaren Erkrankungen hin zu den chronischen Erkrankungen auf. Die Umweltmedizin verändert sich wie das generelle Krankheitsspektrum oder aber die Veränderung stellt selber eine Ausprägung dieses allgemeinen Wandels dar. Eine Anpassung der umweltmedizinischen Versorgung an generelle Entwicklungen in der gesundheitlichen Versorgung, beispielsweise durch IGV oder MVZ, wäre demnach eine konsequente Entwicklung.

Sowohl die im Rahmen der vorliegenden Studie geführten Interviews als auch Literaturrecherchen und informelle Gespräche mit professionellen Akteuren deuten dagegen auf einen Trend hin, vorhandene umweltmedizinische Versorgungsstrukturen einzuschränken oder sogar einzustellen. Von Seiten der Betroffenen wird jedoch der Bedarf an einem Ausbau umweltmedizinischer Versorgungsstrukturen konstatiert. Auch in einer Anfrage zum Stand der umweltmedizinischen Versorgung an die Bundesregierung (BReg 2007) wird der Bedarf bekräftigt. Unterstellt man, dass sich die umweltbezogenen Einflussfaktoren innerhalb des letzten Jahrzehnts gewandelt haben, es aber zu keiner signifikanten Abnahme der Belastungen gekommen ist, gab es entweder früher eine Überversorgung oder es existiert derzeit eine Unterversorgung. Hat die Belastung der Bevölkerung mit Umweltschadstoffen tatsächlich in einem gesundheitlich relevantem Umfang abgenommen, könnte dies zu einem großen Teil den Abbau der Versorgungsstrukturen erklären. Gleichzeitig muss jedoch das Versorgungssystem für den nach wie vor auf der strukturellen Ebene geäußerten Bedarf an Versorgungsangeboten eine Antwort bereithalten, um die Entstehung von Versorgungskarrieren zu verhindern. Es stellt sich die Frage, ob die derzeitige Versorgung bedarfsgerecht ist.

Die im Prozess der Auseinandersetzung mit der Erkrankung und der Bewegung im gesundheitlichen Versorgungssystem zu leistende Orientierungsarbeit wird derzeit weitgehend alleine vom Patienten und ohne professionelle Hilfe erbracht. Diese Situation führt häufig zu einer Überforderung des einzelnen Patienten und seines familiären Umfeldes. Zudem ist diese Situation nicht ökonomisch, da das Schnittstellenwissen von jedem Betroffenen neu erworben werden muss. Durch die Einbeziehung einer Anlaufstelle als Leitstelle und Lotsen können Versorgungswege aufgezeigt, einzelne Behandlungsschritte für die Patienten koordiniert und eine unabhängige Beratungsinstanz geschaffen werden, wodurch vorhandene Ressourcen effizienter nutzbar werden.

Nachdenklich stimmt die Antwort „gesundheitlich schon" auf meine Frage an die Patienten, ob ihnen entsprechend ihren Bedürfnissen geholfen wurde. In dieser Rückmeldung steckt der Hinweis, dass von den Patienten eine ganzheitliche Betreuung gewünscht wird, die über medizinische Fragen hinausgeht und beleuchtet die generelle Frage, inwieweit die Gesellschaft in der Verantwortung steht, solche Angebote zu schaffen. Es stellt sich auch die Frage nach der Zielsetzung des Gesundheitssystems. Geht es bei der gesundheitlichen Versorgung nur um Heilung oder auch um die Zufriedenheit und Lebensqualität der Betroffenen? Egal ob eine Genesung gelingt oder nicht, sollten auch die Zufriedenheit und eine hohe Lebensqualität der Patienten die selbst gesteckte Zielvorgabe der handelnden Akteure sein. Richtschnur des Handelns muss es sein, den Patienten ernst zu nehmen und nach seinen Bedürfnissen zu fragen. Lässt man den Patienten mit seinen Beschwerden allein und bietet ihm keine für ihn passenden Angebote, werden zudem das Problem des Versagens individualisiert und auftretende Misserfolge personalisiert, das Gesellschaftssystem (hier insbesondere: Gesundheitssystem) aber von seiner Verantwortung freigesprochen.

Neben dem systemischen Ansatz der entwickelten Theorie zur Vermeidung von Versorgungskarrieren dürfen Verhaltensansätze nicht aus dem Blickfeld geraten. Anknüpfungspunkte hierfür finden sich auf der personalen Ebene der entwickelten Theorie zur Vermeidung von Versorgungskarrieren.

Aus Sicht der Public Health-Wissenschaft erscheint es für die Versorgung im Bereich Umwelt und Gesundheit für die Zukunft wichtig, die salutogenetische Perspektive in Forschung und Praxis einzubringen. Es gilt, den Blickwinkel von der pathogenetischen Betrachtung von Gefahren und Risiken für die menschliche Gesundheit ausgehend von der Umwelt auf Fragen der Gesunderhaltung und Gesundheitsförderung zu richten. Protektive Faktoren müssen identifiziert, diskutiert und in umweltmedizinische Versorgungsstrukturen einbezogen werden. Die hier und anderweitig entwickelten Theorien über die Entstehung und Vermeidung von Versorgungskarrieren bei Patienten mit umweltbezogenen Gesundheitsstörungen sollten unter dem salutogenetischen Blickwinkel betrachtet werden, um protektive Faktoren zu identifizieren. Bei dem in dieser Arbeit entwickelten Modell zur Entstehung von Versorgungskarrieren kann beispielsweise auf der strukturellen Ebene Transparenz in Form von Wissen über Zuständigkeiten im Versorgungssystem die beiden Komponenten Verstehbarkeit und Handhabbarkeit aus dem Konzept des Kohärenzsinns von Antonovsky (1979,

6 Ausblick

1987) erhöhen. Um die dringend notwendige Transparenz über bestehende Versorgungsstrukturen zu schaffen und zu erhalten ist es notwendig, eine Anlaufstelle nicht nur als Modellprojekt zu konzipieren, sondern von Anfang an einen Übergang in die Regelversorgung zu planen. Durchsichtige Versorgungsstrukturen geben den Patienten und Anbietern von Versorgungsleistungen Sicherheit.

Auf der personalen Seite bieten die Bewältigungsstrategien und Reaktionsmuster der Patienten Ansatzpunkte, um individuelle Ressourcen (Stärken, Fähigkeiten, Kompetenzen) zu identifizieren. Hinsichtlich des zweiten entwickelten Modells sollten Gesichtspunkte der Gesunderhaltung und Gesundheitsförderung bei der Konzeption einer Anlaufstelle für die Betroffenen beachtet werden. Ein Ansatz könnte darin liegen, die konkrete Lebenswelt der Patienten einzubeziehen. Die im Ausgangsmodell entwickelte dialogische Qualität könnte beispielsweise zur trialogischen Qualität ausgestaltet werden, indem neben dem Patienten und dem professionellen Akteur eine Person an der Beratung teilnimmt, die die konkrete Lebenswelt repräsentiert.

Sind die Patienten mit der erhaltenen Versorgungsleistung nicht zufrieden, gibt es keine etablierten Wege der Rückkopplung an das Gesundheitssystem. Dadurch kann das System nicht aus den zugrunde liegenden Gründen lernen und sich weiterentwickeln. An dieser Stelle sollte das Versorgungssystem verbessert werden, indem den Patienten eine niederschwellige Möglichkeit zur Rückkopplung gegeben wird. Auf diese Art und Weise wird den Patienten auch vermittelt, dass sie ernst genommen werden und ihre Reaktion respektiert wird, diese sogar hilfreich für die Qualitätsentwicklung ist.

Versorgungsziel sollte es sein, ein höchstmögliches Maß an Gesundheit zu erlangen oder zu erhalten, indem eine Balance zwischen den belastenden Faktoren (Stressoren) und den schützenden Faktoren (Widerstandsressourcen) in der jeweiligen Lebenssituation des einzelnen Menschen im Kontext seiner biographischen Erfahrungen und gesellschaftlichen Möglichkeiten geschaffen wird. Versorgungsangebote sollten bei subjektiven Theorien (Konstruktionen) der Zielgruppe hinsichtlich der eigenen Gesundheit und Beeinträchtigungen dieser ansetzen. Entscheidend für den Erfolg einer Anlaufstelle ist es, inwieweit es dort gelingt, ein für den Patienten adäquates Angebot bereit zu stellen. Der Patient wünscht sich ein subjektbezogenes Vorgehen, er möchte als Individuum in seiner ganz individuellen Konstellation wahrgenommen werden, und ein auf ihn abgestimmtes Lösungsangebot erhalten. Deshalb sollte das Versorgungsangebot statt eines standardisierten Vorgehens ein flexibles Verfahren mit einer möglichst hohen Bandbreite an Möglichkeiten (einsetzbaren Modulen) bieten. Dafür werden Mitarbeiter mit viel Erfahrung und/oder einen multidisziplinären Ansatz benötigt, die mit einer an Ressourcen orientierten Grundhaltung den Patienten das Gefühl geben können, gut aufgehoben und mit ihren individuellen Fragestellungen angenommen zu sein.

Die Ergebnisse der vorliegenden Untersuchung geben Hinweise zur Erhöhung der Struktur-, Prozess- und Ergebnisqualität in der ambulanten Versorgung von Patienten mit umweltbezogenen Gesundheitsstörungen. Sie bergen das Potential auf andere chronische Erkrankungen übertragbar zu sein. Durch die Einbindung einer prozessorientierten Anlaufstelle in die bestehenden Versorgungsstrukturen wird die Strukturqualität der ambulanten Versorgung erhöht. Wichtige Qualitätsmerkmale im Bereich der Prozessqualität finden sich nach den vorliegenden Ergebnissen auf der strukturellen Ebene in der Transparenz, der dialogischen Qualität und der Eindeutigkeit. Führt die Implementierung einer Anlaufstelle zur Vermeidung von Versorgungskarrieren, wird dadurch die Ergebnisqualität der Versorgung wesentlich erhöht.

In Verzahnung mit der einzurichtenden Anlaufstelle kann eine bundesweit geschaltete Hotline für Fragen zu umweltbezogenen Gesundheitsstörungen zur Bedarfsdeckung beitragen. Durch die Bündelung der auftretenden Fragestellungen an einer zentralen Stelle können Entwicklungen im umweltmedizinischen Bereich frühzeitig wahrgenommen und adäquat auf sie reagiert werden.

Lässt sich weder das Konzept einer Anlaufstelle für Patienten mit chronischen Erkrankungen noch für Patienten mit umweltbezogenen Gesundheitsstörungen umsetzen, könnte eine Clearingstelle als eine Einrichtung zur Koordination zwischen Patienten und verschiedenen Institutionen, Trägern und Angeboten eingerichtet werden. Dies sollte eine unabhängige Stelle sein, die als niederschwelliges Angebot Informationen sammelt, zur Verfügung stellt sowie berät und unterstützt, aber nicht selbst behandelt. Ziel der Clearingstelle ist die Übernahme einer Lotsenfunktion und von Vernetzungsarbeit sowie die Schaffung von Transparenz hinsichtlich der vorhandenen Versorgungsstrukturen und Zuständigkeiten im bundesdeutschen Gesundheitssystem.

Forschungsbedarf
Aufgrund der geringen Zahl der vorliegenden Forschungsergebnisse zur Entstehung und Vermeidung von Versorgungskarrieren bieten sich weiterhin qualitative Studiendesigns zur Annäherung an diese Fragestellung an. Mit den vorliegenden Ergebnissen wurde auch die Grundlage für eine weiterführende quantitative Untersuchung gelegt. Beispielsweise könnte ein Fragebogen entwickelt werden, um das vorhandene Risiko zur Ausprägung einer Versorgungskarriere bei von umweltbezogenen Gesundheitsstörungen betroffenen Patienten zu ermitteln.

Die Gültigkeit der entwickelten Theorien und ihrer Übertragbarkeit sollte anhand anderer chronischer Erkrankungen überprüft werden, bei denen es ebenfalls zur Ausprägung von Versorgungskarrieren kommt. Dadurch kann die

6 Ausblick

Reichweite der entwickelten Modelle überprüft werden. Aufgrund der Nähe bzw. der Überschneidung mit umweltbezogenen Gesundheitsstörungen bieten sich für erste Untersuchungen Erkrankungen wie chronischer Schmerz (z. B. Fibromyalgie-Syndrom, Kopfschmerz), Allergien (z. B. allergisches Asthma bronchiale, atopische Dermatitis) oder CFS an. Ob bestehende Programme, wie etwa Disease Management Programme, den Anforderungen der entwickelten Theorie zur Vermeidung von Versorgungskarrieren genügen, wäre in einem anschließenden Evaluationsprojekt zu prüfen.

Um Versorgungsangebote für Patienten mit umweltbezogenen Gesundheitsstörungen bedarfsgerecht zu gestalten, muss die Funktion des sozialen Umfeldes der Patienten in zukünftigen Untersuchungen mitgedacht und in das Untersuchungsdesign einbezogen werden.

In Folgeuntersuchungen sollten Leistungserbringer, die der so genannten unkonventionellen oder heterodoxen Medizin zuzuordnen sind, einbezogen werden. Sie sind Akteure des Versorgungsgeschehens umweltmedizinischer Patienten und werden in dieser Rolle sowohl von den Patienten als auch von den befragten professionellen Akteuren benannt. Zahlreiche Patienten nehmen die von ihnen angebotenen Leistungen in Anspruch. Besonders interessant erscheint mir die Untersuchung der Fragestellung, ob es ‚Berührungsängste' oder Vorurteile zwischen den Vertretern der unterschiedlichen Richtungen gibt. Ein wichtiger Aspekt ist meiner Ansicht nach, ob die Patienten es ihrem konventionellen Behandler mitteilen, wenn sie auch alternative Versorgungsangebote nutzen. Aus Sicht einer ganzheitlichen, integrierten Versorgung wäre dies wünschenswert. Wird dies jedoch nicht kommuniziert, sollte erforscht werden, welche Motive diesem Verhalten zugrunde liegen und Strategien zur Veränderung dieser Verhaltensweise entwickelt werden.

Unterschiede bei der Inanspruchnahme von Versorgungsdienstleistungen durch Patienten mit umweltbezogenen Gesundheitsstörungen nach sozioökonomischen Merkmalen konnten in dieser Untersuchung für die Merkmale Alter und Geschlecht bestätigt werden. Für das Merkmal Bildung konnten keine eindeutigen Unterschiede festgestellt werden. Obwohl in der Literatur immer wieder Unterschiede beim Inanspruchnahmeverhalten nach sozioökonomischen Indikatoren beschrieben werden, liegt im umweltmedizinischen Bereich keine Untersuchung zum Zusammenhang zwischen sozialer Ungleichheit und Gesundheit vor. Hier ist Forschungsbedarf vorhanden. Eine mögliche methodische Annäherungsweise an diese Fragestellung liegt in der Methodentriangulation. Neben einer standardisierten quantitativen Erhebung der soziodemografischen Daten (vgl. Jöckel et al. 1998) bieten qualitative Einzelinterviews und evtl. zusätzlich eine Sekundärdatenanalyse (z. B. vorliegende Patientendaten) einen dem Forschungsgegenstand angemessenen Zugang. Methodisch anspruchsvoll ist die

Gestaltung des Untersuchungsdesigns hinsichtlich der Einbeziehung derjenigen Menschen mit umweltbezogenen Gesundheitsstörungen, die keine (spezifischen) Versorgungsdienstleistungen in Anspruch nehmen.

Das Thema der Entstehung von Versorgungskarrieren sowie möglicher Ansätze zur Verhinderung derselben wird bislang nur ungenügend öffentlich und innerhalb der Gesundheitsprofessionen reflektiert. Es bedarf eines gesellschaftlichen Diskurses, angeregt und unterstützt von wissenschaftlicher Forschung, um die Herausforderungen dieser Fragestellung angemessen zu bearbeiten.

Literaturverzeichnis

Angerer J., Weiss T. (2000): Biological Monitoring. Weinheim, Wiley-VCH
Antonovsky A. (1979): Health, Stress, and Coping. San Francisco, Jossey-Bass
Antonovsky A. (1987): Unraveling the mystery of Health - How People Manage Stress and Stay Well. San Franzisko, Jossey-Bass
Antonovsky A. (1993): Gesundheitsforschung versus Krankheitsforschung. In: A. Franke, M. Broda (Hrsg.). Psychosomatische Gesundheit. Versuch einer Abkehr vom Pathogenese-Konzept. Tübingen, dgvt, 3-14.
APUG - Aktionsprogramm Umwelt und Gesundheit (2008): Umweltmedizin. www.apug.de. 03.08.2008.
Arbeitskreis Umweltmedizinischer Einrichtungen an Universitäten (2000): Organisationsstruktur von Umweltmedizinischen Beratungs- und Koordinierungsstellen an Universitäten. Umweltmed Forsch Prax 5, 116-119.
Arbeitskreis Umweltmedizinischer Einrichtungen an Universitäten (2003): Neues aus dem Arbeitskreis Umweltmedizinischer Einrichtungen an Universitäten. Umweltmed Forsch Prax 8, 99-100.
Arnold M. (2003): Gesundheitssystemforschung. In: K. Hurrelmann, U. Laaser (Hrsg.). Handbuch Gesundheitswissenschaften. Weinheim, Juventa, 851-873.
Ärztekammer Berlin (1996): Umweltmedizin in Berlin. Berlin, Ärztekammer Berlin
Ärztekammer Berlin (2005): Weiterbildungsordnung. Berlin, Ärztekammer Berlin
Atherton J. S. (2002): Substance and Symptom. www.doceo.co.uk/tools/symptom_substance.htm. 07.03.2005.
Badger T. A. (1996): Living with depression: family members' experiences and treatment needs. J Psychosoc Nurs Ment Health Serv 34, 21-29.
Badura B., Schaeffer D., Troschke J. v. (2001): Versorgungsforschung in Deutschland. Fragestellungenund Förderbedarf. Z f Gesundheitswiss 9, 294-311.
Badura B., Strodtholz P. (2003): Soziologische Grundlagen der Gesundheitswissenschaften. In: K. Hurrelmann, U. Laaser (Hrsg.). Handbuch Gesundheitswissenschaften. Weinheim, Juventa.
Bargfrede A. (2006): Körper- und Gesundheitspolitik zwischen Selbst- und Fremdbestimmung. In: V. D. Pasquale, U. Schuchmann, K. Stegemann, S. Herzog (Hrsg.). Grenzüberschreitungen. Zwischen Realität und Utopie. Münster, Westfälisches Dampfboot.
Bastian H. (2004): Glaubwürdige Patienteninformationen in Zeiten des Informationsüberflusses. Die Ersatzkasse 12.
Beck U. (1986): Risikogesellschaft. Auf dem Weg in eine andere Moderne. Frankfurt am Main, Suhrkamp

Beyer A., Eis D. (1994): Umweltmedizinische Ambulanzen und Beratungsstellen in Deutschland - konzeptionelle Ansätze, Organisationsstrukturen, Ausstattung und Arbeitsschwerpunkte. Gesundh-Wes 56, 143-151.

BFP (2005): Berliner Forum Patienteninteressen. Berlin, SEKIS

Bickenbach J. E., Chatterji S., Badley E. M., Üstün T. B. (1999): Models of disablement, universalism and the ICIDH. Social Science and Medicine 48, 1173-1187.

BMG - Bundesministerium für Gesundheit, BMU - Bundesministerium für Umwelt, Naturschutz und Reaktorsicherheit (1999): Dokumentation zum Aktionsprogramm Umwelt und Gesundheit. Bonn, Eigenverlag

BMG - Bundesministerium für Gesundheit (2008a): Integrierte Versorgung. www.die-gesundheitsreform.de/glossar/integrierte_versorgung. 22.03.2008.

BMG - Bundesministerium für Gesundheit (2008b): Themenschwerpunkt Gesundheit. www.bmg.bund.de. 23.04.2008.

BMG - Bundesministerium für Gesundheit (2008c): Hausarztmodell. www.die-gesundheitsreform.de/gesundheitssystem/zukunft_entwickeln/hausarztmodell. 29.05.2008.

BMGS - Bundesministerium für Gesundheit und soziale Sicherung (2005): Der Patient als Partner im medizinischen Entscheidungsprozess. www.patient-als-partner.de. 07.01.05.

BMU - Bundesministerium für Umwelt Naturschutz und Reaktorsicherheit (2004): Umweltbewusstsein 2004. Bonn, Köllen Druck

Böhm A., Legewie H., Muhr T. (1992): Kursus Textinterpretation: Grounded Theory. Berlin, Technischen Universität Berlin

Böhm A. (2004): Theoretisches Codieren: Textanalyse in der Grounded Theory. In: U. Flick, E. v. Kardoff, I. Steinke (Hrsg.). Qualitative Forschung. Ein Handbuch. Hamburg, Rowohlt, 475-485.

Bopp A., Schürholz J. (2004): Anthroposophische Medizin in Wissenschaft und Forschung. Dornach (Schweiz), Medizinische Sektion am Goetheanum

Bornschein S., Hausteiner C., Zilker T., Bickel H., Förstl H. (2000): Psychiatrische und somatische Morbidität bei Patienten mit vermuteter Multiple Chemical Sensitivity (MCS). Nervenarzt 71, 737-744.

Bornschein S., Hausteiner C., Zilker T., Forstl H. (2002): Psychiatric and somatic disorders and multiple chemical sensitivity (MCS) in 264 'environmental patients'. Psychol Med 32, 1387-1394.

Bortz J., Döring N. (2001): Forschungsmethoden und Evaluation. Berlin, Heidelberg, Springer

Böse-O'Reilly S. (2001): Tips für die Informatonsbeschaffung. In: S. Böse-O'Reilly, S. Kammerer, V. Mersch-Sundermann, M. Wilhelm (Hrsg.). Leitfaden Umweltmedizin. München, Urban & Fischer.

Bourdieu P., Wacquant L. J. D. (1996): Reflexive Anthropologie. Frankfurt am Main, Suhrkamp

Brand H., Schmacke N., Brand A. (2002): Der Öffentliche Gesundheitsdienst. In: F. W. Schwartz, B. Badura, R. Busse et al (Hrsg.). Das Public Health Buch. München, Urban & Fischer, 367-375.

Brand S., Heller P., Huss A., Bircher A., Braun-Fahrländer C., Niederer M., Schwarzenbach S., Waeber R., Wegmann L., Küchenhoff J. (2005): Psychiatrische, medizini-

sche und umweltanalytische Faktoren bei Menschen mit umweltbezogenen Gesundheitsstörungen. Psychother Psych Med 55, 55-64.
Braun B. (2005): Wunsch und Wirklichkeit der Rolle von Versicherten- und Patientenwahrnehmungen in der Gesundheitspolitik. In: U. Helmert, H. Schumann, H. Jansen-Bitter (Hrsg.). Souveräne Patienten? Augsburg, Maro Verlag.
BReg - Bundesregierung (2007): Stand der umweltmedizinischen Versorgung in Deutschland. Drucksache 16/4848. Berlin, Bundesanzeiger
Brinkmann A., Jung J., Pfaff H. (2007): Wie bewerten Patienten die Qualität in der ambulanten Versorgung? In: J. Böcken, B. Braun, R. Amhof (Hrsg.). Gesundheitsmonitor 2007. Gütersloh, Bertelsmann Stiftung, 35-53.
Brölsch O., Schulze-Röbbecke R., Weishoff-Houben M., Dott W., Wiesmüller G. (2001): Umweltmedizin: Achtjährige Erfahrungen der Umweltmedizinischen Ambulanz (UMA) des Universitätsklinikums Aachen. Allergologie 24, 237-252.
Bryant B., Mohai P. (1992): Race and the incidence of environmental hazards: a time for discourse. Boulder, Westview
Bull N., Wittmund B., Wilms H. U., Gühne U., Angermeyer M. C. (2005): Ein Unterstützungsprogramm für Lebenspartner von Menschen mit depressiven oder schizophrenen Störungen. Gesundh-Wes 67, 478-484.
Bullinger M. (2002): Befindlichkeitsstörungen. In: H. E. Wichmann, H.-W. Schlipköter, G. Fülgraff (Hrsg.). Handbuch der Umweltmedizin. Landsberg/Lech, ecomed Verlagsgesellschaft, Lfg. 3/02.
Bundesärztekammer (1992): (Muster-) Weiterbildungsordnung. Nach den Beschlüssen des 95. Deutschen Ärztetages in Köln. Köln, Bundesärztekammer
Bundesärztekammer (2003): Beschlussprotokoll 106. Dt. Ärztetag. Köln, Bundesärztekammer
Caspari C., Vodermaier A., Köhm J., Untch M. (2006): Partizipative Entscheidungsfindung im medizinischen Kontext - Eine qualitative Studie zu "Shared Decision Making" bei ersterkrankten Brustkrebspatientinnen. In: M. Seckinger (Hrsg.). Partizipation - Ein zentrales Paradigma. Analysen und Berichte aus psychosozialen und medizinischen Handlungsfeldern. Tübingen, dgvt Verlag, S. 73-88.
Corbin J. M. (2002): Die Methode der Grounded Theory im Überblick. In: D. Schaeffer, G. Müller-Mundt (Hrsg.). Qualitative Gesundheits- und Pflegeforschung. Bern, Hans Huber, 59-70.
Corbin J. M., Strauss A. L. (2004): Weiterleben lernen. Bern, Hans Huber
Coulter A., Magee H. (2003): The European Patient of the Future. Berkshire, Open University Press
DGAUM - Deutsche Gesellschaft für Arbeitsmedizin und Umweltmedizin e. V. (2007). www-dgaum.med.uni-rostock.de/arbeitsmedizin1. 12.10.2007.
Dickson A., Knussen C., Flowers P. (2007): Stigma and the delegitimation experience: An interpretative phenomenological analysis of people living with chronic fatigue syndrome. Psychology and Health 22, 851-867.
Diemer W., Burchert H. (2002): Chronische Schmerzen. Gesundheitsberichterstattung des Bundes, Heft 7. Berlin, Robert Koch-Institut

Diercks M.-L. (2005): Patienten, Kunden, Partner! Wer blickt da noch durch? In: U. Helmert, H. Schumann, H. Jansen-Bitter (Hrsg.). Souveräne Patienten? Augsburg, Maro Verlag, 11-34.

Dierks M.-L., Bitzer E.-M., Lerch M., Martin S., Röseler S., Schienkiewitz A., Siebeneick S., Schwartz F.-W. (2001): Patientensouveränität. Der autonome Patient im Mittelpunkt. Stuttgart, Akademie für Technikfolgenabschätzung

Dierks M.-L., Seidel G., Horch K., Schwarz F. W. (2006): Bürger- und Patientenorientierung im Gesundheitswesen. Gesundheitsberichterstattung des Bundes, Heft 32. Berlin, Robert Koch-Institut

DIMDI - Deutsches Institut für Medizinische Dokumentation und Information (2006): ICF - Internationale Klassifikation der Funktionsfähigkeit, Behinderung und Gesundheit. Neu-Isenburg, Medizinische Medien Informations GmbH

Donabedian A. (1966): Evaluating the quality of medical care. Milbank Memorial Fund Quarterly 44, 166-206.

Donabedian A. (1980): Explorations in quality assessment and monitoring. Vol. 1: The definition of quality and approaches to its assessment. Michigan, Ann Arbor

Dunkelberg S., Bussche H. v. d., Münchow B. (1998): Inanspruchnahme von hausärztlichen (Beobachtungs-)Praxen aufgrund umweltmedizinischer Probleme. Gesundheitswesen 60, 742-748.

Ebel H., Müller-Küppers M., Kunert H. J., Wälte D., Fiori W., Ostapczuk P., Sass H., Merk H. F., Dott W., Wiesmüller G. A., Schulze-Röbbecke R., Podoll K. (2002): Psychiatrische und somatische Morbidität in der Umweltmedizinischen Ambulanz am Beispiel der Universitätsklinik Aachen. Fundamenta Psychiatr 16, 79-83.

EEA - European Environment Agency (2005): Environment and Health. Kopenhagen, EEA

Egger A., Osterode W., Rüdiger H. W. (2006): Zur fachärztlichen Treffsicherheit im Rahmnen (arbeits-)psychologischer Diagnostik. Arbeitsmed Sozialmed Umweltmed 41, 52-55.

Eicher E. (1999): NAQ: Qualitätsforderung (QF) und -sicherung (QS) um jeden Preis? NAQNews 3, 1-4.

Eiff W. v. (2003): Krankenhaus-Management. In: K. Hurrelmann, U. Laaser (Hrsg.). Handbuch Gesundheitswissenschaften. Weinheim, Juventa, 799-821.

Eis D. (1996): Definition „Umweltmedizin". Umweltmed Forsch Prax 1, 65-70.

Eis D. (1997): Kritische Anmerkungen zur umweltmedizinischen Diagnostik. Z f Gesundheitswiss 3, 7-24.

Eis D. (2000): Methoden und Qualitätssicherung in der Umweltmedizin. Einrichtung einer Umweltmedizin-Kommission am RKI. Bundesgesundheitsblatt - Gesundheitsforschung - Gesundheitsschutz 43.

Eis D. (2002): Multiple Chemikalien-Sensitivität (MCS) und ähnliche Symptomkomplexe. In:(Hrsg.). Praktische Umweltmedizin. Berlin, Springer.

Eis D., Beckel T., Birkner N., Renner B. (2003): Untersuchung zur Aufklärung der Ursachen des MCS-Syndroms bzw. der IEI unter besonderer Berücksichtigung des Beitrages von Umweltchemikalien. Berlin, Umweltbundesamt

Eis D. (2003): Welchen Einfluss hat die Umwelt? In: F. W. Schwartz, B. Badura, R. Busse (Hrsg.). Public Health Buch. München, Jena, Urban & Fischer, 80-108.

Eis D., Helm D., Laußmann D., Mühlinghaus T., Dietel A., Jordan L., Birkner N., Thierfelder W., Traenckner-Probst I., Worm M. (2005): Berliner Studie zu umweltbezogenen Erkrankungen. Berlin, Robert Koch-Institut

Emanuel E. J., Emanuel L. L. (1992): Four Models of the Physician-Patient Relationship. JAMA 267, 2221-2226.

Engler A. (2001): Umweltmedizinische Diagnostik. In: S. Böse-O'Reilly, S. Kammerer, V. Mersch-Sundermann, M. Wilhelm (Hrsg.). Leitfaden Umweltmedizin. München, Urban & Fischer.

Enquetekommission des Abgeordnetenhauses (2005): Eine Zukunft für Berlin. Drucksache 15/4000. Berlin, Eigenverlag

Ernst A.-S. (2005): Vom Berichtsplan zum Endbericht - Die Arbeitsweise des IQWIG. Die Ersatzkasse 11, 465-467.

Evans R. G., Barer M. L., Marmor T. R. (1994): Why are Some People Healthy and Others Not?: The Determinants of Health of Populations. New York, Aldine de Gruyter

Faber D. (1998): The struggle for ecological democracy. Environmental justice movements in the United States. New York, Guilford Press

Fachkrankenhaus Nordfriesland (2004): Qualitätsbericht. Bredstedt, Eigenverlag. www.fachkrankenhausnf.de/downloads/Qualitaetsbericht04.pdf

Fachkrankenhaus Nordfriesland (2007). www.fachkrankenhausnf.de. 05.08.07.

Fehr R., Kobusch A.-B., Wichmann H.-E. (2003): Umwelt und Gesundheit. In: K. Hurrelmann, U. Laaser (Hrsg.). Handbuch Gesundheitswissenschaften. Weinheim, Juventa, 467-496.

Fleck L. (1980): Entstehung und Entwicklung einer wissenschaftlichen Tatsache. Frankfurt a. M., Suhrkamp. Erstausgabe 1935 bei Benno Schwabe & Co.

Flick U., Kardoff E. v., Steinke I. (2000): Was ist qualitative Forschung? Einleitung und Überblick. In: U. Flick, E. v. Kardoff, I. Steinke (Hrsg.). Qualitative Forschung. Hamburg, Rowohlt, 13-29.

Flick U. (2000): Design und Prozess qualitativer Forschung. In: U. Flick, E. v. Kardoff, I. Steinke (Hrsg.). Qualitative Forschung. Hamburg, Rowohlt, 252 - 264.

Flick U. (2004): Triangulation. Eine Einführung. Wiesbaden, VS Verlag für Sozialwissenschaften

Forster J., Hendel-Kramer A., Karmaus W., Kühr J., Moseler M., Urbanek R., Weiß K. (1992): Luftverschmutzung, bronchiale Hyperreagibilität und Atemwegserkrankungen bei Kindern. Abschlußbericht im Projekt Umwelt und Gesundheit (PUG) im Kernforschungszentrum Karlsruhe. Karlsruhe, Eigenverlag

Freidson E. (1979): Profession of Medicine (dt.: Der Ärztestand). Berufs- und wissenschaftssoziologische Durchleuchtung einer Profession. Stuttgart, Enke

Frommer J. (2006): Mündliche Aussage. Methodenworkshop - Zentrum für qualitative Bildungs-, Beratungs- und Sozialforschung ZBBS. Magdeburg

Fülgraff G. (1999): Aufgaben der Umweltmedizin. In: H. E. Wichmann, W. Schlipköter, G. Fülgraff (Hrsg.). Handbuch der Umweltmedizin. Landsberg/Lech, ecomed, II-2, 1-8.

Gaab J., Ehlert U. (2005): Chronische Erschöpfung und Chronisches Erschöpfungssyndrom. Göttingen, Hogrefe

GBA - Gemeinsamer Bundesausschuss (2004): Chroniker-Richtlinie. BAnz. Nr. 18. Köln, Bundesanzeiger Verlagsgesellschaft, S. 1343

Gerhardt U. (1986): Patientenkarrieren. Eine medizinsoziologische Studie. Frankfurt am Main, Suhrkamp

Gerhardt U. (1988): Die Struktur von Patientenkarrieren. Medizinsoziologie 2, 223-242.

Gerwin B., Lorenz-Krause R. (2005): Pflege- und Krankheitsverläufe aktiv steuern und bewältigen. Berlin-Hamburg-Münster, LIT Verlag

Girtler R. (2001): Methoden der Feldforschung. Wien, Böhlau Verlag

Glaser B. G., Strauss A. L. (1967): The discovery of grounded theory; strategies for qualitative research. Chicago, Aldine Pub. Co.

Glaser B. G., Strauss A. L. (1968): Time for Dying. Chicago, Aldine Pub. Co.

Glaser B. G., Strauss A. G. (1998): Grounded Theory. Strategien qualitativer Forschung. Bern, Huber (Original 1967)

GMG (2003): Gesetz zur Modernisierung der gesetzlichen Krankenversicherung. Bundesgesetzblatt Teil 1, Nr. 55. Köln, Bundesanzeiger Verlagsgesellschaft

Grätzel S., Hick C. (1999): Wissenschaftstheoretische Aspekte der Umweltmedizin. In: V. Mersch-Sundermann (Hrsg.). Umweltmedizin. Stuttgart, New York, Thieme Verlag, 10-30.

Green J., Thorogood N. (2004): Qualitative Methods for Health Research. London, Sage

Guzek B. (2008): Adressen der Umweltmedizin. www.umweltmedizin.de. 28.07.2008.

Hakimi R. (2003): Umweltsyndrome und seelische Störungen. Arbeitsmed.Sozialmed.-Umweltmed. 38, 385-389.

Harris M. (1976): History and Significance of the Emic/Etic Distinction. Annual Review of Anthropology 5, 329-350.

Harris M. (1999): Theories of culture in postmodern times. Walnut Creek, AltaMira Press

Härter M., Loh A., Spies C. (2005): Initiativen zur stärkeren Beteiligung von Patientinnen und Patienten im Gesundheitswesen. In: M. Härter, A. Loh, C. Spies (Hrsg.). Gemeinsam entscheiden - erfolgreich behandeln. Köln, Deutscher Ärzte-Verlag.

Hartmann F. (2000): Chronisch-krank-sein als Grenzlage für Kranke und ihre Ärzte. Bochum, Zentrum für Medizinische Ethik, Ruhr-Universität

Headland T. (1990): Emics and Etics. New York, Sage

Heimerl-Wagner P., Köck C. (1996): Management in Gesundheitsorganisationen. Wien, Ueberreuter

Heinrich J., Popescu M., Trepka M., Cyrys J., Wichmann H., Dobbertin S., Nienerowski K. (1994): Umweltmedizinische Untersuchungen im Raum Bitterfeld, im Raum Hettstedt und einem Vergleichsgebiet 1992-1994. Umweltbundesamt. Berlin, Eigenverlag

Heinrich J., Mielck A., Schäfer I., Mey W. (1998): Soziale Ungleichheit und umweltbedingte

Erkrankungen in Deutschland. Landsberg, Ecomed

Helm D., Eis D. (2007): Umweltbesorgnis von Patienten einer umweltmedizinischen Ambulanz im Vergleich zu klinischen Kontrollen. Umweltmed Forsch Prax 12, 201-209.

Helmert U. (1994): Sozialschichtspezifische Unterschiede in der selbst wahrgenommenen Morbidität und bei ausgewählten gesundheitsbezogenen Indikatoren in West-

Deutschland. In: A. Mielck (Hrsg.). Krankheit und soziale Ungleichheit. Ergebnisse der sozialepidemiologischen Forschung in Deutschland. Opladen, Leske + Budrich, 187-207.

Henkel W. (1991): Kombinationswirkungen von Umweltfaktoren. Untersuchung der Einwirkung physikalischer und chemischer Noxen auf den Organismus. Berlin, E. Schmidt Verlag

Hentschel S., Dengler D. (2000): Bericht aus der Umweltmedizinischen Beratungsstelle Hamburg 1991 - 1998. Freie und Hansestadt Hamburg - Behörde für Arbeit, Gesundheit und Soziales. Hamburg, Eigenverlag

Hentschel S. (2005): Persönliche Mitteilung vom 04.02.05.

Herr C., Fischer A. B., Eikmann T. (1996): Klinische Umweltmedizin. Entwicklung, Strukturen, Methoden und Qualitätssicherung. Umweltmed Forsch Prax 1, 71 - 76.

Herr C. (2002): Welche Rolle spielt die allgemeine Umweltbesorgnis in der Klinischen Umweltmedizin? Umweltmed Forsch Prax 7, 222.

Herr C. E. W., Kopka I., Mach J., Runkel B., Schill W.-B., Gieler U., Eikmann T. F. (2004): Interdisciplinary diagnostics in environmental medicine - findings and follow-up in patients with chronic medically unexplained health complaints. Int J Hyg Environ Health 207, 31-44.

Hildenbrand B. (2004): Anselm Strauss. In: U. Flick, E. v. Kardoff, I. Steinke (Hrsg.). Qualitative Forschung. Ein Handbuch. Reinbek, Rowohlt, 32-42.

Hippokrates (1934): Luft, Wasser und Ortslage. Stuttgart, Hippokrates-Verlag

Höhmann U. (2003): Versorgungskontinuität durch Kooperative Qualitätsentwicklung und abgestimmtes Trajektmanagement. Hallesche Beiträge zur Gesundheits- und Pflegewissenschaft. 2.

Hopf C. (2004): Qualitative Interviews - ein Überblick. In: U. Flick, E. v. Kardorff, I. Steinke (Hrsg.). Qualitative Forschung. Hamburg, Rowohlt, 349-360.

Hornberg C., Mourheg S., Siao G. S., Neuhann H. F., Ranft U., Dott W., Wiesmüller G. A. (2001): Ambient monitoring at the former consulting centre of environmental medicine (CEM) of the Medical Institut of Environmental Hygiene at the Heinrich-Heine-University, Germany. Int J Hyg Environ Health 204, 275.

Hundertmark-Mayser J., Möller-Bock B. (2004): Selbsthilfe im Gesundheitsbereich. Gesundheitsberichterstattung des Bundes, Heft 23. Berlin, Robert Koch-Institut

Hurrelmann K. (2000): Gesundheitssoziologie. Eine Einführung in sozialwissenschaftliche Theorien von Krankheitsprävention und Gesundheitsförderung. Weinheim, Juventa

Hüsing B. (2006): Vom individuellen Risikoprofil zur maßgeschneiderten Therapie? TAB-Brief Nr. 29, 41-42.

Huss A., Küchenhoff J., Bircher A., Niederer M., Tremp J., Waeber R., Braun-Fahrländer C. (2004): Are environmental medicine problems relevant in Switzerland? Swiss med wkly 134, 500-507.

IOM - Institute of Medicine (1990): Medicare: A Strategy for Quality Assurance. In: K. N. Lohr (Hrsg.). Washington, D.C., National Academy Press.

Jakob G. (1997): Das narrative Interview in der Biographieforschung. In: B. Friebertshäuser, A. Prengel (Hrsg.). Qualitative Forschungsmethoden in der Erziehungswissenschaft. Weinheim, Juventa Verlag.

Jakobsson S., Horvath G., Ahlberg K. (2005): A grounded theory exploration of the first visit to a cancer clinic—strategies for achieving acceptance. European Journal of Oncology Nursing 9, 248-257.

Janus K., Amelung V. E. (2004): Integrated Delivery Systems in California - Ten Years of Experience and Implications for Germany. Gesundheitswesen 66, 649-655.

Jöckel K. (1992): Occupational and environmental hazards associated with lung cancer. Int J Epidemiol 21, 202-213.

Jöckel K.-H., Babitsch B., Bellach B.-M., Bloomfield K., Hoffmeyer-Zlotnik J., Winkler J. (1998): Messung und Quantifizierung soziodemographischer Merkmale in epidemiologischen Studien. In: W. Ahrens, B.-M. Bellach, K.-H. Jöckel (Hrsg.). Messung soziodemographischer Merkmale in der Epidemiologie. RKI-Schriften 1/98. München, MMV Medizin Verlag, 7-38.

John B. (2005): Der Hausarzt als Lotse in den Untiefen des Gesundheitswesens. In: A. Wald (Hrsg.). Neue Versorgungsmodelle - bewährt oder auf Bewährung? Düsseldorf, Gruppe M Verlagsgesellschaft mbH, 56-71.

Karpferer R., Sticker G. (1995): Hippokrates, sämtliche Werke. Stuttgart, Hippokrates Verlag Marquardt

Kelle U. (1997): Empirisch begründete Theoriebildung. Zur Logik und Methodologie interpretativer Sozialforschung. Weinheim, Deutscher Studien Verlag

Kelle U., Kluge S. (1999): Vom Einzelfall zum Typus. Opladen, Leske + Budrich

Kerscher G. (1995): Umweltmedizinische Beratung als Aufgabe des öffentlichen Gesundheitsdienstes (ÖGD) Bayerns. Gesundh-Wes 57, 683-686.

Kiene H. (2005): Was ist Cognition-based Medicine? Z.ärztl.Fortbild.Qual.Gesundh.wes. 99, 301-306.

King G., Keohane R. O., Verba S. (1994): Designing Social Inquiry. Princeton, Princeton University Press

Kleinman A. (1980): Patients and Healers in the Context of Culture. An Exploration of the Borderland between Anthropology, Medicine, and Psychiatry. Berkeley, University of California Press

Kluge S., Kelle U. (2001): Methodeninnovation in der Lebenslaufforschung. Weinheim, Juventa

Kommission "Methoden und Qualitätssicherung in der Umweltmedizin" (2007): Vorschlag zur Gliederung von umweltmedizinischen Kasuistiken. Umweltmed Forsch Prax 6, 385-386.

Kommission der Europäischen Gemeinschaften (2003): Mitteilung der Kommission an den Rat, das Europäische Parlament und den europäischen Wirtschafts- und Sozialausschuss: Eine europäische Strategie für Umwelt und Gesundheit (KOM/2003/-0338 endg.). Brüssel, Eigenverlag

Konietzko D. (2001): Umweltmedizin sollte Teil der GKV sein. Nordlicht Aktuell 7, 17f.

Kranich C. (2004): Patientenkompetenz. Bundesgesundheitsbl, 950-956.

Kraus T., Anders M., Weber A., Hermer P., Zschiesche W. (1995): Zur Häufigkeit umweltbezogener Somatisierungsstörungen. Ergebnisse einer interdisziplinären Querschnittsstudie. Arbeitsmed Sozialmed Umweltmed 30, 147-152.

Kreck C., Saller R. (1998): Stationäre Behandlung von chronifizierten Umweltpatienten. Internist. Prax. 38, 453-463.

Kröger F., Hendrischke A., McDaniel S. (2000): Familie, System und Gesundheit. Systematische Konzepte für ein soziales Gesundheitswesen. Heidelberg, Carl-Auer-Systeme
Kuckartz U., Grunenberg H., Dresing T. (2007): Qualitative Datenanalyse: computergestützt. Methodische Hintergründe und Beispiele aus der Forschungspraxis. Wiesbaden, Verlag für Sozialwissenschaften
Kuhlmann E. (2005): Was wollen PatientInnen wissen? In: U. Helmert, H. Schumann, H. Jansen-Bitter (Hrsg.). Souveräne Patienten? Augsburg, Maro Verlag, 51-68.
Kühn H. (1997): Managed Care. P97-202. Wissenschaftszentrum Berlin für Sozialforschung. Berlin, Eigenverlag
Lamnek S. (2005): Qualitative Sozialforschung. Weinheim, Beltz Verlag
Lerch M., Dierks M.-L. (2001): Gesundheitsinformation und -kommunikation als Basis für Patientensouveränität. In: M.-L. Dierks, E.-M. Bitzer, M. Lerch et al (Hrsg.). Patientensouveränität. Der autonome Patient im Mittelpunkt. Stuttgart, Akademie für Technikfolgenabschätzung, 119-145.
Lettau A., Breuer F. (2006): Kurze Einführung in den qualitativ-sozialwissenschaftlichen Forschungsstil. wwwpsy.uni-muenster.de/inst3/AEBreuer/ALFB.pdf. 21.02.06.
Letzel S., Nowak D. (2008): Handbuch der Arbeitsmedizin. Arbeitsphysiologie, Arbeitspsychologie, Klinische Arbeitsmedizin, Gesundheitsförderung und Prävention. Landsberg/Lech, ecomed
Levitt R., Wall A., Appleby J. (1999): The Reorganized National Health Service. 6th edition. Cheltenham/Glos, Stanly Thornes
Loch U., Rosenthal G. (2002): Das narrative Interview. In: D. Schaeffer, G. Müller-Mundt (Hrsg.). Qualitative Gesundheits- und Pflegeforschung. Bern, Hans Huber, 221-232.
Locher W., Unschuld P. U. (1999): Geschichtliches zur Umweltmedizin. In: H. E. Wichmann, W. Schlipköter, G. Fülgraff (Hrsg.). Handbuch der Umweltmedizin. Landsberg/Lech, ecomed Verlagsgesellschaft, II-1, 1-10.
Lucius-Hoene G., Deppermann A. (2004): Rekonstruktion narrativer Identität. Ein Arbeitsbuch zur Analyse narrativer Interviews. Wiesbaden, VS Verlag für Sozialwissenschaften
Maaz A., Winter M. H.-J., Kuhlmey A. (2007): Der Wandel des Krankheitspanoramas und die Bedeutung chronischer Erkrankungen (Epidemiologie, Kosten). In: B. Badura, H. Schellschmidt, C. Vetter (Hrsg.). Fehlzeiten-Report 2006. Chronische Krankheiten. Heidelberg, Springer, 5-24.
Mangelsdorf I., Muhle H., Doetsch P., Grünhoff D. (2002): Grenzwerte und Gefährdungsabschätzung. In: W. Dott, H. F. Merk, J. Neuser, R. Osieka (Hrsg.). Lehrbuch der Umweltmedizin. Stuttgart, Wissenschaftliche Verlagsgesellschaft, 619-637.
Marotzki W. (2004): Qualitative Biographieforschung. In: U. Flick, E. v. Kardoff, I. Steinke (Hrsg.). Qualitative Forschung. Hamburg, Rowohlt, 175 - 186.
Marstedt G. (2007): Transparenz in der ambulanten Versorgung: Patienten auf der Suche nach einem "guten" Arzt. In: J. Böcken, B. Braun, R. Amhof (Hrsg.). Gesundheitsmonitor 2007. Gütersloh, Bertelsmann Stiftung, 11-34.
Maschewsky W. (2000): Soziale Ungleichheit und Umweltgerechtigkeit. In: U. Helmert, K. Bammann, W. Voges, R. Müller (Hrsg.). Müssen Arme früher sterben? Soziale

Ungleichheit und Gesundheit in Deutschland. Weinheim und München, Juventa Verlag, 71-89.
Mayring P. (1996): Einführung in die qualitative Sozialforschung. Weinheim, Beltz
Mechanic D. (1962): The Concept of Illness Behaviour. Journal of Chronic Diseases, 189-194.
Menzel U. (1998): Globalisierung versus Fragmentierung. Frankfurt am Main, Suhrkamp
Mersch-Sundermann V. (1999): Umweltmedizin und ökologische Medizin - Begriffsbestimmung und Spannungsfelder. In: V. Mersch-Sundermann (Hrsg.). Umweltmedizin. Stuttgart, New York, Thieme Verlag, 3-9.
Meyer A.-H. (2004): Kodieren mit der ICF. Klassifizieren oder Abklassifizieren? Potenzen und Probleme der "Internationalen Klassifikation der Funktionsfähigkeit, Behinderung und Gesundheit". Ein Überblick. Heidelberg, Universitätsverlag Winter
Meyer R., Sauter A. (1999): Umwelt und Gesundheit. Endbericht. Büro für Technikfolgenabschätzung. Berlin, Eigenverlag
Meyer R., Sauter A. (2000): Gesundheitsförderung statt Risikoprävention. Berlin, Edition Sigma
Mielck A., Reitmeir P., Wjst M. (1996): Severity of childhood asthma by socioeconomic status. Int J Epidemiol 25, 388-393.
Mielck A. (2000): Soziale Ungleichheit und Gesundheit. Bern, Hans Huber
Mielck A., Helmert U. (2003): Soziale Ungleichheit und Gesundheit. In: K. Hurrelmann, U. Laaser (Hrsg.). Handbuch Gesundheitswissenschaften. Weinheim, Juventa, 519-535.
Munte A. (2001): Tips zur Abrechnung. In: S. Böse-O'Reilly, S. Kammerer, V. Mersch-Sundermann, M. Wilhelm (Hrsg.). Leitfaden Umweltmedizin. München, Urban & Fischer, 4-5.
National Institute of Science and Technology Policy (2005): Comprehensive Analysis of Science and Technology Benchmarking and Foresight. NISTEP Report No. 99. Tokyo, Ministry of Education, Culture, Sports, Science and Technology
National Institute of Science and Technology Policy (2007): Social vision toward 2025 - Scenario Discussion based on S&T Foresight-. NISTEP Report No. 101. Tokyo, Ministry of Education, Culture, Sports, Science and Technology
Neuhann H. F., Henne A., Kleinsteuber B., Prätor K., Schlipköter H. W. (1994): Auswertung der Inanspruchnahme einer umweltmedizinischen Beratungsstelle. Zbl Hyg Umweltmed 195, 342-356.
OECD - Organization for Economic Coordination and Development (2003): A Disease-based Comparison of Health Systems: What Is Best And At What Cost? Paris, OECD
Parsons T. (1965): Struktur und Funktion der modernen Medizin. Eine soziologische Analyse. KZfSS. Sonderheft 3, 10-37.
Parsons T. (1968): Professions. In: D. L. Sills (Hrsg.). International Encyclopedia of the Social Sciences. New York, The Free Press.
Patienteninfo-Berlin (2008). www.patienteninfo-berlin.de. 10.07.2008.
Perleth M. (2003): Versorgungsforschung - Anforderungen aus der Sicht der GKV. In: H. Pfaff, M. Schrappe, K. W. Lauterbach, U. Engelmann, M. Halber (Hrsg.). Gesundheitsversorgung und Disease Management. Bern, Hans Huber, 59-63.

Pfaff H. (2003): Versorgungsforschung - Begriffsbestimmung, Gegenstand und Aufgaben. In: H. Pfaff, M. Schrappe, K. W. Lauterbach, U. Engelmann, M. Halber (Hrsg.). Gesundheitsversorgung und Disease Management. Bern, Hans Huber, 13-23.

Pfaff H., Lütticke J., Brinkmann A., Pühlhofer F. (2004): Subjektive Versorgungsqualität: Kennzahlen geben valide Auskunft. Gesundheitsökonomie & Qualitätssicherung 9, 139-141.

Pike K. L. (1954): Language in relation to a unified theory of the structure of human behavior. The Hague, Mouton

Plamper E., Meinhardt M. (2008): Patientenvertreterbeteiligungen an Entscheidungen über Versorgungsleistungen in Deutschland. Bundesgesundheitsblatt - Gesundheitsforschung - Gesundheitsschutz 51, 81-88.

Prein G., Kelle U., Kluge S. (1993): Strategien zur Integration quantitativer und qualitativer Auswertungsverfahren. Bremen, Universität Bremen

Pschyrembel W. (2004): Pschyrembel Klinisches Wörterbuch. Berlin, Walter de Gruyter

Riedel R., Schmidt J., Hefner H. (2005): Leitfaden zur Integrierten Versorgung aus der Praxis. Köln, Rheinische Fachhochschule Köln

RKI - Robert Koch-Institut (2006): Gesundheit in Deutschland. Gesundheitsberichterstattung des Bundes. Berlin, Robert Koch-Institut

Rogers C. R. (1942): Counseling and Psychotherapy (dt.: Die nicht-direktive Beratung). Boston, Houghton Mifflin Co.

Rogers C. R. (1951): Client–centered therapy. Its current practice, implications, and theory. (dt.: Die klient–bezogene Gesprächstherapie). Boston, Houghton Mifflin

Rosenbrock R. (2003): Gesundheitspolitik. In: K. Hurrelmann, U. Laaser (Hrsg.). Handbuch Gesundheitswissenschaften. Weinheim, Juventa, 707-751.

Rosenbrock R., Gerlinger T. (2004): Gesundheitspolitik. Eine systematische Einführung. Bern, Hans Huber

Rosenwirth M., Braun B., Marstedt G., Helmert U., Buitkamp M. (2005): Das Informationsbedürfnis der Patienten in der ambulanten Versorgung - Ergebnisse des Bertelsmann-Gesundheitsmonitors. Gesundh-Wes 67, 559.

Ryll A. (2003): Versorgung mit ambulanten medizinischen Einrichtungen. In: K. Hurrelmann, U. Laaser (Hrsg.). Handbuch Gesundheitswissenschaften. Weinheim, Juventa, 539-558.

Sachverständigenrat für die Konzertierte Aktion im Gesundheitswesen (2002): Bedarfsgerechtigkeit und Wirtschaftlichkeit. Baden-Baden, Nomos-Verlag

Schaeffer D. (2004): Der Patient als Nutzer. Bern, Hans Huber

Schimmelpfennig W. (1996): Umweltbedingte Gesundheitsstörungen. Umweltmed Forsch Prax 4, 211-217.

Schlaud M., Swart E. (2002): Beobachtungspraxen III-2.3.3. In: H. E. Wichmann, H.-W. Schlipköter, G. Fülgraff (Hrsg.). Handbuch der Umweltmedizin. Landsberg/Lech, ecomed Verlagsgesellschaft, Lfg. 3/02, 1-8.

Schlette S., Knieps F., Amelung V. (2005): Versorgungsmanagement für chronisch Kranke. Lösungsansätze aus den USA und aus Deutschland. Bonn/Bad Homburg, KomPart

Schlüns J. (2007): Umweltbezogene Gerechtigkeit in Deutschland. Aus Politik und Zeitgeschichte 24, 25 - 31.

Schmacke N. (2004): Versorgungsforschung - auf dem Weg zur einer Theorie der "letzten Meile". Gesundh ökon Qual manag 9, 167-171.

Schmerzzentrum Wiesbaden (2008): Interdisziplinäre Schmerzkonferenzen. www.-schmerzzentrum-wiesbaden.de/pages/pdf/info-hausarzt-Isk.pdf. 29.05.2008.

Schoen C., Osborn R., Huynh P. T., Doty M. M., Fenley J. A. (2005): The Commonwealth Fund 2005 International Health Policy Survey of Sicker Adults in Six Countries. Pub. no. 871. New York, Commonwealth Fund

Schütze F. (1976): Zur Hervorlockung und Analyse von Erzählungen thematisch relevanter Geschichten im Rahmen soziologischer Feldforschung - dargestellt an einem Projekt zur Erforschung von kommunalen Machtstrukturen. In: A. B. Soziologen (Hrsg.). Kommunikative Sozialforschung. Alltagswissen und Alltagshandeln. Gemeindemachtforschung, Polizei, Politische Erwachsenenbildung. München, Fink, 159-260.

Schwartz F. W., Busse R. (2003): Denken in Zusammenhängen: Gesundheitssystemforschung. In: F. W. Schwartz, B. Badura, R. Busse (Hrsg.). Public Health Buch. München, Jena, Urban & Fischer, 518-545.

Schwarzer R. (2004): Psychologie des Gesundheitsverhaltens. Göttingen, Hogrefe

Seidel H. J. (1998): Praxis der Umweltmedizin. Stuttgart, New York, Thieme Verlag

Seidel H. J., Klevinghaus K. (2000): Umweltmedizinische Fälle in der ambulanten Versorgung. Umweltmed Forsch Prax 5, 251-256.

Seidel H. J. (2002): Environmental Medicine in Germany - A Review. Environ Health Perspect 110, 113-118.

Senatskanzlei Berlin (2007): Masterplan "Gesundheitsregion Berlin - Brandenburg". Berlin, Eigenverlag

Siegrist J. (2001): Distributive Gerechtigkeit und Gesundheit: eine medizinsoziologische Pespektive. Ethik Med 13, 33-44.

Starfield B. (1992): Primary Care: Concept, Evaluation and policy. Oxford, University Press

Stinson S. F., Loosli C. G. (1979): Animals as Monitors of environmental pollutants. Washington D.C., National Academy of Sciences

Strauss A. (1991): Grundlagen qualitativer Sozialforschung - Datenanalyse und Theoriebildung in der empirischen soziologischen Forschung. München, Fink

Strauss A., Corbin J. (1996): Grounded Theory: Grundlagen Qualitativer Sozialforschung. Weinheim, Psychologie Verlags Union (Original 1990)

SVR - Sachverständigenrat für die Konzertierte Aktion im Gesundheitswesen (1992): Ausbau in Deutschland und Aufbruch nach Europa. Baden-Baden, Nomos-Verlag

SVR - Sachverständigenrat zur Begutachtung der Entwicklung im Gesundheitswesen (2005): Koordination und Qualität im Gesundheitswesen. Baden-Baden, Nomos-Verlag

Techniker Krankenkasse (2004): Schmerz im Team besiegen. TK Aktuell 4, 15.

Tempel G., Witzko K. (1994): Soziale Polarisierung und Mortalitätsentwicklung. In: A. Mielck (Hrsg.). Krankheit und soziale Ungleichheit. Ergebnisse der sozialepidemiologischen Forschung in Deutschland. Opladen, Leske + Budrich, 331-345.

Thriene B., Oppermann H. (2005): Aufgaben des ÖGD im Rahmen der Umweltmedizin. Bundesgesundheitsblatt Gesundheitsforschung Gesundheitsschutz 48, 1116-1119.
Tretter F. (1996): Umweltmedizin: Beschreibungen sind derzeit wichtiger als Erklärungen. Deutsches Ärzteblatt 93, A-2136-2139.
Tretter F. (2001): Umweltbezogene funktionelle Syndrome. In: S. Böse-O'Reilly, S. Kammerer, V. Mersch-Sundermann, M. Wilhelm (Hrsg.). Leitfaden Umweltmedizin. München, Urban & Fischer, 545-548.
Tretter F., Heiden U. a. d. (2003): Umwelt und Gesundheit aus systemwissenschaftlicher Perspektive. Teil 1: Grundlagen. Umweltmed Forsch Prax 8, 157-166.
UBA - Umweltbundesamt (1996): Human-Biomonitoring: Definition, Möglichkeiten und Voraussetzungen. Bundesgesundheitsbl 6, 213-214.
UBA - Umweltbundesamt (2006): Umwelt-Surveys. Berichtsbände. www.umweltbundesamt.de/survey/pub/index.htm. 09.01.2006.
UmInfo - Umweltmedizinisches Informationsforum (2008). www.uminfo.de. 28.07.2008.
Urban R. (2001): Umweltmedizin verwaist ohne Vertrag. Nordlicht Aktuell 7, 17.
von Uexküll T., Wesiack W. (1991): Theorie der Humanmedizin. Grundlagen ärztlichen Denkens und Handelns. München, Urban & Schwarzenberg
Wagner E. H. (2000): The Role of Patient Care Teams in Chronic Disease Management. BMJ 320, 569-572.
Wagner E. H., Davis C., Schaefer J., Von Korff M., Austin B. (2002): A Survey of Leading Chronic Disease Management Programs: Are They Consistent with the Literature? Journal of Nursing Care Quality 16, 67-80.
Weber A., Kraus T. (1995): Individualmedizinische Diagnostik in der klinischen Umweltmedizin - Hinweise für eine einzelfallbezogene Risikoanalyse. Gesundh-Wes 57, 355-361.
Weber M. (1973): Soziologie, universalgeschichtliche Analysen, Politik. Stuttgart, J. Winckelmann
Weisse Liste (2008). www.weisse-liste.de. 18.04.2008.
Weizsäcker V. v. (1957): Pathosophie. Göttingen, Vandenhoeck & Ruprecht
Weizsäcker V. v. (1986): Gesammelte Schriften 8. Soziale Krankheit und Gesundung. soziale Medizin. Frankfurt am Main, Suhrkamp
WHO - World Health Organization (1986): Ottawa Charta for Health Promotion. Genf, WHO
WHO - World Health Organization (1994): A Declaration on the Promotion of Patients' Rights in Europe. Kopenhagen, WHO
WHO - World Health Organization (2000a): The World Health Report 2000. Genf, WHO
WHO - World Health Organization (2000b): Health Systems: Improving Performance. Genf, WHO
WHO - World Health Organization (2001): International Classification of Functioning, Disability and Health. Genf, WHO
WHO - World Health Organization (2004): Protection of the human environment. www.who.int/phe/en/. 01.04.04.
WHO - World Health Organization (2005): Preventing Chronic Diseases: A Vital Investment. Genf, WHO

WHO - World Health Organization (2006): International Statistical Classification of Diseases and Related Health Problems, Tenth Revision. Genf, WHO
WHO - World Health Organization (2008): Chronic diseases. www.who.int/topics/-chronic_diseases. 19.08.2008.
WHO Euro - World Health Organization Regionalbüro Europa (1993): Health for all targets the health policy for Europe. Kopenhagen, WHO
WHO Euro - World Health Organization Regionalbüro Europa (1995): Concern für Europ's Tomorrow. Stuttgart, Wissenschaftliche Verlagsgesellschaft
WHO Euro - World Health Organization Regionalbüro Europa (2002): The European Health Report 2002. European Series No 97. Kopenhagen, WHO
Wichmann H. (1993): Risikogruppenbezogene epidemiologische Untersuchung an Kindern in Duisburg unter besonderer Berücksichtigung verkehrsabhängiger Immissionen. In: MURL Ministerium für Umwelt, Raumordnung und Landwirtschaft NRW (Hrsg.). Wirkungskataster zu den Luftreinhalteplänen des Ruhrgebietes. Düsseldorf, Eigenverlag.
Wiesmüller G. A., Hornberg C., Bösenberg H., Dott W. (2001a): Umweltmedizin: Dilemma oder Chance? Allergologie 6, 253-260.
Wiesmüller G. A., Ebel H., Hornberg C. (2001b): Syndrome in der Umweltmedizin: Varianten von Somatisierungsstörungen? Fortschr Neurol Psychiat 69, 175-188.
Wiesmüller G. A., Hornberg C., Neuhann H., Dott W. (2002): Probleme der klinischen Umweltmedizin. In: H. E. Wichmann, H.-W. Schlipköter, G. Fülgraff (Hrsg.). Handbuch der Umweltmedizin. Landsberg, ecomed, Lfg. 24/02, 21-27.
Wiesmüller G. A., Konteye C. (2003): Umweltmedizinischer Wegweiser des Kreises Aachen. Aachen, Kreis Aachen
Wills T. A., Filer Fegan M. (2001): Social Networks and Social Support. In: A. Baum, T. A. Revenson, J. E. Singer (Hrsg.). Handbook of Health Psychologie. Mahwah NJ, Erlbaum, 209-234.
Wirtz V., Cribb A., Barber N. (2006): Patient-doctor decision-making about treatment within the consultation - A critical analysis of models. Social Science & Medicine, 116-124.
Wittsiepe J., Ewers U. (1991): Kieselrot-Studie - Humanmedizinische Untersuchungen. Düsseldorf, Ministerium für Arbeit, Gesundheit und Soziales des Landes Nordrhein-Westfalen
Witzel A. (1989): Das problemzentrierte Interview. G. Jüttemann Heidelberg, Asanger
Witzel A. (2000): Das problemzentrierte Interview. Forum Qualitative Sozialforschung/Forum: Qualitative Social Research [Online Journal] 1. http://www.qualitative-research.net/fqs-texte/1-00/1-00witzel-d.htm [05.04.05].
Wübker A. (2005): Beurteilung der Qualität eines Gesundheitssystems – Die Entwicklung und Prüfung eines Bewertungsrahmens am Beispiel des Krankheitsbildes der koronaren Herzkrankheit. Diskussionspapier Nr. 4. http://www.whl.akad.de/diskussionspapiere. 20.12.05.
Zöll R., Brechtel T. (2007): Welche Auswirkungen hat die Praxisform auf die Versorgung der Patienten in Deutschland? In: J. Böcken, B. Braun, R. Amhof (Hrsg.). Gesundheitsmonitor 2007. Gütersloh, Bertelsmann Stiftung, 217-230.

Hinweis

In dieser Arbeit wird das generische Maskulinum verwendet, d.h. alle verwendeten maskulinen Bezeichnungen als Oberbegriff implizieren ebenfalls weibliche Personen. Eine Sondersituation stellen die Patienteninterviews dar: alle Interviewpartner waren weiblich, daher wird in der Ergebnisdarstellung des Abschnitts 4.2 (Soziodemografie und Porträts der Patienten) die weibliche Form benutzt, wenn die Personen konkret vorgestellt werden.

(..) Pause der Interviewpartner während des Interviews
[…] Auslassung Text (von mir ausgespart)

VS Forschung | VS Research
Neu im Programm Soziale Arbeit

Doris Bühler-Niederberger / Johanna
Mierendorff / Andreas Lange (Hrsg.)
**Kindheit zwischen
fürsorglichem Zugriff und
gesellschaftlicher Teilhabe**
2010. 278 S. (Kindheit als Risiko
und Chance) Br. EUR 34,95
ISBN 978-3-531-16457-1

Curt Wolfgang Hergenröder (Hrsg.)
Gläubiger, Schuldner, Arme
Netzwerke und die Rolle des Vertrauens
2010. 191 S. Br. EUR 29,95
ISBN 978-3-531-17190-6

Astrid Hübner
**Freiwilliges Engagement als
Lern- und Entwicklungsraum**
Eine qualitative empirische Studie im Feld
der Stadtranderholungsmaßnahmen
2010. 399 S. Br. EUR 49,95
ISBN 978-3-531-17330-6

Holger Jessel
Leiblichkeit – Identität – Gewalt
Der mehrperspektivische Ansatz der
psychomotorischen Gewaltprävention
2010. 506 S. Br. EUR 39,95
ISBN 978-3-531-17560-7

Frank Mücher
Prekäre Hilfen?
Soziale Arbeit aus der Sicht
wohnungsloser Jugendlicher
2010. 244 S. Br. EUR 34,95
ISBN 978-3-531-17652-9

Kirsten Scheiwe /
Johanna Krawietz (Hrsg.)
Transnationale Sorgearbeit
Rechtliche Rahmenbedingungen
und gesellschaftliche Praxis
2010. 331 S. Br. EUR 34,95
ISBN 978-3-531-17265-1

Anna Schmid
**Das Straßenkinderprojekt
als Organisation**
Strukturen, Prozesse und Qualität
am Beispiel eines Heims in Brasilien
2010. 328 S. Br. EUR 39,95
ISBN 978-3-531-17418-1

Julia Steinfort
**Identität und Engagement
im Alter**
Eine empirische Untersuchung
2010. 246 S. Br. EUR 34,95
ISBN 978-3-531-17473-0

Erhältlich im Buchhandel oder beim Verlag.
Änderungen vorbehalten. Stand: Juli 2010.
www.vs-verlag.de

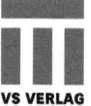
VS VERLAG

Abraham-Lincoln-Straße 46
65189 Wiesbaden
Tel. 0611.7878-722
Fax 0611.7878-400

MIX
Papier aus verantwortungsvollen Quellen
Paper from responsible sources
FSC® C105338

If you have any concerns about our products,
you can contact us on
ProductSafety@springernature.com

In case Publisher is established outside the EU,
the EU authorized representative is:
Springer Nature Customer Service Center GmbH
Europaplatz 3, 69115 Heidelberg, Germany

Printed by Libri Plureos GmbH
in Hamburg, Germany